校企(行业)合作
系列教材

全国高等医药院校教材
(供助产学、护理学专业用)

助产技能与综合实践能力训练

主　编：魏碧蓉

副主编：谢梅芳　林雪芳

厦门大学出版社
XIAMEN UNIVERSITY PRESS
国家一级出版社
全国百佳图书出版单位

图书在版编目(CIP)数据

助产技能与综合实践能力训练/魏碧蓉主编.—厦门:厦门大学出版社,2021.12
ISBN 978-7-5615-8447-7

Ⅰ.①助… Ⅱ.①魏… Ⅲ.①助产学 Ⅳ.①R717

中国版本图书馆 CIP 数据核字(2021)第 255648 号

出 版 人	郑文礼
责任编辑	眭 蔚

出版发行 厦门大学出版社

社 址	厦门市软件园二期望海路 39 号
邮政编码	361008
总 机	0592-2181111 0592-2181406(传真)
营销中心	0592-2184458 0592-2181365
网 址	http://www.xmupress.com
邮 箱	xmup@xmupress.com
印 刷	厦门兴立通印刷设计有限公司

开本	787 mm×1 092 mm 1/16
印张	24.75
字数	635 千字
版次	2021 年 12 月第 1 版
印次	2021 年 12 月第 1 次印刷
定价	60.00 元

厦门大学出版社
微信二维码

厦门大学出版社
微博二维码

编 者

(以姓氏笔画排序)

朱长缨(莆田市第一医院)　　　　许　青(莆田学院附属医院)

李　蓁(莆田学院附属医院)　　　　李真真(莆田学院护理学院)

李彩凤(莆田学院附属医院)　　　　张荔旗(莆田市第一医院)

陈　冰(联勤保障部队第九〇〇医院莆田医疗区)

陈白金(莆田学院护理学院)　　　　陈亚凡(莆田市第一医院)

林雪芳(莆田学院附属医院)　　　　林雪琴(莆田学院附属医院)

欧候敏(莆田市第一医院)　　　　　金丹丹(莆田学院护理学院)

郑荔榕(莆田市第一医院)　　　　　顾　琳(莆田学院护理学院)

郭剑红(莆田市第一医院)　　　　　黄华英(莆田市第一医院)

谢梅芳(莆田学院护理学院)　　　　蔡换萍(莆田市第一医院)

廖　丽(联勤保障部队第九〇〇医院莆田医疗区)

潘丽香(莆田学院附属医院)　　　　魏碧蓉(莆田学院护理学院)

操作视频参演、指导、录制人员

(以姓氏笔画排序)

马淑梅　吕桂兰　朱少霞　刘轻梅　许夏斌　李彩凤

杨丽新　肖丽琴　吴李娜　吴津莹　邱玲华　何　静

何秀娟　沈　婷　沈丹丹　沈建霖　张荔旗　陈　冰

陈　莉　陈冬雪　陈亚凡　陈丽娜　陈炯惜　陈碧辉

陈碧霞　陈慧娟　林玉宝　林亚香　林春英　林家嵘

林雪芳　林雪琴　林燕妹　卓淑清　岳剑英　周丽君

周洪芳　郑　凡　郑　娟　郑杰辉　郑荔榕　郑美花

郑逸娴　郑婷婷　胡铠圣　徐丽琴　徐淑钦　郭剑红

黄　艳　黄华英　黄秀钦　黄宋顷　黄春金　黄素清

黄燕随　梁　丽　彭慧仙　童奇花　谢丽芬　赖娟娟

蔡淑丹

PREFACE | 前 言

助产专业具有很强的实践性,"助产技能与综合实践能力训练"作为高等院校助产专业的一门实践课程,培养学生全面的、动态的思维理念,帮助学生将理论知识迁移到实践情境中,实现理论与实践相结合。本书共分为三个部分。

第一部分为助产技能训练及评分标准。从助产学基础知识、妊娠期助产技能、分娩期助产技能、阴道分娩助产技能、产褥期照护技能、新生儿照护技能六个环节循序渐进,共56项操作逐一编写,涵盖助产士所有的临床岗位核心胜任力。每一项操作都以简要临床案例导入,对学生从孕产妇的评估到操作前各项准备和具体操作步骤等进行规范训练,其目的是使学生通过全程的学习训练后对孕产期的照护有一个连续性的整体观念。评分标准按照护理程序的工作方法设计,同时把职业素质和人文关怀融入其中,以培养学生的人文素质。评分标准对接助产士职业标准和岗位要求,尽可能细化,可为行业技能竞赛评判标准提供参考。同时还附上与助产接生、会阴缝合关系较密切的外科手术基本操作,便于学生理解与掌握。

第二部分为产科急救处理与护理配合。临床产科具有急、危、重的特点,在抢救急、危、重症患者时需要医师与助产士的密切配合和团队协作。该部分选择了临床常见急、危、重症真实案例,通过流程图的形式展现每一个案例抢救过程的角色分工,使学生在训练过程更直观地理解与记忆抢救团队之间的配合,做到有条不紊,忙中有序,沉着应对,体现团队协作精神。

第三部分是助产及妇产科护理情境模拟综合实训。该部分是在前面训练的基础上,以临床真实案例创设的实践情境,通过预设疾病发生发展过程中有典型状态的案例情境,提出问题,进行任务分工,引导学生灵活运用所学知识解决实际问题,通过"案例+情境+体验+点评"实现理论与实践相结合,训练学生将所学知识运用于临床,提高对临床问题的解决能力。这部分只是列举了几个有代表性的案例供参考,各学校在教学过程中应充分挖掘当地的医疗资源,提供更多的临床案例供学生训练。

本书的特色是以学生为中心,以案例为基础,通过呈现案例情境,将理论与实践紧密结合,引导学生发现问题、分析问题、解决问题,从而掌握理论知识,提高专业能力。本书还配有部分操作的视频,便于学生直观学习。本书适用于本科及各层次的助产专业学生,也可供护理专业学生和在职助产士、护士继续教育使用,还可作为相关专业人员的参考用书。

在编写过程中,我们参考和借鉴了有关教材和文献资料,在此向这些作者表示诚挚的谢意！本书的编写得到了莆田学院附属医院妇产科、莆田市第一医院妇产科和联勤保障部队第九〇〇医院莆田医疗区妇产科以及莆田市助产士协会资深助产士的大力支持，协助编写、审稿、拍摄操作视频等，在此表示衷心感谢。本书在编写过程中力求完美，但由于编者水平有限，时间仓促，虽经过多次修改和审校，书中错误和不足之处在所难免，敬请广大师生和助产同仁、读者在运用过程中提出宝贵意见和建议，给予批评和指正，以臻完善。

魏碧蓉

2021 年 6 月

■■■■■■■ CONTENTS | 目 录

第一部分　助产技能训练及评分标准

第一节　助产学基础知识

实训一　女性骨盆

| 实训目标 |

1.掌握女性骨盆的各种标识、女性骨盆的组成与分界、女性骨盆各平面及径线。

2.学会辨认女性骨盆的解剖结构。

一、目的

1.通过认识骨盆的标识,更好地定位骨盆平面及其径线,并为骨盆测量提供解剖基础。

2.通过认识骨盆的组成与分界,掌握构成骨盆的骨骼、关节和韧带。

3.通过认识骨盆各平面的特点及不同平面的各径线,为掌握分娩机制提供理论基础。

二、评估

1.用物准备是否齐全。

2.模型是否完好、可用。

三、准备

1.助产士准备　着装规范。

2.环境准备　室内整洁安静,光线充足。

3.物品准备　女性骨盆模型、软皮尺。

四、步骤

1.操作准备　备齐用物,将女性骨盆模型置于操作台上。

2.正确描述女性骨盆的标识　髂骨、耻骨、坐骨、骶骨、尾骨、骶岬、坐骨棘、坐骨结节、髂嵴和髂前上棘。

3.正确描述女性骨盆的组成

(1)骨盆的骨骼:由左右两块髋骨、一块骶骨和一块尾骨组成。每块髋骨又由髂骨、耻骨和坐骨融合而成;骶骨由5～6块骶椎融合而成,第一骶椎向前突出称为骶岬;尾骨由4～5块尾椎组成(图 1-1-1-1)。

(2)骨盆的关节:耻骨联合、骶髂关节和骶尾关节。

(3)骨盆的韧带:骶、尾骨与坐骨结节之间的骶结节韧带和骶、尾骨与坐骨棘之间的骶棘韧带。

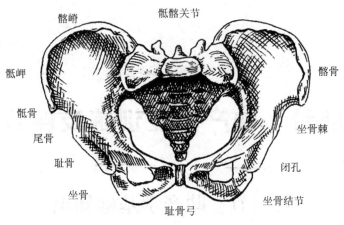

图 1-1-1-1　正常女性骨盆

4. 正确描述骨盆的分界　以耻骨联合上缘、髂耻缘及骶岬上缘的连线为界,将骨盆分为上、下两部分。上部为大骨盆,又称假骨盆;下部为小骨盆,又称真骨盆。

5. 正确描述骨盆各平面及其径线(图 1-1-1-2)。

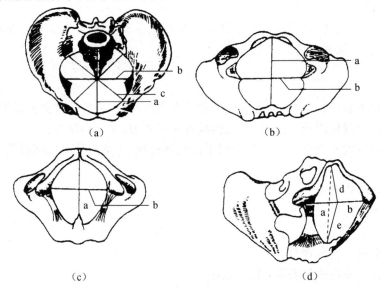

图 1-1-1-2　骨盆各平面的径线

(a)入口平面　(b)中骨盆平面　(c)出口平面　(d)出口平面的前后三角形

a 前后径　b 横径　c 斜径　d 前矢状径　e 后矢状径

(1) 入口平面

① 前后径:从耻骨联合上缘中点至骶岬上缘正中间的距离,正常值平均为 11 cm。

② 入口横径:左右髂耻缘间的最大距离,正常值平均为 13 cm。

③ 入口斜径:左骶髂关节至右髂耻隆突间的距离为左斜径,右骶髂关节至左髂耻隆突间的距离为右斜径。正常值平均为 12.75 cm。

(2) 中骨盆平面

① 中骨盆前后径:耻骨联合下缘中点通过两侧坐骨棘连线中点至第 4、5 骶椎之间的距离,正常值平均约 11.5 cm。

② 中骨盆横径：又称坐骨棘间径，为两坐骨棘间的距离，正常值平均为 10 cm。

（3）骨盆出口平面

① 出口前后径：耻骨联合下缘至骶尾关节的距离，正常值平均为 11.5 cm。

② 出口横径：又称坐骨结节间径，指坐骨结节内侧缘间的距离，正常值平均为 9 cm。

③ 出口前矢状径：耻骨联合下缘至坐骨结节间径中点的距离，正常值平均为 6 cm。

④ 出口后矢状径：骶尾关节至坐骨结节间径中点间的距离，正常值平均为 8.5 cm。

6. 整理用物归位，洗手。

五、注意事项

1. 骨盆各组成对女性生殖系统的意义。

2. 骨盆平面的形态和各径线长短与分娩机制之间的关系。

六、自我评价

1. 用物准备是否齐全。

2. 能否正确说出女性骨盆组成、各平面及其径线。

3. 能否说出骨盆平面的形态和各径线长短与分娩机制之间的关系。

七、思考题

1. 骨盆入口平面中哪条径线与胎先露的衔接相关？

2. 骨盆各平面中对分娩最有意义的是哪个平面？为什么？

女性骨盆评分标准

班级:_____   学号:_____   姓名:_____   得分:_____

项目	考核内容			分值(100分)	得分	备注
职业素养(5分)	着装规范,仪表端庄			2		
	报告班级、姓名、操作项目			1		
	语言清晰,态度和蔼			2		
操作步骤(80分)	评估(5分)	用物准备齐全		5		
	准备(5分)	助产士准备:着装规范		1		
		环境准备:室内整洁安静,光线充足		1		
		用物准备:备齐用物,放置有序		3		
	实施(65分)	骨盆的标识(5分)	髂骨、耻骨、坐骨、骶骨、尾骨、骶岬、坐骨棘、坐骨结节、髂嵴、髂前上棘	5		
		骨盆的组成(10分)	骨盆的骨骼:左右两块髋骨、骶骨和尾骨。每块髋骨又由髂骨、耻骨和坐骨融合而成;骶骨由5~6块骶椎融合而成;尾骨由4~5块尾椎组成	5		
			骨盆的关节:耻骨联合、骶髂关节和骶尾关节	3		
			骨盆的韧带:骶结节韧带和骶棘韧带	2		
		骨盆的分界(5分)	以耻骨联合上缘、髂耻缘及骶岬上缘的连线为界,将骨盆分为假骨盆和真骨盆	5		
		骨盆平面和径线(40分)	入口平面:前后径:正常值平均为11 cm	4		
			入口平面:入口横径:正常值平均为13 cm	4		
			入口平面:入口斜径:左右两条,正常值平均为12.75 cm	6		
			中骨盆平面:中骨盆前后径:正常值平均约11.5 cm	4		
			中骨盆平面:中骨盆横径:正常值平均为10 cm	6		
			出口平面:出口前后径:正常值平均为11.5 cm	4		
			出口平面:出口横径:正常值平均为9 cm	4		
			出口平面:出口前矢状径:正常值平均为6 cm	4		
			出口平面:出口后矢状径:正常值平均为8.5 cm	4		
		操作后处理(5分)	整理用物归位,洗手	5		
	评价(5分)	用物准备齐全		1		
		能正确说出骨盆组成、分界、各平面及径线		4		
操作质量(10分)	操作熟练			5		
	15分钟内完成操作			5		
人文关怀(5分)	操作动作轻柔,爱护教学用具			5		

(谢梅芳)

实训二 胎儿生长发育

┃实训目标┃

1. 掌握妊娠各阶段胎儿生长发育的特点。
2. 熟悉妊娠各阶段胎儿及其附属物与宫腔的关系。

一、目的

1. 通过认识胎儿各阶段生长发育特点,初步判断胎儿的孕龄、胎儿的发育是否与孕周相符。

3. 通过认识胎儿各阶段生长发育特点,为产前检查时对孕妇进行健康教育提供理论依据。

二、评估

1. 孕妇的孕周,有无并发症。
2. 模型是否完好可用。

三、准备

1. 助产士准备 衣帽整洁,洗手,戴口罩。
2. 环境准备 室内整洁安静,光线充足。
3. 物品准备 胎儿在子宫内不同时期的生长发育模型、胎儿标本、图片、多媒体资料。

四、步骤

1. 观察并正确描述 4 周末胚胎 可以辨认出胚盘与体蒂。
2. 观察并正确描述 8 周末胚胎 胚胎初具人形,头大,占整个胎体近一半。可分辨出眼、耳、鼻、口,四肢已具雏形。
3. 观察并正确描述 12 周末胎儿 胎儿身长约 9 cm,顶臀长 6.1 cm,体重约 14 g。外生殖器已发育。
4. 观察并正确描述 16 周末胎儿 胎儿身长约 16 cm,顶臀长 12 cm,体重约 110 g。从外生殖器可确认胎儿性别。
5. 观察并正确描述 20 周末胎儿 胎儿身长约 25 cm,顶臀长 16 cm.体重约 320 g。
6. 观察并正确描述 24 周末胎儿 胎儿身长约 30 cm,顶臀长 21 cm,体重约 630 g。
7. 观察并正确描述 28 周末胎儿 胎儿身长约 35 cm,顶臀长 25 cm,体重约 1000 g,可以存活。
8. 观察并正确描述 32 周末胎儿 胎儿身长约 40 cm,顶臀长 28 cm,体重约 1700 g,出现脚指甲。此期出生者注意护理,可以存活。
9. 观察并正确描述 36 周末胎儿 胎儿身长约 45 cm,顶臀长 32 cm,体重约 2500 g。出生后能啼哭及吸吮,生活力良好。此期出生者基本能存活。
10. 观察并正确描述 40 周末胎儿 胎儿发育成熟,身长约 50 cm,顶臀长 36 cm,体重约 3400 g,胎头双顶径值大于 9.0 cm,足底皮肤有纹理。男性睾丸已降至阴囊内,女性大小阴唇发育良好。出生后能很好存活。
11. 整理用物归位,洗手。

五、注意事项

1. 观察细致。

2. 爱护模具。

六、自我评价

1. 用物是否准备齐全。

2. 是否掌握各孕龄胎儿的特征性变化。

七、思考题

1. 怎样推测胎儿的孕龄？

2. 在孕龄多少周的胎儿出生后加强护理可存活？

3. 在孕龄多少周能确认胎儿的性别？

4. 在孕龄多少周胎儿占宫腔的比例最小？

胎儿生长发育评分标准

班级：_____　　学号：_____　　姓名：_____　　得分：_____

项目	考核内容			分值 (100分)	得分	备注
职业素养 (5分)	报告班级、姓名、操作项目			2		
	着装整洁，仪表端庄			1		
	语言表达清晰，态度端正			2		
操作步骤 (80分)	评估(5分)	孕妇的孕周、有无并发症		2		
		模型是否完好可用		3		
	准备(8分)	助产士准备：着装规范		2		
		环境准备：室内整洁安静，光线充足		2		
		物品准备：备齐用物，放置有序		4		
	实施 (60分)	各阶段胎儿生长发育特点 (56分)	4周末胚胎	4		此部分口述
			8周末胚胎	4		
			12周末胚胎	6		
			16周末胚胎	6		
			20周末胚胎	6		
			24周末胚胎	6		
			28周末胚胎	6		
			32周末胚胎	6		
			36周末胚胎	6		
			40周末胚胎	6		
		操作后 (4分)	整理模具归位，洗手	4		
	评价 (7分)	用物准备齐全		2		
		掌握各孕龄胎儿的特征性变化		5		
操作质量 (7分)	叙述准确、流畅			5		
	15分钟内完成操作			2		
人文关怀 (8分)	操作动作轻柔，爱护模具			6		
	纪律良好			2		

（李真真）

实训三　分娩机制

┌─ **实训目标** ─────────────────────────────────┐
　1. 掌握胎产式、胎先露、胎方位的判断。
　2. 掌握枕左前位分娩过程胎儿在产道的娩出机制,使接生工作顺利进行。
　3. 学会在骨盆和胎儿模型上演示分娩机制动作。
└──┘

一、定义

1. **分娩机制**　胎儿先露部通过产道时,为了适应产道的形状与大小被动进行一系列适应性的转动,以其最小径线通过产道。包括衔接、下降、俯屈、内旋转、仰伸、复位及外旋转、胎儿娩出等动作。

2. **胎姿势**　胎儿在子宫内的姿势称为胎姿势。

3. **胎产式**　胎体纵轴与母体纵轴的关系称胎产式。有纵产式、横产式和斜产式。

4. **胎先露**　最先进入骨盆入口的胎儿部分称胎先露。有头先露、臀先露、肩先露、足先露等。

5. **胎方位**　胎儿先露部指示点与母体骨盆的关系称胎方位,如枕左前、枕右前等。

二、评估

1. 环境是否符合操作要求。

2. 用物是否备齐,放置有序。

三、准备

1. **助产士准备**　着装规范,清洁双手。

2. **环境准备**　环境整洁,温度适宜。

3. **物品准备**　骨盆模型、足月胎儿模型、分娩机转模型。

四、步骤

临床上枕先露占 95.75%～97.75%,又以枕左前位最多见,故以枕左前位的分娩机制为例在模型上演示,边操作边解说(图 1-1-3-1)。

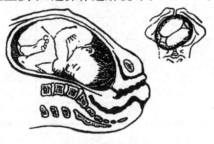

（1）衔接前胎头尚浮

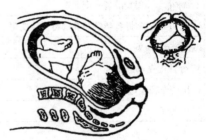

（2）衔接俯屈下降

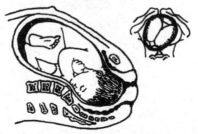

（3）继续下降和内旋转

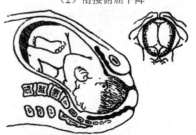

（4）内旋转已完成,开始仰伸

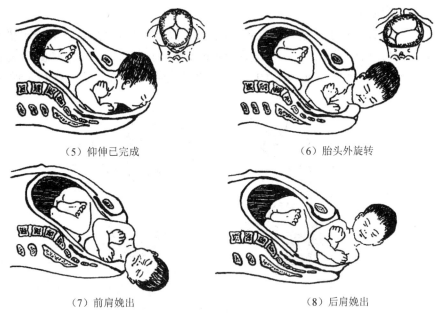

（5）仰伸已完成 （6）胎头外旋转

（7）前肩娩出 （8）后肩娩出

图 1-1-3-1　枕左前位分娩机制示意图(盆底观)

1. 衔接　胎头双顶径进入骨盆入口平面,胎头颅骨最低点接近或达到坐骨棘水平,称为衔接,也称为入盆(图 1-1-3-2)。胎头进入骨盆入口时,显半俯屈状态,以枕额径衔接,胎头矢状缝落在骨盆入口右斜径上,枕骨位于骨盆入口左前方。衔接是一个重要的动作,胎头衔接意味着没有头盆不称。初产妇多在预产期前 1～2 周内胎头衔接,经产妇多在分娩开始后衔接。如初产妇在分娩开始后仍未衔接,应警惕有头盆不称或其他异常的可能。

助产士通过肛查或阴查摸清胎儿的前囟、后囟、矢状缝等判断胎方位。

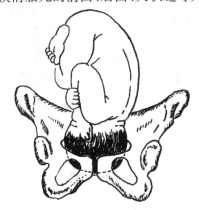

图 1-1-3-2　胎头衔接

2. 下降　胎头沿骨盆轴前进的动作,称为下降。下降贯穿于分娩全过程,与其他动作相伴随。下降动作呈间歇性,宫缩力是产生下降的主要动力,它通过以下方式促使胎儿下降:① 宫缩时通过羊水传导压力,使胎儿下降;② 宫缩时宫底直接压迫胎臀;③ 宫缩时胎体伸直伸长,有利于压力的传递;④ 腹肌膈肌收缩,压力经子宫传至胎儿。临床上以观察胎头下降的程度作为判断产程进展的重要标志之一。

胎头下降程度以胎头颅骨最低点与坐骨棘平面的关系标明。达到坐骨棘水平为 0,在坐骨棘上 1 cm 表示为 S^{-1},在坐骨棘下 1 cm 表示为 S^{+1},以此类推。胎头于潜伏期下降不明显,于活跃期下降加快。

3. 俯屈　当胎头以枕额径进入骨盆腔后,继续下降至骨盆底时,处于半俯屈状态的胎头枕部遇肛提肌阻力,借杠杆作用进一步俯屈,使下颌接近胸部(图1-1-3-3),由胎头衔接时的枕额径(11.3 cm)俯屈为枕下前囟径(9.5 cm),以最小径线适应产道,有利于胎头进一步下降。

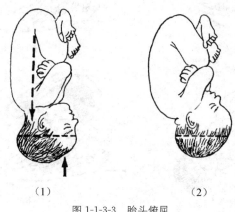

（1）　　　　　　　　　　　（2）

图 1-1-3-3　胎头俯屈

4. 内旋转　胎头为适应中骨盆的形状、大小而在骨盆腔内旋转,使胎头矢状缝与中骨盆及骨盆出口平面前后径相一致,以适应中骨盆、出口平面前后径大于横径的特点,有利于胎头下降(图1-1-3-4)。当胎头俯屈下降时,枕部最先与盆底肛提肌接触,肛提肌收缩时,促使胎头枕部向前(盆底观,即逆时针)旋转45°,使枕部转至耻骨弓下方。胎头于第一产程末完成内旋转动作。

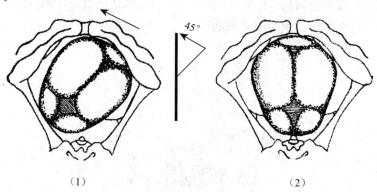

（1）　　　　　　　　　　　（2）

图 1-1-3-4　胎头内旋转

5. 仰伸　当胎头完成内旋转后继续下降达阴道外口,胎头枕部达耻骨联合下缘时,由于产道下段的前壁为较短的耻骨联合,后壁为较长的骶骨与尾骨,使产轴下段的方向向前向上,前面的阻力小而后面的阻力大。此时,宫缩和腹压迫使胎头下降,而肛提肌收缩力又将胎头向前推进,两者的共同作用,使胎头以耻骨弓为支点逐渐仰伸(图1-1-3-5),胎头的顶、额、鼻、口、颏相续娩出。当胎头仰伸时,胎儿双肩径沿入口左斜径进入骨盆入口。

6. 复位及外旋转　当胎头内旋转时,胎肩未发生旋转,胎头与双肩成一扭曲角度。胎头娩出后,为使胎头与胎肩恢复正常关系,胎头枕部向左(盆底观,即顺时针)旋转45°恢复到原来的位置,即为复位。此时,胎肩在盆腔内继续下降,为适应中骨盆、骨盆出口平面前后径大于横径的特点,前(右)肩在骨盆内向前向中线旋转45°,使胎儿双肩径转成与出口前后径相

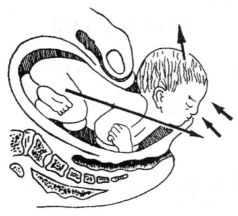

图 1-1-3-5 胎头仰伸

一致的方向,阴道外胎头则随胎肩的内旋转而继续顺时针(盆底观)转 45°,以保持胎头与胎肩的正常关系,称为外旋转。

7. 胎儿娩出　胎头完成外旋转后,胎儿前(右)肩在耻骨弓下首先娩出,继之后(左)肩从会阴前缘娩出,胎儿躯干、臀部及下肢以侧屈姿势相继娩出。

8. 整理用物归位,洗手。

五、注意事项

1. 分娩机制动作的演示顺序。

2. 分娩机制是一个连续的过程,下降是贯穿于分娩全过程的动作,每个动作并没有截然的界限,在经产妇身上尤为明显。

六、自我评价

1. 是否能正确判断胎方位或按要求摆放胎方位。

2. 是否能熟练说出分娩机制的过程。

3. 衔接、下降、俯屈、内旋转、复位及外旋转、胎儿娩出动作演示是否正确。

4. 分娩机制动作全程操作是否连贯、熟练。

5. 是否理解分娩机制各个步骤的原理。

七、思考题

1. 枕右前位的内旋转胎头是向哪个方向(盆底观)旋转多少度?

2. 胎儿的小囟门在 3 点,大囟门在 9 点的位置,判断胎方位如何?

分娩机制评分标准

班级：_____　　学号：_____　　姓名：_____　　得分：_____

项目	考核内容			分值（100分）	得分	备注
职业素养（5分）	报告班级、姓名、操作项目			1		
	着装规范，仪表端庄			2		
	举止沉着，语言表达清晰			2		
操作过程（80分）	评估（5分）		环境是否符合操作要求	2		
			用物是否备齐，放置有序	3		
	准备（5分）		助产士准备：着装规范，清洁双手	1		
			环境准备：环境整洁，温度适宜	1		
			用物准备：备齐用物，放置有序	3		
	实施（65分）	判断胎方位（5分）	说出分娩机制、胎产式、胎先露和胎方位的定义	2		
			能按老师要求正确摆出胎方位	3		
		说出分娩机制的各个动作及定义，并在模型上演示各个动作（56分）	衔接的定义，胎儿以枕额径衔接，矢状缝落在骨盆入口右斜径上，胎头衔接意味着没有头盆不称。初产妇与经产妇的衔接时间	8		不能在模型上正确操作某项的扣除该项分，操作不到位的一项扣2分
			下降的定义，下降贯穿于分娩全过程，呈间歇性。宫缩力通过四种方式促使胎儿下降	8		
			俯屈：胎头枕部遇肛提肌阻力，借杠杆作用俯屈，由胎头衔接时的枕额径俯屈为枕下前囟径，以最小径线适应产道	8		
			内旋转：肛提肌收缩促使胎儿枕部向前旋转45°，使胎头矢状缝与中骨盆及骨盆出口平面前后径相一致，以适应中骨盆、出口平面前后径大于横径的特点，有利于胎头下降	8		
			仰伸：胎头枕部达耻骨联合下缘时，宫缩和腹压迫使胎头下降，而肛提肌收缩力又将胎头向前推进，两者的共同作用，使胎头以耻骨弓为支点逐渐仰伸，胎头的顶、额、鼻、口、颏相续娩出	8		
			复位及外旋转：复位是胎头枕部向左旋转45°，使胎头和胎肩保持一致。外旋转是为适应中骨盆、骨盆出口平面前后径大于横径的特点，前（右）肩在骨盆内向前向中线旋转45°，使胎儿双肩径转成与出口前后径相一致的方向	8		
			胎儿娩出：胎头完成外旋转后，胎儿前（右）肩在耻骨弓下首先娩出，继之后（左）肩从会阴前缘娩出，胎儿躯干、臀部及下肢以侧屈姿势相继娩出	8		
		整理用物（4分）	整理用物归位，洗手	4		
	评价（5分）		询问孕妇感觉	3		
			征求孕妇意见	2		

续表

项目	考核内容	分值 (100分)	得分	备注
操作质量 （10分）	分娩机制动作正确	3		
	能在模型上正确演示各项内容	4		
	操作态度严肃认真，一丝不苟，15分钟之内完成	3		
人文关怀 （5分）	操作动作轻柔，爱护教学用具	5		

（谢梅芳）

第二节　妊娠期助产技能

实训一　孕妇健康史资料收集

| 实训目标 |
1. 掌握孕妇健康史资料收集的内容。
2. 学会孕期健康宣教。

案例情景

王女士,30 岁,已婚,体重 51 kg,身高 156 cm,现停经 16 周。5 年前顺产一女婴,体重 3250 g,此后有过一次不明原因流产史。现来医院进行本次妊娠的首次产检。请问助产士应从哪些方面收集该孕妇的健康史资料? 如何推算其预产期?

一、目的

1. 了解孕妇的一般情况、本次妊娠情况、既往孕产史、既往史和家族史、月经史。

2. 推算预产期,拟定产检计划。

二、评估

1. 孕妇的一般状况、孕期情况、心理反应和配合程度。

2. 环境是否整洁、安静,室内温度、光线是否适宜。

三、准备

1. 助产士准备　着装规范,修剪指甲,洗手,戴口罩。

2. 孕妇准备　孕妇基本了解病史采集的内容和过程,并同意配合。

3. 环境准备　整洁安静,室内温度、光线适宜。

4. 物品准备　孕妇体验装置、病历夹、围产保健手册、笔。

四、步骤

1. 操作准备　着装规范,洗手,戴口罩。孕妇扮演者穿上孕妇体验装置扮演孕妇。

2. 健康史采集内容(首次产检)

(1) 一般情况:孕妇的基本信息,如年龄、职业、孕产次、籍贯和住址,并填写在围产保健手册上。

(2) 本次妊娠史:末次月经时间,从末次月经第一天算起,月份减 3,日期加 7 来推算预产期时间;询问本次妊娠早期有无早孕反应及出现时间;有无病毒感染史及用药史;自觉胎动开始时间;妊娠过程中有无阴道流血、阴道流液、头晕、头痛、心悸、气短及下肢水肿等不适症状;有无恶心、呕吐、疲倦等妊娠中的不良症状。

(3) 既往孕产史:既往妊娠情况及妊娠终止方式、分娩方式和新生儿情况,有无流产、难产、早产、死胎、死产、产后出血及妊娠并发症等不良孕产史及治疗情况等。

(4) 既往史:重点了解有无高血压、心脏病、糖尿病、甲亢、肝肾疾病、血液病、传染病等,应注意其发病时间和治疗情况;有无过敏史和手术史。

(5) 家族史:询问家族中有无精神病史、遗传病史,以及丈夫的健康状况(有无吸烟、饮酒等不良嗜好及遗传性疾病)。

（6）月经史：询问月经初潮年龄、月经周期、经期持续时间和经量，有无痛经等。

（7）个人生活史：出生地及居住地，有无疫水疫区接触史，生活条件情况；有无放射性毒物接触史；有无嗜烟酗酒等不良嗜好。

3. 整理用物归位，洗手。

4. 在围产保健手册上做好记录。

5. 交代孕期注意事项，孕期饮食、运动指导，告知其去产检室完善体格检查和实验室检查等。

五、注意事项

1. 健康史采集一定要详细准确，内容要完整。

2. 与孕妇沟通时，注意态度要温和、热情。

3. 健康史属于孕妇的个人隐私，注意保密。

4. 复诊健康史采集的内容：询问两次产检之间孕妇及胎儿的情况，如有无头晕、眼花、水肿，有无阴道流血流液或分泌物异常，有无自觉胎动、腹部异常增大等。

六、自我评价

1. 健康史采集的内容是否完整。

2. 健康史记录是否正确。

3. 是否关心体贴孕妇，态度是否和蔼。

七、思考题

1. 对妊娠比较焦虑，担心流产、早产、胎儿异常、胎儿性别的孕妇该如何进行心理护理？

2. 末次月经记不清或月经不规律者，还有哪些推算预产期的方法？

孕妇健康史资料收集评分标准

班级：_____　学号：_____　姓名：_____　得分：_____

项目	考核内容			分值 (100分)	得分	备注
职业素养 (5分)	报告班级、姓名、操作项目			1		
	着装规范，仪表端庄			2		
	举止沉着，语言表达清晰			2		
操作步骤 (80分)	评估 (5分)	孕妇的一般状况、孕期产检情况、心理反应和合作程度		3		
		环境是否整洁、安静，室内温度、光线是否适宜		2		
	准备 (5分)	助产士准备：着装规范，修剪指甲，洗手，戴口罩		1		
		孕妇准备：孕妇基本了解病史采集的内容和过程，并同意配合		1		
		环境准备：整洁安静，温度、光线适宜		1		
		用物准备：孕妇体验装置、病历夹、围产保健手册、笔		2		
	实施 (65分)	操作准备 (5分)	着装规范，洗手，戴口罩	5		
		病史采集 （首次产检） (50分)	一般情况：孕妇的基本信息，如年龄、职业、孕产次、籍贯和住址	7		
			本次妊娠史	8		
			既往孕产史	7		
			既往史	7		
			家族史	7		
			月经史	7		
			个人生活史	7		
		整理用物	整理用物归位，洗手	2		
		在围产保健手册上做好记录		3		
		交代孕期注意事项，孕期饮食、运动指导，告知其去产检室完善体格检查和实验室检查等		5		
	评价 (5分)	询问孕妇感觉		3		
		征求孕妇意见		2		
操作质量 (7分)	操作态度严肃认真，动作轻柔			3		
	操作程序正确，15分钟内完成操作			4		
人文关怀 (8分)	态度热情、和蔼，语气温和			4		
	注意保护孕妇的隐私			4		

（谢梅芳）

实训二　孕妇相关体格检查

| 实训目标 |

　　1. 掌握孕妇体格检查的内容和程序。
　　2. 学会孕妇体格检查的各项操作和记录。
　　3. 学会孕期健康宣教。

案例情景

　　王女士,30 岁,已婚,体重 51 kg,身高 156 cm,现停经 16 周。5 年前顺产一女婴,体重 3250 g,此后有过一次不明原因流产史。现来医院进行本次妊娠的首次产检。请问助产士应从哪些方面对该孕妇进行全身体格检查?该孕妇现在可能存在的主要问题是什么?

一、目的

　　1. 评估孕妇一般状况、乳房及水肿情况。
　　2. 监测孕妇孕期体重和血压的变化。

二、评估

　　1. 孕妇的一般状况、孕期情况、心理反应和配合程度。
　　2. 环境是否整洁、安静,室内温度、光线是否适宜。

三、准备

　　1. 助产士准备　着装规范,修剪指甲,洗手,戴口罩。
　　2. 孕妇准备　排空膀胱。孕妇扮演者穿上孕妇体验装置装扮孕妇。
　　3. 环境准备　产检室安静,调节室内温度(22～24 ℃),注意保暖,屏风遮挡。
　　4. 物品准备　孕妇体验装置、病历夹、围产保健手册、笔、体重秤、血压计、听诊器、一次性垫单、床帘或屏风。

四、步骤

　　1. 操作准备　衣帽整洁,洗手,备齐用物,携至产检室检查床旁。
　　2. 核对解释　核对围产保健手册编号、姓名、年龄,核实末次月经时间。解释检查目的、过程以及如何配合。
　　3. 观察孕妇精神、发育、营养及步态。
　　4. 协助孕妇测量体重(冬天尽量脱去外套),并记录。
　　5. 测量血压(正常不应超过 140/90 mmHg;若超过基础血压的 30/15 mmHg,但未超过 140/90 mmHg,不作为诊断依据,需严密观察):协助孕妇取仰卧位或坐位,放置血压计,使之与孕妇心脏在同一水平面,打开血压计,排净袖袋中空气,在肘窝上方 2～3 cm 处缠绕袖带,松紧以可插入一指为宜。开启水银槽,一手将听诊器胸件放置于肘动脉搏动最强处,一手关闭气门,打气至肱动脉搏动消失后再升高 20～30 mmHg,然后缓慢放气,听到第一声搏动音时水银柱的刻度为收缩压,搏动音消失或明显减弱时水银柱的刻度为舒张压。整理血压计并记录血压值。
　　6. 乳房评估:协助孕妇坐位或仰卧于检查床上,暴露胸部,观察乳房发育情况、外形、大小、双侧乳房是否对称,评估乳头是否正常(图 1-2-2-1、图 1-2-2-2、图 1-2-2-3),有无平坦或凹陷。如发现异常,请按照乳头平坦或凹陷护理技术进行相关干预。

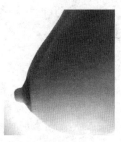
图 1-2-2-1　乳头正常

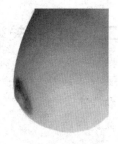
图 1-2-2-2　乳头平坦

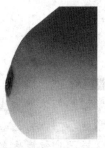
图 1-2-2-3　乳头凹陷

7.水肿评估：助产士以右手大拇指稍用力按压孕妇脚跟及小腿胫前区域，观察有无凹陷。若有水肿，休息后可缓解属于正常；不能缓解，应判断水肿程度分级，并监测体重及血压情况。水肿临床分级：① 隐性水肿：体重异常增加（每周≥1.5 kg）；②"＋"：水肿局限于膝以下；③"＋＋"：水肿延及大腿；④"＋＋＋"：水肿延及外阴和腹壁；⑤"＋＋＋＋"：全身水肿或伴腹水。

8.协助孕妇整理衣物，整理用物归位，洗手。

9.在围产保健手册上做好记录。

10.向孕妇说明检查情况，交代孕期注意事项，孕期饮食、运动指导，告知下一次产检的时间、项目和预先准备事项（如有些检查需要空腹、憋尿等）。

五、注意事项

1.测量血压时注意袖带缠绕位置要准确，松紧度以胸件不能塞入袖带内为宜，放气时均匀缓慢。

2.评估乳房时注意保护孕妇隐私。

六、自我评价

1.体格检查的内容是否完整，操作是否正确。

2.是否关心体贴孕妇，态度是否和蔼。

3.是否注意保护孕妇的隐私。

4.检查完毕后孕期宣教是否正确、完整。

七、思考题

1.乳头平坦或凹陷的孕妇该如何对其进行护理技术干预？

2.孕中晚期"＋"到"＋＋"的水肿该如何进行护理技术干预？ 如何进行饮食、运动指导？

孕妇相关体格检查评分标准

班级：_____ 学号：_____ 姓名：_____ 得分：_____

项目		考核内容		分值 (100分)	得分	备注
职业素养 (5分)		报告班级、姓名、操作项目		1		
		着装规范，仪表端庄		2		
		举止沉着，语言表达清晰		2		
操作步骤 (80分)	评估 (5分)	孕妇的一般状况、孕期产检情况、心理反应和合作程度		3		
		环境是否整洁、安静，室内温度、光线是否适宜		2		
	准备 (5分)	助产士准备：着装规范，修剪指甲，洗手，戴口罩		1		
		孕妇准备：排空膀胱		1		
		环境准备：产检室安静，调节室内温度（22～24 ℃），注意保暖，屏风遮挡		1		
		用物准备：孕妇体验装置、病历夹、围产保健手册、笔		2		
	实施 (65分)	操作准备	衣帽整洁，洗手，备齐用物，携至产检室检查床旁	5		
		核对解释	核对围产保健手册编号、姓名、年龄，核实末次月经时间。解释检查目的、过程以及如何配合	5		
		观察孕妇精神、发育、营养及步态		5		
		协助孕妇测量体重（冬天尽量脱去外套），并记录		5		
		测量血压及评估	正常不应超过 140/90 mmHg；若超过基础血压的 30/15 mmHg，但未超过 140/90 mmHg，不作为诊断依据，需严密观察	10		
		乳房评估	观察乳房发育情况、外形、大小、双侧乳房是否对称，评估乳头是否正常，有无平坦或凹陷	10		
		水肿评估	以右手大拇指稍用力按压孕妇脚跟及小腿胫前区域，观察有无凹陷，判断水肿程度分级	15		
		整理用物	协助孕妇整理衣物，整理用物归位，洗手	2		
		在围产保健手册上做好记录		3		
		向孕妇说明检查情况，交代孕期注意事项，孕期饮食、运动指导，告知下一次产检的时间、项目和预先准备事项		5		
	评价 (5分)	询问孕妇感觉		3		
		征求孕妇意见		2		
操作质量 (7分)		操作态度严肃认真，动作轻柔		3		
		操作程序正确，15分钟内完成操作		4		
人文关怀 (8分)		态度热情、和蔼，语气温和		4		
		注意保护孕妇的隐私		4		

（谢梅芳）

实训三　骨盆外测量

┃实训目标┃

1. 掌握骨盆外测量的目的及方法。
2. 掌握骨盆外测量各径线的正常值及临床意义。
3. 学会正确使用骨盆测量器进行骨盆外测量。
4. 学会判断骨盆是否正常。

案例情景

王女士,28 岁,G_1P_0,末次月经 2020 年 10 月 3 日,停经 16 周来院做产前检查,助产士该如何对其进行产前检查、孕期指导?

一、目的

通过骨盆外测量了解骨盆大小及形态,判断骨盆是否适宜胎儿经产道分娩。

二、评估

1. 孕妇　孕产史;孕妇的末次月经时间;本次妊娠体重增长情况;孕期有无腹痛、阴道流血或流水等异常情况;有无外伤史,有无妊娠合并症与并发症。

2. 胎儿　了解胎动情况、胎儿生长发育情况、是否巨大儿。

三、准备

1. 助产士准备　着装规范,修剪指甲,清洁双手,寒冷季节应注意温暖双手。

2. 孕妇准备　排空膀胱。孕妇扮演者穿上孕妇体验装置装扮孕妇。

3. 环境准备　产检室安静,调节室内温度(22~24 ℃),注意保暖,屏风遮挡。

4. 物品准备　骨盆模型、孕妇模型或孕妇体验装置、骨盆测量器、检查床、推车、屏风、孕妇保健手册(或产前检查记录表)、孕期保健宣教资料、洗手液。注意:每日接待第一位孕妇前,需对产检床、仪器及用物等进行快速消毒。

四、步骤

1. 操作准备　衣帽整洁,洗手,备齐用物,检查骨盆测量器刻度是否准确,携至产检室检查床旁。

2. 核对解释　核对围产保健手册编号、姓名、年龄,核实末次月经时间。解释检查目的、过程以及如何配合。

3. 安置体位　孕妇仰卧于检查床上,屏风遮挡,适当暴露孕妇的下腹及会阴部,天冷时注意保暖,避免过度暴露。

4. 测量四条径线及耻骨弓角度　检查者站在孕妇右侧,双手四指(拇指空出)各抓住骨盆测量器的两个测量头,骨盆测量器开叉搭在检查者右手肘关节上。

(1) 髂棘间径:孕妇取伸腿仰卧位,检查者先用两拇指触摸到两髂前上棘外缘,双手持骨盆测量器两末端分别固定于触摸点上,测量两髂前上棘外侧缘之间的距离(图 1-2-3-1),正常值为 23~26 cm。临床意义:推测骨盆入口平面横径的大小。

(2) 髂嵴间径:孕妇取伸腿仰卧位,检查者双手持骨盆测量器两末端,沿两髂嵴外缘循行,测量两侧髂嵴外侧缘间最宽的距离(图 1-2-3-2),正常值为 25~28 cm。临床意义:推测骨盆入口平面横径的大小。

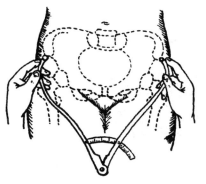

图 1-2-3-1　髂棘间径测量法

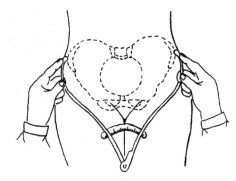

图 1-2-3-2　髂嵴间径测量法

(3) 骶耻外径:孕妇取左侧卧位,左腿屈曲,右腿伸直,检查者双手持测量器两测量头,左手端放在第 5 腰椎棘突下(相当于腰骶部米氏菱形窝的上角或相当于两侧髂嵴后连线中点下 1.5 cm),右手端放在耻骨联合上缘的中点,测量第 5 腰椎棘突下至耻骨联合上缘中点的距离(图 1-2-3-3),正常值为 18~20 cm。临床意义:间接推测骨盆入口前后径的长短,是骨盆外测量中最重要的径线。

(4) 坐骨结节间径(又称出口横径):嘱孕妇取仰卧位双手抱膝,两腿屈曲分开。检查者两大拇指触到坐骨结节后,双手持测量器,两测量头置于两坐骨结节内侧缘,测量两坐骨结节内侧缘之间的距离(图 1-2-3-4),正常值为 8.5~9.5 cm,平均 9 cm。临床意义:评估骨盆出口横径的大小。

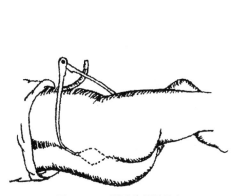

图 1-2-3-3　骶耻外径测量法

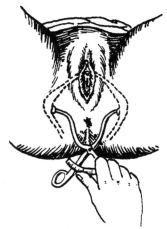

图 1-2-3-4　坐骨结节间径

(5) 出口后矢状径:孕妇取膝胸或左侧卧位,检查者右手食指戴指套并涂润滑油后,伸入肛门,指腹朝骶骨方向与拇指共同协作找到骶尾关节后予以标记,若骶尾关节已固定,则以尾骨尖为标记,测量骶骨尖端(标记处)至坐骨结节间径中点的距离(图 1-2-3-5),即为后矢状径,正常值为 8~9 cm。出口横径与出口后矢状径之和大于 15 cm,一般足月胎儿可以分娩。

(6) 耻骨弓角度:孕妇取仰卧位,双腿分开略屈曲,双手分别抱双膝,检查者两拇指平放在两侧耻骨降支的上面,两拇指尖对拢,置于耻骨联合下缘,测量两拇指之间的角度(图 1-2-3-6),正常值为 90°,小于 80° 为异常。临床意义:评估骨盆出口横径的宽度。

5.操作后处理

(1) 协助孕妇左侧卧位后再缓慢坐起,整理衣裤,穿鞋。

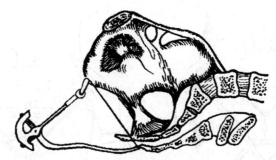

图 1-2-3-5　出口后矢状径测量法

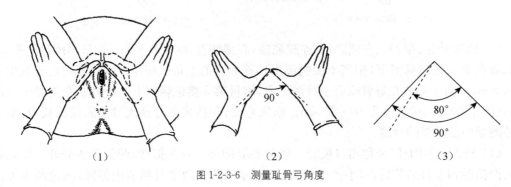

（1）　　　　　　　　　（2）　　　　　　　　　（3）

图 1-2-3-6　测量耻骨弓角度

（2）整理用物及检查床，清洁双手。

（3）将检查结果记录于孕妇保健卡的相应栏目内。

（4）向孕妇说明检查情况，告知孕妇下次检查的时间、项目和预先准备事项，交代孕期注意事项。

五、注意事项

1. 用物准备要齐全，操作前嘱孕妇排空膀胱，注意保护孕妇隐私，天冷时注意保暖。

2. 骨盆测量器的正确握持方法。

3. 测量各径线时体位应正确，体表骨性标志判断准确。

4. 操作过程中注意观察孕妇的反应及面色，遇到宫缩时暂停操作，与孕妇交流，询问孕妇的感受。

5. 关心尊重体贴孕妇，上下检查床时协助孕妇，防止跌倒。

六、自我评价

1. 是否明确骨盆外测量前的准备工作。

2. 骨盆外测量的操作方法是否正确。

3. 骨盆外测量时体位（操作者、孕妇）是否正确。

4. 是否注意与孕妇的交流，态度是否和蔼。

5. 是否注意保暖，检查过程中是否尊重关爱孕妇。

6. 检查完毕后是否正确交代注意事项。

七、思考题

1. 骨盆外测量四径线一角度的正常值是多少？有什么临床意义？

2. 如何确定第 5 腰椎棘突下的位置？

骨盆外测量评分标准

班级：＿＿＿＿＿　学号：＿＿＿＿＿　姓名：＿＿＿＿　得分：＿＿＿＿

项目	考核内容			分值（100分）	得分	备注
职业素养（5分）	着装规范,仪表端庄			2		
	报告班级、姓名、操作项目			1		
	语言清晰,态度和蔼			2		
操作步骤（80分）	评估（5分）	孕妇孕产史,孕周,本次妊娠情况,有无异常情况出现		3		
		胎动情况、既往妊娠胎儿或新生儿情况		1		
		环境是否符合操作要求		1		
	准备（5分）	助产士准备:着装规范,修剪指甲,洗手,温暖双手		1		
		环境准备:安静,调节室内温度		1		
		用物准备:备齐用物,放置有序		2		
		孕妇准备:排空膀胱		1		
	实施（65分）	核对解释（4分）	核对围产保健手册编号、姓名、年龄,核实末次月经时间	2		
			解释操作目的、过程	2		
		骨盆外测量（55分）	髂棘间径	体位 2		
				方法 4		
				判断 4		
			髂嵴间径	体位 2		
				方法 4		
				判断 4		
			骶耻外径	体位 2		
				方法 4		
				判断 4		
			坐骨结节间径	体位 2		
				方法 4		
				判断 4		
			出口后矢状径	体位 1		
				方法 2		
				判断 2		
			耻骨弓角度	体位 2		
				方法 4		
				判断 4		
		操作后处理（6分）	协助孕妇坐起,整理衣物	2		
			整理用物及检查床,清洁双手	1		
			记录检查结果	1		
			向孕妇说明检查情况,交代注意事项	2		
	评价（5分）	询问孕妇感觉		2		
		征求孕妇意见		3		

续表

项目	考核内容	分值 （100分）	得分	备注
操作质量 （7分）	操作流程正确	2		
	操作熟练	2		
	15分钟内完成操作	3		
人文关怀 （8分）	态度和蔼，语气温和	2		
	尊重孕妇，重视与孕妇的沟通	3		
	注意保暖，避免过度暴露，保护孕妇隐私	3		

（谢梅芳）

实训四　测量宫高与腹围

┌─ **┃实训目标┃** ───┐

　1.掌握与孕妇沟通的技巧。

　2.掌握宫底高度和腹围测量的方法及临床意义,能准确叙述各孕周宫底高度。

　3.学会推算预产期,判断子宫大小是否与孕周相符,并初步估算胎儿的体重。

└───┘

案例情景

陈女士,28岁,G_1P_0,孕36^{+6}周,今日来产科门诊做孕期检查,请为该孕妇测量腹围及宫高,并判断子宫大小是否与孕周相符。

一、目的

1.通过测量宫高与腹围,评估子宫大小与孕周是否相符,估计胎儿大小和羊水量。

2.了解胎儿在宫内的生长发育情况和健康状况,及时发现胎儿宫内发育迟缓、巨大儿或羊水过多等妊娠异常,使其有可能通过及时治疗得到纠正。

二、评估

1.孕妇的月经史与孕产史,本次妊娠体重增长情况;孕期有无腹痛、阴道流血或流水等异常情况;有无外伤史,有无妊娠合并症与并发症;是否为高危妊娠。

2.孕妇腹部外形及腹壁张力,膀胱充盈度。

3.孕妇的心理状况与合作程度。

三、准备

1.助产士准备　着装规范,修剪指甲,清洁双手,寒冷季节应注意温暖双手。

2.孕妇准备　排空膀胱。孕妇扮演者穿上孕妇体验装置装扮孕妇。

3.环境准备　安静,调节室内温度(22～24 ℃),注意保暖,屏风遮挡。

4.物品准备　推车、软皮尺、检查床、孕妇模型或孕妇体验装置、屏风、孕妇保健手册或产前检查记录表、孕期保健宣教资料、洗手液。

四、步骤

1.操作准备　衣帽整洁,洗手,备齐用物,携至孕妇床旁。拉上床帘或屏风遮挡,注意保暖。检查者站在孕妇右侧。

2.核对解释　核对围产保健手册编号、姓名、年龄,核实末次月经时间。解释检查目的和过程,以及如何配合。

3.安置体位　孕妇仰卧于检查床上,双腿略屈外展。检查者帮助孕妇将上衣拉至乳房下方,裤子向下拉至耻骨联合,充分暴露腹部。

4.测量宫高　检查者先确切触及子宫底部,然后嘱孕妇双腿伸直,右手持软尺零端置于耻骨联合上缘中点,左手将软尺经脐沿腹部弧度向上拉开,软尺紧贴腹部到达宫底部测得弧形长度,即为子宫底高度(图1-2-4-1)。

5.测量腹围　用软尺测量经脐绕腹部一周的径线,即为腹围(图1-2-4-2)。

6.估计胎儿大小是否与孕周相符(表1-2-4-1、图1-2-4-3)。

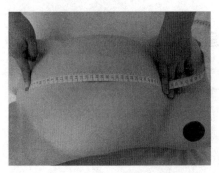
图 1-2-4-1　宫底高度的测量

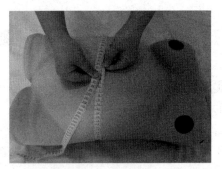
图 1-2-4-2　腹围的测量

表 1-2-4-1　不同妊娠周数的宫底高度及子宫长度

妊娠周数	手测宫底高度	尺测耻子宫长度/cm
12 周末	耻骨联合上 2～3 横指	
16 周末	脐耻之间	
20 周末	脐下 1 横指	18(15.3～21.4)
24 周末	脐上 1 横指	24(22.0～25.1)
28 周末	脐上 3 横指	26(22.4～29.0)
32 周末	脐与剑突之间	29(25.3～32.0)
36 周末	剑突下 2 横指	32(29.8～34.5)
40 周末	脐与剑突之间或略高	33(30.0～35.3)

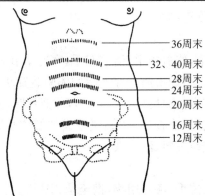
图 1-2-4-3　妊娠周数与子宫底高度

7.操作后处理

(1)协助孕妇左侧卧位再坐起,整理衣裤,穿鞋。

(2)整理用物及检查床,洗手,记录检查结果。

(3)向孕妇说明检查情况,预约下次产检的时间,并交代孕期注意事项。

五、注意事项

1.使用软尺测量宫高和腹围时,皮尺应紧贴腹部,松紧要适宜。

2.测量数据要准确,以厘米为单位。

3.检查时动作轻柔,注意子宫敏感度,如有宫缩应暂停检查。

4.操作中注意观察孕妇的反应及面色,与孕妇交流,询问孕妇的感受。

5.注意观察腹形外观。如腹部过大、宫底高度大于应有的妊娠月份,应考虑双胎妊娠、巨大儿、羊水过多的可能;腹部过小,宫底过低者,应考虑胎儿宫内发育迟缓或孕周推算错误;腹部两侧向外膨出且宫底位置较低者,子宫横轴直径较纵轴长,多为肩先露;尖腹或悬垂腹,伴有骨盆狭窄的可能。

六、可能引起的并发症及处理

1. 仰卧位低血压　孕妇若较长时间取仰卧位时,由于增大的妊娠子宫压迫下腔静脉,使回心血量及心排血量突然减少,出现低血压,立即指导孕妇左侧卧位,血压即恢复正常。

2. 跌倒　上下检查床时,孕妇行动不便造成。立即报告医生,评估孕妇意识、受伤部位与伤情、疼痛主诉、全身状况、胎儿情况等;协助医生完成相关检查,密切观察病情变化。

七、自我评价

1. 操作是否正确、规范,数据是否准确。

2. 是否注意尊重关爱孕妇,动作是否轻柔,是否注意保暖及保护隐私。

3. 能否与孕妇进行有效沟通,能否体现人文关怀。

八、思考题

1. 测量宫高、腹围的临床意义是什么?

2. 测量宫高、腹围的注意事项有哪些?

3. 如何推算预产期?

4. 如何判断子宫大小与孕周相符? 如何估算胎儿的体重? 请举例说明。

测量宫高与腹围评分标准

班级：_____   学号：_____   姓名：_____   得分：_____

项目		考核内容	分值 (100分)	得分	备注
职业素养 (5分)		着装规范,仪表端庄	2		
		报告班级、姓名、操作项目	1		
		语言清晰,态度和蔼	2		
操作步骤 (80分)	评估 (5分)	孕妇的月经史与孕产史,是否为高危妊娠	3		
		孕妇腹部外形及腹壁张力,膀胱充盈度	1		
		孕妇的心理状况与合作程度	1		
	准备 (8分)	助产士准备:衣帽整洁,洗手,温暖双手	2		
		环境准备:安静,调节室内温度,注意屏风遮挡	2		
		用物准备:备齐用物,放置有序	2		
		孕妇准备:排空膀胱	2		
	实施 (60分)	核对解释 (5分) 核对围产保健手册编号、姓名、年龄,核实末次月经时间	2		
		解释操作目的、过程以及如何配合	3		
		安置体位 (6分) 仰卧于检查床上	2		
		双腿略屈外展	2		
		腹肌放松,适当暴露腹部	2		
		测量宫高 (19分) 方法	15		
		数值	4		
		测量腹围 (12分) 方法	8		
		数值	4		
		初步判断 (8分) 估计胎儿大小是否与孕周相符	8		
		操作后处理 (10分) 协助孕妇坐起,整理衣物	3		
		整理用物及检查床,洗手	2		
		记录检查结果	2		
		向孕妇说明检查情况,交代注意事项	3		
	评价 (7分)	询问孕妇感觉	3		
		征求孕妇意见	4		
操作质量 (7分)		操作流程正确	2		
		操作熟练	2		
		15分钟内完成操作	3		
人文关怀 (8分)		态度和蔼,语气温和	2		
		尊重孕妇,重视与孕妇的沟通	3		
		注意保暖,避免过度暴露,保护孕妇隐私	3		

（陈　冰）

实训五　腹部四步触诊与胎心听诊

┃实训目标┃

1. 掌握腹部四步触诊的目的及方法。
2. 学会判断胎产式、胎先露、胎方位。
3. 学会判断胎先露是否衔接。

案例情景

黄女士,28 岁,G_1P_0,孕 38^{+3} 周,今来产科门诊做孕期检查,诉有下腹坠胀感。请判断黄女士胎位是什么? 是否入盆?

一、目的

1. 通过四步触诊法判断胎产式、胎先露、胎方位、胎先露是否衔接。
2. 通过四步触诊及宫高与腹围测量,判断子宫大小是否与孕周相符,并估计胎儿的大小和羊水量的多少。
3. 通过胎心听诊初步判断胎儿宫内安危。

二、评估

1. 孕妇　孕产史,孕妇的末次月经,是否高危妊娠及心理状况;孕妇发育情况及既往史。
2. 胎儿　了解胎动情况,是否高危儿。

三、准备

1. 助产士准备　着装规范,修剪指甲,清洁双手,寒冷季节应注意温暖双手。
2. 孕妇准备　排空膀胱。
3. 环境准备　安静,调节室内温度(22~24 ℃),注意保暖,屏风遮挡。
4. 物品准备　软皮尺、木质胎心筒或简易多普勒胎心仪(用胎心仪需同时备有医用超声耦合剂、75％酒精棉球、卫生纸)、计时表、检查床、孕妇腹部触诊模型、屏风、孕妇保健手册(或产前检查记录表)、孕期保健宣教资料、洗手液。

四、步骤

1. 操作准备　衣帽整洁,洗手,备齐用物,携至孕妇床旁。屏风遮挡,注意保暖。检查者站在孕妇右侧。
2. 核对解释　核对围产保健手册编号、姓名、年龄,核实末次月经时间。解释检查目的和过程,以及如何配合。
3. 安置体位　孕妇仰卧于检查床上,嘱孕妇双腿略屈外展,腹肌放松,适当暴露腹部。
4. 腹部视诊　注意腹部外形及大小、腹部有无妊娠纹、手术瘢痕及水肿等。
5. 测量宫高、腹围(详见本节"实训四　测量宫高与腹围")。
6. 四步触诊(图 1-2-5-1)

(1) 第一步:检查者面向孕妇头端(前三步相同)。检查者双手置于宫底部,了解子宫外形,然后在宫底稍下方,以双手指腹相对轻推,判断占据宫底部的胎儿部分。若为胎头,触之硬而圆,且有浮球感;若为胎臀则软而宽,形状略不规则。

(2) 第二步:检查者双手分别置于孕妇腹部两侧,一手固定,另一手轻轻深按检查,两手交替,仔细分辨占据子宫两侧的胎儿部分。平坦饱满者为胎背,可变形的高低不平部分为胎儿四肢,有时可感到胎儿肢体活动,更易判断。

(3)第三步:检查者右手拇指与其余四指分开,置于耻骨联合上方握住胎儿先露部,根据第一步描述的特点,查清先露部是胎头还是胎臀。左右推动先露部以确定是否已经衔接。若先露部活动好,表示尚未入盆;若先露部不能被推动,表示已衔接。

(4)第四步:检查者面向孕妇足端,双手分别置于胎先露部的两侧,向骨盆入口方向向下轻轻深按,再次核对胎先露部的判断是否正确,并确定胎先露部入盆的程度。

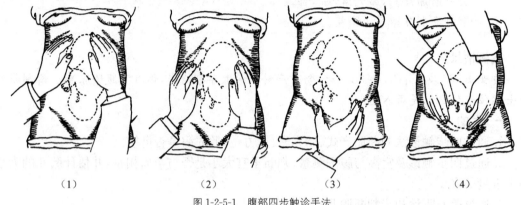

（1）　　　　　　（2）　　　　　　（3）　　　　　　（4）

图 1-2-5-1　腹部四步触诊手法

7.胎心音听诊

(1)嘱孕妇平卧,双腿伸直。

(2)根据四步触诊结果判断胎方位,确定胎心音听诊部位(胎背处)(图 1-2-5-2)。

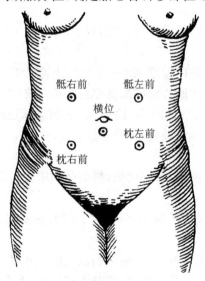

图 1-2-5-2　胎心音听诊位置

(3)持木质胎心筒放在孕妇腹壁胎心音最清楚的部位,看着挂表或手表数 1 分钟胎心的次数。

(4)简易多普勒胎心仪用法:连接电源,打开开关,胎心探头涂上耦合剂后放在孕妇腹壁胎心音最清楚的部位,待胎心音的数值相对稳定后读取数值。关闭胎心仪的开关,用卫生纸擦净孕妇腹部上的耦合剂,用 75%酒精棉球擦拭胎心探头进行消毒。

(5)判断胎心是否正常,正常值为 110～160 次/分。

8. 操作后处理

（1）协助孕妇左侧卧位后坐起，整理衣裤，穿鞋。

（2）整理用物及检查床，清洗双手。

（3）记录检查结果。

（4）向孕妇说明检查情况，交代孕期注意事项。

五、注意事项

1. 用物准备要齐全，环境要安静。触诊前应视诊孕妇的腹形及大小，腹部有无妊娠纹、手术瘢痕及水肿。每步手法触诊时间不宜过长，避免刺激宫缩及引起仰卧位低血压。注意保护隐私，冬季注意保暖。

2. 操作中注意观察孕妇的反应及面色，与孕妇交流，询问孕妇的感受。

3. 检查时动作轻柔，注意子宫敏感度，如有宫缩应暂停检查。

六、自我评价

1. 是否明确腹部四步触诊前的准备工作。

2. 四步触诊的操作流程是否正确。

3. 四步触诊的顺序与方法、体位（操作者、孕妇）是否正确。

4. 是否注意与孕妇的交流，态度是否和蔼。

5. 是否注意保暖，检查过程中是否注意尊重关爱孕妇。

七、思考题

1. 腹部四步触诊的目的是什么？

2. 初产妇胎先露常在什么时间衔接？

腹部四步触诊与胎心听诊评分标准

班级：_____　　学号：_____　　姓名：_____　　得分：_____

项目	考核内容			分值（100分）	得分	备注
职业素养（5分）	着装规范，仪表端庄			2		
	报告班级、姓名、操作项目			1		
	语言清晰，态度和蔼			2		
操作步骤（80分）	评估（5分）	孕妇孕产史、孕周、本次妊娠症状、心理状况、既往史		3		
		胎动情况，既往妊娠胎儿或新生儿情况		1		
		环境是否符合操作要求		1		
	准备（5分）	助产士准备：衣帽整洁，洗手，温暖双手		1		
		环境准备：安静，调节室内温度，屏风遮挡		1		
		用物准备：备齐用物，放置有序		1		
		孕妇准备：排空膀胱		2		
	实施（65分）	核对解释（4分）	核对围产保健手册编号、姓名、年龄，核实末次月经时间，解释操作目的、过程	4		
		安置体位（6分）	孕妇仰卧于检查床上	2		
			双腿略屈外展	2		
			腹肌放松，适当暴露腹部	2		
		腹部视诊（2分）	注意腹部外形及大小、腹部有无妊娠纹、手术瘢痕及水肿等	2		
		测量宫高、腹围		3		
		四步触诊（36分）	四步触诊第一步　方法	6		
			判断	3		
			四步触诊第二步　方法	6		
			判断	3		
			四步触诊第三步　方法	6		
			判断	3		
			四步触诊第四步　方法	6		
			判断	3		
		胎心音听诊（9分）	嘱孕妇平卧，双腿伸直	1		
			根据四步触诊结果判断胎方位，确定胎心音听诊部位（胎背处）	2		
			持木质胎心筒放在孕妇腹壁胎心音最清楚的部位，看着挂表或手表数1分钟胎心的次数	2		
			简易多普勒胎心仪用法	2		
			判断胎心是否正常，正常值为110～160次/分	2		
		操作后处理（5分）	协助孕妇坐起，整理衣物	1		
			整理用物及检查床，清洗双手	1		
			记录检查结果	1		
			向孕妇说明检查情况，交代注意事项	2		
	评价（5分）	询问孕妇感觉		2		
		征求孕妇意见		3		

续表

项目	考核内容	分值 （100分）	得分	备注
操作质量 （7分）	操作流程正确	2		
	操作熟练	2		
	15分钟内完成操作	3		
人文关怀 （8分）	态度和蔼，语气温和	2		
	尊重孕妇，重视与孕妇的沟通	3		
	注意保暖，避免过度暴露，保护孕妇隐私	3		

（陈　冰）

实训六　胎儿电子监护仪的使用

┃实训目标┃

1. 掌握胎儿电子监护仪的使用步骤。
2. 学会初步判断胎儿电子监护仪的监测结果。

案例情景

陈女士,31岁,平素月经规则,末次月经2020年3月24日,预产期2020年12月31日,G_2P_1,因"停经38^{+2}周,不规则宫缩3小时",入院待产。入院查体:体温36.8 ℃,脉搏86次/分,呼吸19次/分,血压120/78 mmHg。神志清楚,双下肢无水肿。产科情况:腹围102 cm,宫高39 cm,胎位LOA,先露头,稍定,无宫缩,胎心率140次/分,预计胎儿体重4100 g,宫口开0 cm,胎膜未破,无阴道流水及出血,自觉胎动正常。骨盆外测量为24.5 cm—26 cm—19 cm—8.5 cm。请助产士遵医嘱予以行胎心监护20分钟,打印数据评估胎儿及宫缩情况。

一、目的

1. 连续观察胎心的变异及其与宫缩、胎动的关系,以便及早发现胎儿缺氧。
2. 预测胎儿在宫内的储备能力。
3. 了解宫缩变化。

二、评估

1. 孕妇的孕周、胎位、胎动和宫缩情况及是否为高危妊娠。
2. 孕妇腹部皮肤情况。
3. 孕妇心理反应及合作程度。

三、准备

1. 助产士准备　洗手,寒冷季节应事先预热双手;着装整齐,站立于孕妇右侧。
2. 孕妇准备　排空膀胱。孕妇了解检查的目的及如何配合操作。
3. 环境准备　安静,调节室内温度(22～24 ℃),注意保暖,屏风遮挡。
4. 物品准备　检查床、孕妇模型、胎儿电子监护仪、医用超声耦合剂、75％酒精棉球、卫生纸等。

四、步骤

1. 操作准备　穿戴整齐,洗手,备齐用物,检查胎儿电子监护仪的性能是否完好。屏风遮挡,注意保暖。检查者站在孕妇右侧。
2. 核对解释　核对围产保健手册编号、姓名、年龄和末次月经时间。解释检查的目的和过程,嘱孕妇随身带的手机关机。
3. 安置体位　协助孕妇取舒适的体位(仰卧位、半卧位、低半卧位或侧卧位、坐位),充分袒露腹部,腹肌放松。
4. 腹部触诊　按照四步触诊法确定宫底及明确胎位,判断胎背位置,进而找到胎心最强处。
5. 胎儿电子监护仪的使用步骤

(1) 将胎儿电子监护仪接上电源。

(2) 打开监护仪开关,核对时间。

（3）分别将两条腹带穿过孕妇腰背部。

（4）胎心探头涂耦合剂，放置于胎心最强处，用一条腹带固定。

（5）宫缩探头放置于宫底处宫缩最明显部位（约宫底下 3 横指处），用另一条腹带固定。在无宫缩时将宫缩压力调整到基线起始状态。注意孕妇腹部保暖。

（6）指导孕妇正确使用胎动打标器，嘱孕妇自觉有胎动时手按胎动打标器，每胎动 1 次，按按钮 1 次，连续胎动为 1 次。

（7）打印走纸。

（8）观察胎心、宫缩与胎动的变化。

（9）停纸、停机，断开电源。

（10）解开两条腹带，用卫生纸擦净腹部上的耦合剂。

6.操作后处理

（1）协助孕妇左侧卧位后再坐起，整理衣物，穿鞋。

（2）用 75％酒精棉球擦拭胎心探头进行消毒。

（3）整理用物及检查床，洗手，记录检查结果。

（4）向孕妇说明检查情况，交代注意事项。

请扫码观看教学视频：

胎心监护操作流程

五、常见胎心监护图的识别

胎儿电子监护的优点是不受宫缩影响，能连续观察并记录胎心率（FHR）的动态变化，同时有子宫收缩描记、胎动记录，故能反映三者间的关系，以评估胎儿宫内安危情况。

胎心率的监测：正常变异的胎心率基线主要由交感神经和副交感神经共同调节。用胎儿监护仪记录的胎心率有两种基本变化：胎心率基线及胎心率一过性变化。

（1）胎心率基线：指在无胎动、无宫缩影响时，持续 10 分钟以上的胎心率平均值。从每分钟心搏次数及 FHR 变异两方面估计胎心率基线。

正常 FHR 基线维持在 110～160 次/分。FHR＞160 次/分或＜110 次/分，历时 10 分钟以上称为胎儿心动过速或胎儿心动过缓。

基线变异是指 FHR 有小的周期性波动。基线摆动包括胎心率的摆动振幅和摆动频率。摆动振幅指胎心率上下波动的范围，振幅波动范围正常为 10～25 bpm；摆动频率指计算 1 分钟内胎心率波动的次数，正常为 6～25 次/分。基线波动活跃频率增高，基线平直则频率降低或消失，基线摆动表示胎儿有一定的储备能力，是胎儿健康的表现。FHR 基线变平即变异消失或静止型，提示胎儿储备能力的丧失（图 1-2-6-1）。

（2）胎心率一过性变化：受胎动、宫缩、触诊及声响等刺激，胎心率发生暂时性加快或减慢，持续 10 余秒或数十秒后又恢复到基线水平，称为胎心率一过性变化。这是判断胎儿宫内安危的重要指标。

1）加速：是指子宫收缩后 FHR 基线暂时增加 15 bpm 以上，持续时间＞15 秒，但不超过 2 分钟，提示胎儿氧供正常，是胎儿良好的表现。加速原因是胎儿躯干局部或脐静脉暂时受压。散发的、短暂的胎心率加速是无害的，但若脐静脉持续受压，则进一步发展为减速。

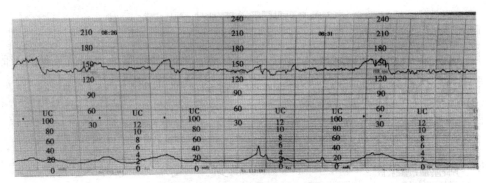

图 1-2-6-1　胎心率基线与基线摆动

2）减速：是指随宫缩出现的短暂性胎心率减慢。各种类型减速的原因和病理生理机制不同，必须准确记录宫缩以便区别。依据胎心率减慢出现、持续的时间和形状分三种类型：

① 早期减速（ED）：特点是胎心率减速发生几乎与子宫收缩同时开始，宫缩达到峰值时胎心率达到最低点，宫缩停止后即恢复到基线。下降幅度<50 bpm，时间短，恢复快（图 1-2-6-2）。早期减速是宫缩时胎头受压，脑血流量一时性减少（一般无伤害性）的表现，常出现于活跃期。但早期减速并不常见，一旦出现应引起注意，可以尝试改变母亲的体位缓解胎头受压，并密切监护。

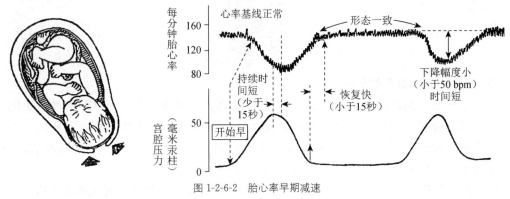

图 1-2-6-2　胎心率早期减速

② 变异减速（VD）：特点是胎心率减速与宫缩无特定关系，下降迅速且下降幅度大（>70 bpm），持续时间长短不一，但恢复迅速（图 1-2-6-3）。一般认为是宫缩时脐带受压兴奋迷走神经引起。变异减速对胎儿的影响取决于脐带受压的程度和时间，减速时间越长，振幅变化越大，对胎儿造成危害就越大。

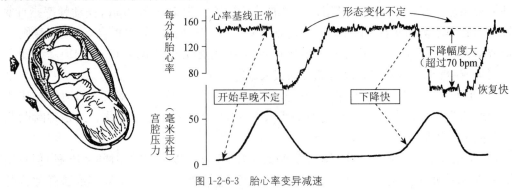

图 1-2-6-3　胎心率变异减速

③ 晚期减速(LD):特点是胎心率减速多在宫缩高峰后开始出现,即胎心率减速滞后于宫缩高峰期,下降缓慢,下降幅度<50 bpm,持续时间长,恢复缓慢(图 1-2-6-4)。常伴胎心率基线变异性减少或消失。一般认为是胎盘功能不良、胎儿缺氧的表现,应紧急处理。

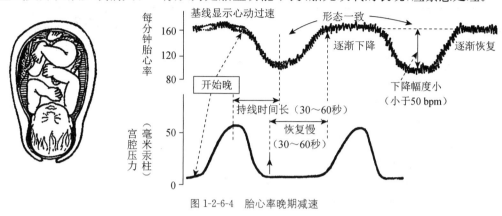

图 1-2-6-4 胎心率晚期减速

六、注意事项

1.用物准备要齐全。监测前检查监护仪运行是否正常,时间是否准确。保持适当室温及环境安静。

2.做好解释工作,取得孕妇的配合。

3.操作中注意观察孕妇的反应,与孕妇交流,了解孕妇的感受。

4.固定带松紧适度,注意探头是否有滑脱现象,及时调整部位。

5.胎心有异常情况需给予吸氧、左侧卧位,并通知医师。

七、自我评价

1.操作手法是否正确、熟练。

2.导线连接是否正确,胎心探头和宫缩探头放置部位是否正确。

3.是否注意与孕妇的交流,态度是否和蔼。

4.是否注意保暖,检查过程中是否注意尊重关爱孕妇。

八、思考题

1.胎儿电子监护仪监测的意义是什么?

2.正常胎心率是多少?

3.胎儿电子监护仪的使用注意事项是什么?

胎儿电子监护仪的使用评分标准

班级：_____　学号：_____　姓名：_____　得分：_____

项目	考核内容			分值(100分)	得分	备注
职业素养(5分)	着装规范，仪表端庄			2		
	报告班级、姓名、操作项目			1		
	语言清晰，态度和蔼			2		
操作步骤(80分)	评估(5分)	孕妇的孕周、胎位、胎动和宫缩情况及是否为高危妊娠		3		
		孕妇腹部皮肤情况		1		
		孕妇心理反应及合作程度		1		
	准备(5分)	助产士准备：衣帽整洁，洗手，温暖双手，站于孕妇右侧		2		
		环境准备：安静，调节室内温度，注意保暖，屏风遮挡		1		
		用物准备：备齐用物，放置有序		1		
		孕妇准备：排空膀胱		1		
	实施(65分)	核对解释(7分)	核对围产保健手册编号、姓名、年龄，核实末次月经时间	2		
			解释操作目的、过程	2		
			嘱孕妇随身带的手机关机	3		
		安置体位(6分)	仰卧于检查床上	3		
			腹肌放松，适当暴露腹部	3		
		腹部触诊(7分)	确定宫底	3		
			明确胎位，找到胎心最强处	4		
		操作过程(30分)	接上电源	3		
			开机	3		
			将两条腹带穿过孕妇腰背部	3		
			胎心探头涂耦合剂，放置于胎心最强处并固定	3		
			放置宫缩探头并固定	3		
			指导孕妇正确使用胎动打标器	3		
			打印走纸	3		
			观察胎心、宫缩与胎动的变化	3		
			停纸、停机，断开电源	3		
			解开两条腹带，用卫生纸擦净腹部上的耦合剂	3		
		操作后处理(15分)	协助孕妇坐起，整理衣物，穿鞋	3		
			用75%酒精棉球擦拭胎心探头进行消毒	3		
			整理用物及检查床，洗手	3		
			记录检查结果	3		
			向孕妇说明检查情况，交代注意事项	3		
	评价(5分)	询问孕妇感觉		2		
		征求孕妇意见		3		

续表

项目	考核内容	分值 （100分）	得分	备注
操作质量 （7分）	操作流程正确	2		
	操作熟练	2		
	20分钟内完成操作	3		
人文关怀 （8分）	态度和蔼,语气温和	2		
	尊重孕妇,重视与孕妇的沟通	3		
	注意保暖,注意孕妇的舒适与安全	3		

（陈　冰）

实训七　外转胎位术

┃实训目标┃

1. 熟悉外转胎位术的适应证、禁忌证及注意事项。
2. 学会外转胎位术的要领。

案例情景

杨女士,26 岁,已婚,G_2P_1,孕 36^{+4} 周,门诊常规产检。孕妇体重 68 kg,血压 116/76 mmHg,宫高 32 cm,腹围 92 cm,胎心音 148 次/分。彩超示:单活胎,臀位,双顶径 9.0 cm,无脐带缠绕,预估胎儿体重约 2700 g,羊水深度 48 mm,胎盘附着于子宫前壁,Ⅱ级 成熟。孕妇要求"自己生",请助产士对其评估并实施外转胎位术。

一、目的

使用科学的方法经孕妇腹壁,术者用手向前或向后旋转胎儿,将胎儿不利分娩的胎位 (臀位或横位)转成有利于分娩的胎位(头位)。

二、评估

1. 孕妇的一般状况、孕产史、本次妊娠情况、心理反应和配合程度。

2. 手术条件

(1) 必备条件:① 单胎正常儿,胎心良好;② 胎膜未破,羊水适量;③ 胎头先露部未入盆 或虽已入盆但能退出者;④ 无阴道分娩禁忌证;⑤ 具备紧急剖宫产条件。

(2) 绝对禁忌证:① 有骨盆狭窄等剖宫产指征;② 近 7 天内有产前阴道流血,可疑前置 胎盘或胎盘早剥;③ 异常胎心监护图形;④ 胎膜早破;⑤ 严重子宫畸形;⑥ 多胎妊娠(除外 第一个胎儿已娩出,第二个胎位异常需要外转胎位术时);⑦ B 超检查有脐带缠绕或前置 胎盘。

(3) 相对禁忌证:① 多普勒参数异常的小于胎龄儿;② 孕妇合并有心脏病、高血压、妊娠 期高血压疾病、肾病及糖尿病等,易发生胎盘早剥,故原则上不做外转胎位术;③ 羊水过少; ④ 严重胎儿畸形;⑤ 有剖宫产史或子宫有瘢痕者;⑥ 胎位易变者;⑦ 先兆早产或有早产史。

3. 手术最佳时间　妊娠 36～37 周。

(1) 32 周前羊水较多,虽转位容易成功,但此时自然转胎的机会多,因此,不需急于处 理;32～36 周仍有自然回转为头位的可能性。

(2) 37 周前外转胎位术虽有更高的成功率,但自然回转为臀位的风险也更高。

(3) 术中一旦出现并发症需要紧急剖宫产,37 周及之后的外转胎位术可以降低早产率, 围产儿预后更好。

因此,建议妊娠 36～37 周再实施外转胎位术。若孕周超过 37 周,经过充分评估亦可以 尝试外转胎位术。

(4) 在临近预产期,子宫敏感度增加,先露已入盆,转位不易成功。

4. 环境　是否整洁、安静;室内温湿度、光线是否适宜;是否具备紧急剖宫产的条件,是 否做好紧急剖宫产的充分准备。

三、准备

1. 助产士准备　着装规范,修剪指甲,洗手,戴口罩。

2. 孕妇准备　超声检查胎位、胎盘位置、臀位类型、羊水量以及有无脐带缠绕等情况；术前禁食 1～2 h；排空膀胱。

3. 环境准备

(1) 具备紧急剖宫产设施的产房或手术室，做好随时紧急剖宫产术准备。

(2) 环境整洁安静，室内温度、湿度、光线适宜。

4. 物品准备

宫缩抑制剂：术前孕妇使用，首选 β-肾上腺素受体激动剂，例如特布他林、利托君，硫酸舒喘灵 4.8 mg 或间羟舒喘灵 0.25 mg；剖宫产术相关用物准备（紧急使用）；超声仪；胎心监护仪；腹带或长布单 1 条、小毛巾 2 条。

四、步骤

1. 操作准备　助产士备齐用物，携至床旁。

2. 核对解释　核对围产保健手册编号、姓名、年龄，核实末次月经时间。向孕妇及其家属讲解外转胎位术的目的和方法，及可能出现的并发症，并取得孕妇同意，孕妇及其家属签署外转胎位术知情同意书。

3. 安置体位　协助孕妇排空膀胱后安置于产床或手术台上，取仰卧位，略向左或向右倾斜，双下肢屈曲略外展，暴露腹壁。

4. 术前检查

(1) 有条件可行床边超声检查再次确认胎位和胎盘位置，及胎儿脊柱方向和脐带缠绕情况，动态监测胎儿，密切监测胎心，确定胎心情况良好。

(2) 采用四步触诊法复查宫底高度、胎头位置、臀位类型、先露高低以及是否入盆。

5. 术前给予宫缩抑制剂　宫缩抑制剂首选 β-肾上腺素受体激动剂，例如特布他林、利托君；亦可术前 0.5～1 h 口服硫酸舒喘灵 4.8 mg，使子宫肌肉及腹壁肌肉松弛。

6. 建立静脉通道，做好紧急剖宫产准备。

7. 松动胎先露　如胎臀已入盆，可先协助孕妇取头低臀高位 20～30 分钟，亦可术者面向孕妇足部，用两手插入盆腔入口置于先露部下方，再将先露部轻轻向上提拉，使之松动并移至骨盆入口之上（图 1-2-7-1）；如先露部位置较低，上述方法无效时，让助手协助，助手洗手后戴无菌手套，一手食、中两指伸入阴道，沿阴道前穹隆或后穹隆将先露部轻轻向上托起，尽量协助胎臀上移至骨盆入口之上。

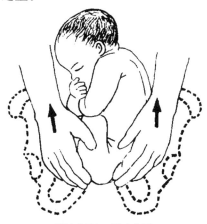

图 1-2-7-1　松动先露

8. 转胎　术者立于易顺势转胎位的一侧（右侧），在孕妇腹部涂抹润滑凝胶后开始操作。两手分别握持胎头及抬臀，一手通过腹壁施压将胎头保持俯屈姿势沿胎儿腹侧方向轻轻推动并向骨盆入口处转移；另一手握持胎臀向反方向（向上）推动，两手相互配合，使得胎儿整体向前倒转（图 1-2-7-2）。操作时动作尽量轻柔、连续。转动一下后，稍停片刻，以一手固定，保持已转动的胎位，观察胎心音变化（超声和胎心监护仪间断、密切监测胎心和胎位），注意孕妇反应及耐受程度，如正常继续转胎，直到手术成功。胎头越过子宫横径慢慢到达骨盆入口处。宫缩时暂停倒转。倒转术中遇到胎心异常或者孕妇明显不适，应立即停止操作，必要时复原胎儿原来的位置或住院观察处理，如果向前倒转失败，亦可根据胎儿和孕妇的情况尝试向后倒转，切忌强行操作以免发生意外，最好在 10 分钟内完成操作。

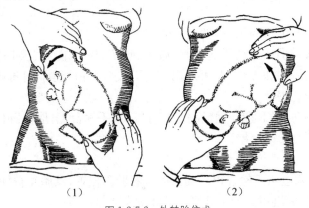

（1）　　　　　　　　　　　　　　　（2）

图 1-2-7-2　外转胎位术

9. 操作后处理

（1）术后无论操作是否成功，均需对胎儿再次评估，连续胎心监护 40～60 分钟，并观察孕妇至少半小时（有无阴道流血、流水等异常情况，必要时给予辅助治疗）。紧急情况行剖宫产术。

（2）若无异常，用腹带包裹腹部相对固定胎位，或于胎头两侧塞入折叠的毛巾卷，用长布单包裹固定，包扎松紧适度。

（3）向孕妇交代术后注意事项，并进行健康教育：① 每天继续数胎动，若情况良好，之后每周复查 1 次，直到胎头入盆衔接取下腹带。② 如遇阴道流血、流水、腹痛或持续疼痛、胎动异常等情况随时到医院就诊。

（4）整理用物及清理污物，清洗双手。

（5）填写外转胎位术记录，详细记录术中情况。

五、注意事项

1. 术前给予全面评估，告知孕妇外转胎位术相关知识及应急措施，实施紧急剖宫产的可能性、外转胎位术成功后自然回转为臀位的可能性、手术前后注意事项等，让孕妇充分知情同意，尊重孕妇决定。

2. 手术需在具备紧急剖宫产设施的条件下进行，做好紧急手术准备。

3. 术中动作轻柔，加强监测，如有较强子宫收缩或腹痛、胎心异常，孕妇不适或不可耐受，应立即停止操作。若胎心音异常、胎动频繁，一般经 4～5 分钟后恢复正常。观察 30 分钟仍不能恢复者，应停止操作并转回原位，以免脐带缠绕受压及胎盘早剥。

4. 术后加强监测，至少观察 30 分钟，及时发现并处理外转胎位术的可能并发症，谨防严重不良结局。

5.对接受外转胎位的 Rh 阴性孕妇,不管成功与否,均建议注射 Rh 免疫球蛋白,除非已经明确胎儿血型为 Rh 阴性,已经致敏,或将于 72 小时内分娩并已经充分评估致敏风险。

6.横位转位较臀位容易;完全臀先露转位成功率高,不完全臀先露次之,单臀先露成功率低。

7.外转胎位术受孕产妇产次、羊水量、胎儿臀位类型以及胎盘位置等潜在风险因素影响,极少数会出现胎盘早剥、胎儿窘迫、母胎出血及早产等并发症。通过选择合适孕产妇,经过全面、充分评估母儿风险,做好充分剖宫产准备,保障紧急剖宫产随时可以实施的前提下进行外转胎位术,可以降低臀位阴道分娩的并发症以及剖宫产的相关风险。

六、自我评价

1.是否明确操作前的准备工作。

2.外转胎位术的操作流程是否正确。

3.是否注意与孕妇的交流,态度是否和蔼。

4.操作过程中是否注意尊重关爱孕妇,能否合理操作或与术者正确配合。

七、思考题

1.外转胎位术中应注意哪些问题?

2.如果术前未全面评估孕妇情况,有可能会发生哪些严重后果?

3.外转胎位术后的观察和随访有哪些?

外转胎位术评分标准

班级:＿＿＿＿＿　学号:＿＿＿＿＿　姓名:＿＿＿＿＿　得分:＿＿＿＿＿

项目			考核内容	分值 (100分)	得分	备注
职业素养 (5分)			着装规范,仪表端庄,举止大方	2		
			报告班级、姓名、操作项目	1		
			语言清晰,态度和蔼	2		
操作步骤 (80分)	评估 (10分)		孕妇的一般状况、孕产史、本次妊娠情况、心理反应和配合程度	1		
			手术条件:必备条件、绝对禁忌证、相对禁忌证	5		
			手术最佳时间:妊娠36~37周	2		
			环境:具备紧急剖宫产设施,符合操作要求	2		
	准备 (10分)		助产士准备:着装规范,修剪指甲,洗手,戴口罩	2		
			孕妇准备:超声检查胎位及胎盘位置,臀位类型,羊水量以及有无脐带缠绕等情况;排空膀胱	2		
			环境准备:具备紧急剖宫产设施的产房或手术室,做好随时紧急剖宫产术准备;整洁明亮,无菌,温度、湿度适宜	4		
			物品准备:用物备齐,放置有序,具有超声仪、胎心监护仪等设备;剖宫产术相关用物准备	2		
	实施 (55分)	操作准备 (2分)	助产士备齐用物,携至床旁	1		
			解释操作目的、过程	1		
		核对解释 (3分)	核对围产保健手册编号、姓名、年龄,核实末次月经时间	1		
			向孕妇及其家属讲解外转胎位术的目的和方法,可能出现的并发症,并取得孕妇同意,孕妇及其家属签署外转胎位术知情同意书	2		
		安置体位 (2分)	协助孕妇排空膀胱后安置于产床或手术台上,取仰卧位,略向左或向右倾斜,双下肢屈曲略外展,暴露腹壁	2		
		术前检查 (5分)	有条件可行床边超声检查再次确认胎位和胎盘位置,及胎儿脊柱方向和脐带缠绕情况,动态监测胎儿;密切监测胎心,确定胎心情况良好	3		
			用四步触诊法复查宫底高度、胎头位置、臀位类型、先露高低以及是否入盆	2		
		术前给予宫缩 抑制剂(2分)	术前0.5~1 h服硫酸舒喘灵4.8 mg	2		
		建立静脉通道,做好紧急剖宫产准备		1		
		松动胎先露 (15分)	如胎臀已入盆,可先协助孕妇取头低臀高位20~30分钟,亦可术者面向孕妇足部,用两手插入盆腔入口置于先露部下方,再将先露部轻轻向上提拉,使之松动并移至骨盆入口之上	6		
			如先露部位置较低,上述方法无效时,让助手协助,助手洗手后戴无菌手套,一手食、中两指伸入阴道,沿阴道前穹隆或后穹隆将先露部轻轻向上托起,尽量协助胎臀上移至骨盆入口之上	6		
			胎心监护,观察孕妇情况	3		

项目			考核内容	分值 (100分)	得分	备注
操作步骤 (80分)	实施 (55分)	转胎 (15分)	术者立于易顺势转胎位的一侧(右侧),在孕妇腹部涂抹润滑凝胶后开始操作	3		
			两手分别握持胎头及抬臀,一手通过腹壁施压将胎头保持俯屈姿势沿胎儿腹侧方向轻轻推动并向骨盆入口处转移;另一手握持胎臀向反方向(向上)推动,两手相互配合,使得胎儿整体向前倒转	5		
			操作时动作尽量轻柔、连续。转动一下后,稍停片刻,以一手固定,保持已转动的胎位,观察胎心音变化(超声和胎心监护仪间断、密切监测胎心和胎位),注意孕妇反应及耐受程度,正常情况下再转胎,直到手术成功	5		
			最好在10分钟内完成操作	2		
		操作后处理 (10分)	术后不管手术是否成功,都需对胎儿再次评估,连续胎心监护40~60分钟,并观察孕妇至少半小时(有无阴道流血、流水等异常情况,必要时给予辅助治疗。紧急情况行剖宫产术)	2		
			若无异常,用腹带包裹腹部相对固定胎位,或于胎头两侧塞入折叠的毛巾卷,用长布单包裹固定,包扎松紧适度,持续观察1 h	2		
			向孕妇交代术后注意事项,并进行健康教育,若情况良好,之后每周复查1次,异常情况随时就诊	2		
			整理用物及清理污物,整理产床,清洗双手	2		
			填写外转胎位术记录,详细记录术中情况	2		
	评价 (5分)		注意与孕妇的交流,态度和蔼	2		
			操作过程中注意尊重关爱孕妇	3		
操作质量 (7分)			操作流程正确	2		
			操作手法正确	2		
			15分钟内完成操作	3		
人文关怀 (8分)			态度和蔼、语气温和	2		
			尊重孕妇,重视与孕妇的沟通	3		
			操作中关爱孕妇,尽量减轻孕妇的痛苦	3		

(金丹丹)

实训八   孕期常用实验检查项目的标本采集和评估

Ⅰ 实训目标 Ⅰ

1.掌握孕期常用的实验室检验项目血标本与尿标本的采集送检。

2.学会孕期常用的实验室检验项目的检验结果评估。

案例情景

张女士,34 岁,已婚,G_2P_1,停经 32 周,末次月经 2020 年 12 月 26 日,预产期 2021 年 10 月 3 日。平素月经规律,孕 20 周时自觉胎动,孕期建档,定期产检。6 月 6 日 B 超示羊水指数 26.5 cm,行胎儿无创 DNA 检查未见异常。7 月 20 日 OGTT 5.10 mmol/L、11.12 mmol/L、7.55 mmol/L。目前孕妇无不适症状。请问该孕妇目前的临床诊断是什么? 正常孕妇血糖范围是多少? 在护理上应该注意哪些问题?

一、目的

1.与孕妇有效地沟通,缓解孕妇紧张情绪,减轻标本采集过程中的不适感。

2.采集标本正确,符合检验要求。

3.标本送检及时。

4.评估实验室检验项目的检验结果,制定下一步的产检计划。

二、评估

1.孕妇的一般状况、孕产史;孕妇的末次月经时间;本次妊娠体重增长情况;孕期有无腹痛、阴道流血或流水等异常情况;有无外伤史,有无妊娠合并症与并发症。

2.环境是否整洁、安静,室内温度、光线是否适宜。

三、准备

1.助产士准备   着装规范,修剪指甲,洗手,戴口罩。

2.孕妇准备   孕妇基本了解实验室检查的内容和过程,并了解如何配合操作。

3.环境准备   整洁安静,室内温度、光线适宜。

4.物品准备   孕妇体验装置、病历夹、围产保健手册、笔,常规消毒物品 1 套、止血带,按医嘱选择不同的采血管、采血针或注射器,手套,尿标本容器、标签或条形码、纸巾等。

四、步骤

1.操作准备   着装规范,洗手,戴口罩。孕妇扮演者穿上孕妇体验装置装扮孕妇。

2.核对解释   核对围产保健手册编号、姓名、年龄、末次月经时间,向孕妇详细讲解实验室检查的项目、标本采集过程及注意事项,取得孕妇的配合。

3.孕妇体位   取舒适方便操作的体位,多采取坐位。

4.血标本的采集

(1)核对化验单,确认采血项目,核对采血管确保选用正确,确保条形码信息和孕妇身份信息相符。

(2)评估孕妇病情、进食情况、有否正在进行的静脉药物治疗;了解有否与采血项目不符的生活习惯和用药情况。评估肢体活动与静脉情况;评估将要穿刺部位的皮肤情况:有无水肿、结节、瘢痕、伤口等;评估孕妇沟通与合作能力。

(3)告知孕妇采血步骤和配合事项,减轻其焦虑情绪。

（4）环境要私密性好、宽敞、整洁、采光好。

（5）护士戴手套，选择孕妇手前臂的合适血管（一般多选择肘正中静脉）。

（6）选择适当采血方法和适当型号的采血针头。

（7）在选择好的静脉穿刺点上方约 6 cm 处系止血带，常规消毒穿刺点皮肤，范围直径不少于 5 cm，嘱孕妇握拳。

（8）采血：① 拔除采血穿刺针护套，一手固定血管，另一手拇指和食指持穿刺针，按静脉穿刺法穿刺血管；② 见回血，固定针柄，将胶塞穿刺针直接刺入真空采血管胶塞盖的中央，血液被自动吸入采血管内；③ 如需采多管血样，将刺塞针反折拔出后再刺入另一采血管。含抗凝剂的采血管要立即上下摇匀 8 次。

（9）当采集到最后一管血液时，孕妇松拳，同时松止血带，拔出针头，用干棉签按压穿刺点 1～2 分钟止血。

（10）协助孕妇整理衣物，按医疗废物处理办法分类处置用物，脱手套，洗手。

（11）再次查对医嘱、孕妇身份、标本及条形码，送检，记录。

5. 血标本采集的注意事项

（1）采集血标本应严格执行查对制度和无菌操作原则。

（2）采血部位皮肤必须干燥，止血带不可扎得过紧，压迫时间不宜过长，以不超过 40 秒为宜。

（3）严禁在输液或输血的肢体或针头、输液或输血穿刺点上方及皮管内采集血标本，应在对侧肢体采血。如双侧上肢均输液的孕妇，可以于下肢静脉采血，或者在滴注位置的上游采血。

（4）如同时抽取不同种类的血标本，应先将血液注入血培养瓶，然后注入抗凝管，最后注入干燥试管。

（5）凝血功能障碍孕妇拔针后按压时间延长至 10 分钟。

6. 血标本检验报告的评估

（1）血标本检查正常值

成年女性：白细胞数（3.5～9.5）×10⁹/L，红细胞数（3.8～5.1）×10¹²/L，血红蛋白 115～150 g/L，血细胞比容 0.35～0.45，血小板（125～350）×10⁹/L。

孕妇：白细胞数（6～20）×10⁹/L，血红蛋白 100～130 g/L，血细胞比容 0.31～0.34。白细胞总数从妊娠 7～8 周开始轻度升高，至妊娠 30 周达到高峰，常为（5～12）×10⁹/L，有时可达 15×10⁹/L，主要为中性粒细胞增多，而淋巴细胞增加不明显，单核细胞和嗜酸性粒细胞几乎没有改变。

由于妊娠中、后期的孕妇血浆容量增加使血液稀释，红细胞计数、血红蛋白浓度和血细胞比容较非孕时轻度下降，此为生理性减少。通过血常规测定可了解孕妇有无贫血。如果血小板低于 100×10⁹/L，需进一步做凝血功能及相关检查，以明确血小板降低的原因。

（2）常规的 ABO 血型鉴定包括 A 型、B 型、O 型和 AB 型，常规的 Rh 血型检测包括 Rh 阴性和 Rh 阳性。如果孕妇血型为 O 型，丈夫为 A 型、B 型或 AB 型，新生儿有 ABO 溶血的可能，要进一步检查孕妇血清中 IgG 抗 A（B）效价。亚洲人中大多数为 Rh 血型阳性，Rh 血型阴性较少。如果夫妻 Rh 血型不合，也有可能发生新生儿溶血；如果孕妇血型为 Rh 阴性，丈夫血型为 Rh 阳性，要进一步测定孕妇血中的抗体水平。Rh 血型不合抗体效价＞1∶32，ABO 血型不合抗体效价＞1∶512 者提示病情严重。

（3）妊娠 24～28 周进行口服葡萄糖耐量试验（OGTT）。成年女性空腹血糖正常值 3.9～6.1 mmol/L，孕妇空腹血糖 3.6～5.1 mmol/L。75 g OGTT：空腹血糖<5.1 mmol/L，1 小时血糖<10.0 mmol/L，2 小时血糖<8.5 mmol/L。某些生理因素（如情绪紧张、饭后 1～2 小时）及静脉注射肾上腺素后可引起血糖增高。

检查应在早晨 7—9 时开始，受试者空腹（8～10 小时）后口服葡萄糖水（75 g 无水葡萄糖粉溶于 300 mL 温水中）。糖水在 5 分钟之内服完。从服糖水第一口开始计时，于服前和服后 1、2 小时分别在前臂采血测血糖。试验过程中，受试者不进食，不喝茶及咖啡，不吸烟，不做剧烈运动，但也无须绝对卧床。血标本应尽快送检。试验前 3 天内，每日碳水化合物摄入量不少于 150 g。试验前停用可能影响 OGTT 的药物（如利尿剂或苯妥英钠等）3～7 天。

7.孕期常规尿标本的采集

（1）核对医嘱、孕妇身份和集容器，并贴标签于采集容器上。

（2）评估孕妇沟通与合作能力，孕妇排尿情况及需求。

（3）告知尿标本采集的目的和配合方法。

（4）按项目要求给予孕妇贴好其信息条形码的尿标本容器，必要时备便盆和屏风。

（5）有需要时协助孕妇取舒适体位。

（6）提供私密性好、宽敞明亮、安全的环境。

（7）可下床活动者直接给予容器，嘱其取清晨第 1 次尿液中段尿 30～50 mL 送检。

（8）行动不便者，协助在床上使用便盆后，留足量尿液于容器中送检。

（9）昏迷或尿潴留者必要时可通过导尿术留取尿标本。

（10）留置导尿管者取尿标本时，用无菌消毒法消毒导尿管外部及导尿管口，用无菌注射器通过导尿管抽吸尿液送检。

（11）按医疗废物处理办法分类处置用物，洗手。

（12）再次查对医嘱和标本，及时送检，做好交接和记录。

8.尿标本采集的注意事项

（1）尿液标本应避免白带、粪便等混入污染。

（2）留取标本以首次晨尿为佳，也可留取新鲜随机尿液，采集后尽快送检，最好不超过 2 小时。送检标本时要置于有盖容器内。如污染、放置时间过长可直接影响尿液分析结果。

（3）由于女性尿中易混入阴道分泌物，故孕妇在无任何症状的情况下可能尿中会出现大量扁平上皮细胞和较多白细胞。

9.尿标本检验报告的评估

正常尿液检查：24 小时尿量 1500～2000 mL；尿比重 1.003～1.030；pH 4.5～8.0。尿沉渣显微镜下检查：红细胞 0～1/高倍视野（HP），白细胞 0～3/HP，上皮细胞 0～少量/低倍视野（LP），透明管型 0～偶见/LP；酮体定性：阴性；24 小时尿蛋白定量：20～80 mg；24 小时尿糖定量：0.56～5.00 mmol/L。

（1）所有初诊孕妇均应做尿糖测定，如果早孕期阴性者，中、晚孕期需重复测定，如果尿糖或尿酮体阳性，需进一步进行空腹血糖和糖耐量测定以明确诊断。

（2）尿蛋白阳性，提示有妊娠期高血压疾病、肾脏疾病的可能，还需要复查尿常规或检验 24 小时尿蛋白定量。

（3）若尿液沉渣镜检有红细胞和白细胞增多，则提示有尿路感染的可能。

10.孕期特殊实验室辅助检查(这些检查是为了预防或防治母儿发生严重合并症、并发症)

(1)阴道分泌物检查

通过取白带常规检查、采集宫颈分泌物涂片、显微镜检查等手段,主要包括阴道清洁度、假丝酵母菌、阴道毛滴虫、线索细胞和淋病奈瑟菌等的检查。正常情况下清洁度为Ⅰ～Ⅱ度,无假丝酵母菌、阴道毛滴虫,淋病奈瑟菌阴性。清洁度Ⅲ～Ⅳ度为异常白带,提示阴道炎症。假丝酵母菌或阴道毛滴虫阳性说明有感染,需进行相应治疗。线索细胞是细菌性阴道病较敏感和特异的指标,在阴道分泌物中找到线索细胞可诊断细菌性阴道病。

(2)人绒毛膜促性腺激素检查

人绒毛膜促性腺激素(hCG)是一种糖蛋白激素。正常妊娠的受精卵着床时,即排卵后的第6日受精卵滋养层形成时开始产生 hCG,约1日后能测到外周血 hCG,以后每1.7～2日上升1倍,在排卵后14日约达100 U/L,妊娠8～10周达到峰值,为50000～100000 U/L,随后迅速下降,在妊娠中晚期,hCG 仅为高峰时的10%。双胎妊娠时,血清 hCG 比单胎增加1倍以上;异位妊娠时,血清 hCG 维持在低水平,间隔2～3日测定无成倍上升现象。若早孕妇女血清 hCG 明显低值或连续监测呈下降趋势,则预示先兆流产。

(3)甲状腺功能检查:甲状腺功能五项是 T_3、T_4、FT_3、FT_4 和 TSH 的总称。它与甲状腺功能有密切关系,是诊断甲状腺功能亢进或减退的重要依据。成年女性正常值(CLIA法):TT_3 0.89～2.44 nmol/L,TT_4 62.7～150.8 nmol/L,孕5月 TT_4 79～227 nmol/L,FT_3 2.62～5.70 pmol/L,FT_4 9.0～19.1 pmol/L,TSH 0.34～5.60 mIU/L。

其中血清总三碘甲状腺原氨酸(TT_3)、总甲状腺素(TT_4)比较稳定,但是容易受生理因素或者病理因素的影响,比如低蛋白血症、服用避孕药、服用糖皮质激素等。游离三碘甲状腺原氨酸(FT_3)、游离甲状腺素(FT_4)是可以真正发挥甲状腺生物学功能的,实验室条件要求相对高些。促甲状腺激素(TSH)检测可分析甲状腺功能异常的类型。

检查前1周内避免食用含碘高的食物,早7—9时空腹抽血检查,效果最为精准。检查前注意休息,避免熬夜。

(4)易致畸形病原体检查

1)乙型肝炎、丙型肝炎、梅毒、HIV:传染病四项筛查试验主要包括乙型肝炎病毒表面抗原(HBsAg)、抗丙型肝炎病毒(HCV)抗体测定、梅毒血清学试验、艾滋病病毒(HIV)抗体检测,产前需常规进行筛查以排除或确定传染病。乙型肝炎、丙型肝炎病毒是病毒性肝炎的病原体,孕妇症状大多不明显,仅部分孕妇有发热、呕吐、腹泻等。乙型、丙型肝炎病毒可通过胎盘传给胎儿。梅毒是由梅毒螺旋体引起的一种性传播性疾病,孕妇如患梅毒可通过胎盘直接传给胎儿,有导致新生儿先天梅毒的可能,因此妊娠期的梅毒筛查很重要。妊娠期感染性疾病是孕产妇和胎儿发病与死亡的主要原因之一。孕妇感染后,绝大部分病原体可以通过胎盘、产道、产后哺乳或密切接触感染胚胎、胎儿或新生儿,导致流产、早产、胎儿生长受限、死胎、出生缺陷或新生儿感染等,严重危害母儿健康。

2)TORCH 检测:指包括弓形虫(TOX)、风疹病毒(RUV)、巨细胞病毒(CMV)、单纯疱疹病毒Ⅰ和Ⅱ(HSVⅠ、Ⅱ)的五项联检。孕妇由于内分泌改变和免疫力下降,易发生TORCH 病原体的原发感染,既往感染的孕妇体内潜在病毒也容易被激活而发生复发感染。TORCH 在临床被认为可以导致胎儿发育畸形,但病因与原理尚未明了。

（5）地中海贫血检查

地中海贫血是基因突变导致血红蛋白中的一种或者几种珠蛋白肽链合成障碍,或者是部分障碍而引起的遗传性溶血性贫血。本组疾病的临床症状轻重不一,大多表现为慢性进行性溶血性贫血,通常分为 α、β、$\delta\beta$ 和 δ 4 种类型,其中以 α 和 β 型较为常见。

1）夫妻中如果只有一方带有地中海贫血的基因,则胎儿不会有严重或致命的后果。然而若双方都带有隐性基因时,胎儿有 1/4 的概率可能有严重或致命的贫血,1/2 的概率和双亲一样带有基因,但不至于致命或严重影响健康,1/4 的概率可能完全正常。

2）如果夫妻同时带有同型地中海贫血的基因,则孕妇需接受绒毛穿刺取样或羊膜腔穿刺术或经皮脐带血穿刺取样检查等产前诊断方法,来分析胎儿的基因。

3）重度地中海贫血可能引起胎儿水肿、胎死宫内,胎儿出生后需要长期输血或接受骨髓移植。经检查证实胎儿有重度珠蛋白生产障碍性贫血,最好施行人工流产终止妊娠。如果检查的结果表明胎儿的基因正常,则可继续妊娠。

（6）产前筛查:在妊娠早期和中期采用超声、血清学检查和无创产前监测技术组成的各种筛查策略可以发现非整倍体染色体异常的高风险胎儿。以唐氏综合征(又称 21-三体综合征,或称先天愚型)为代表的非整倍体染色体异常是产前筛查的重点。产前筛查试验不是确诊试验,筛查阳性结果意味着患病的风险升高,并非诊断疾病;同样,阴性结果提示低风险,并非正常。筛查结果阳性的患者需要进一步确诊试验,切不可根据筛查结果决定终止妊娠。同时,产前筛查和诊断要遵循知情同意原则。

1）妊娠早期联合超声测定胎儿颈项透明层(NT)厚度和孕妇血清学检查[包括妊娠相关血浆蛋白-A 和游离 β-人绒毛膜促性腺激素(β-hCG)]。检查孕龄一般设定为 $11\sim13^{+6}$ 周,唐氏综合征的检出率为 85%,假阳性率为 5%。

2）妊娠中期的筛查策略为血清学标志物联合筛查,包括甲胎蛋白(AFP)、人绒毛膜促性腺激素(hCG)或游离 β-人绒毛膜促性腺激素(β-hCG)、游离雌三醇三联筛查,或增加抑制素 A 形成四联筛查,结合孕妇年龄、孕周、体重等综合计算发病风险。检查孕龄一般设定为孕 $15\sim20$ 周,唐氏综合征的检出率为 60%$\sim$75%,假阳性率为 5%。该方法还可作为 18-三体和神经管缺陷的筛查方法。

3）无创产前筛查(NIPT):也称为无创产前 DNA 检测,通过采集孕妇外周血,提取母体血浆中游离胎儿 DNA,利用新一代高通量测序技术对母儿 DNA 进行测序,并进行生物信息学分析,得出胎儿患 21-三体、18-三体、13-三体综合征的风险率,从而预测胎儿患这三种综合征的风险。对于单胎 21-三体、18-三体、13-三体筛查的检出率分别为 99%、97% 和 91%,假阳性率在 1% 以下。孕 10 周起即可行 NIPT 检测,最佳检查时间是孕 $12\sim22^{+6}$ 周,检查时无须空腹。但在可能存在胎儿其他染色体或基因疾病风险的孕妇、胎儿结构畸形、孕妇本身存在染色体异常、胎盘嵌合体等特殊情况下,不宜采用 NIPT。

（7）产前诊断:又称宫内诊断或出生前诊断,指对可疑出生缺陷的胎儿在出生前应用各种检测手段,如影像学、生物化学、细胞遗传学及分子生物学等技术,全面评估胎儿在宫内的发育状况,对先天性和遗传性疾病做出诊断,为胎儿宫内治疗及选择性流产提供依据。

1）产前诊断检查的指征:① 羊水过多或过少;② 筛查发现染色体核型异常的高危人群、胎儿发育异常或可疑结构畸形;③ 妊娠早期接触过可能导致胎儿先天缺陷的物质;④ 夫妇一方患有先天性疾病或遗传性疾病,或有遗传病家族史;⑤ 曾经分娩过先天性严重缺陷婴儿;⑥ 孕妇(分娩时)年龄达到或超过 35 周岁。

2）产前诊断的方法：胎儿疾病的产前诊断主要针对胎儿结构和胎儿遗传两方面，胎儿结构异常的产前诊断方法主要包括超声和磁共振成像的影像学技术，胎儿遗传疾病的产前诊断方法主要包括胎儿组织的取样技术及实验室诊断技术。下面主要介绍几种胎儿组织的取样技术：

①羊膜腔穿刺术检查：在超声介导下抽取孕妇子宫内羊膜腔的羊水进行检测，能得知胎儿的染色体是否有异常状况，进而得知有无可能患唐氏综合征。进行细胞培养需 7～10 天才能得知结果，其准确率高达 99％以上，最佳检测时间是孕 18～22 周。

②绒毛穿刺取样：在超声介导下绒毛穿刺取样是孕早期产前诊断的主要取材方法，优势是孕早期妊娠 10 周后即可进行。有经腹和经宫颈两种穿刺途径，具体路径选择主要根据胎盘位置和术者经验决定。

③经皮脐血穿刺取样：较羊膜腔穿刺及绒毛取样术，脐带穿刺术风险相对较高，需要仔细权衡该技术应用的风险及收益后再行决定是否实施。手术时机为孕 18 周后。胎儿丢失率为 1％～2％。

胎儿组织取样的手术禁忌证：① 孕妇有流产征兆；② 孕妇有感染征象；③ 孕妇凝血功能异常。

11. 操作后处理

（1）协助孕妇整理衣物。

（2）整理用物，垃圾分类处理，洗手。

（3）记录检查结果于孕妇保健卡的相应栏目内。有异常情况转医生予以干预治疗。

（4）向孕妇说明检查情况，交代孕期注意事项，孕期饮食、运动指导，告知下一次产检的时间、项目和预先准备事项。

五、注意事项

1. 助产士与孕妇建立良好的沟通渠道，孕妇接受采血时情绪稳定，体位舒适，无晕针或晕血情况发生。

2. 采血时注意无菌操作，采血后穿刺点按压好，孕妇局部皮肤无瘀斑、皮下血肿，无因扎止血带时间过长而出现血液循环障碍。

3. 所采集的尿培养标本尽可能少受非疾病因素的影响，保证标本客观真实地反映孕妇当前的疾病状态。

4. 采取导尿方法留取尿培养标本的孕妇，不发生因操作所致或加重尿路感染。

5. 标本采集正确，送检及时。

6. 标本异常结果回报及时，孕妇得到及时治疗与护理。

六、自我评价

1. 是否明确孕期常用实验室标本采集前的准备工作。

2. 常用实验室标本采集的操作方法是否正确。

4. 是否注意与孕妇建立有效的沟通，态度是否和蔼。

5. 是否注意保暖，检查过程中是否尊重关爱孕妇。

6. 操作完毕后是否正确交代注意事项。

七、思考题

1. 血常规检查有哪些注意事项？

2. 尿常规检查有哪些注意事项？

孕期常用实验检查项目的标本采集和评估评分标准

班级：＿＿＿＿＿　学号：＿＿＿＿＿　姓名：＿＿＿＿＿　得分：＿＿＿＿＿

项目		考核内容	分值 （100分）	得分	备注
职业素养 （5分）		报告班级、姓名、操作项目	1		
		着装规范，仪表端庄	2		
		举止沉着，语言表达清晰	2		
操作步骤 （80分）	评估 （5分）	孕妇的一般状况、孕产史；孕妇的末次月经时间；孕期有无腹痛、阴道流血或流水等异常情况；有无妊娠合并症与并发症	3		
		环境是否整洁、安静，室内温度、光线是否适宜	2		
	准备 （5分）	助产士准备：着装规范，修剪指甲，洗手，戴口罩	1		
		孕妇准备：孕妇基本了解实验室检查的内容和过程，并了解如何配合操作	1		
		环境准备：整洁安静，室内温度、光线适宜	1		
		用物准备：孕妇体验装置、病历夹、围产保健手册、笔、常规消毒物品1套、止血带，按化验单选择不同的采血管、采血针或注射器，手套，尿标本容器、标签或条形码、纸巾等	2		
	实施 （65分）	操作准备　衣帽整洁，洗手，戴口罩，备齐用物	1		
		核对解释　核对围产保健手册编号、姓名、年龄、末次月经时间。向孕妇详细讲解操作过程及注意事项，取得孕妇的配合	3		
		孕妇体位　取舒适方便操作的体位，多采取坐位	1		
		血标本的采集	25		
		血标本采集的注意事项			
		血标本检验报告的评估			
		尿标本的采集	25		
		尿标本采集的注意事项			
		尿标本检验报告的评估			
		整理用物　协助孕妇整理衣物，整理用物归位，垃圾分类处理，洗手	2		
		在围产保健手册上做好记录，有异常情况转医生予以干预治疗	3		
		向孕妇说明检查情况，交代孕期注意事项，孕期饮食、运动指导，告知下一次产检的时间、项目和预先准备事项	5		
	评价 （5分）	询问孕妇感觉	3		
		征求孕妇意见	2		
操作质量 （7分）		操作态度严肃认真，动作轻柔	3		
		操作程序正确，15分钟内完成操作	4		
人文关怀 （8分）		态度热情、和蔼，语气温和	4		
		注意保护孕妇的隐私	4		

（谢梅芳）

第三节 分娩期助产技能

实训一 产科入院评估

| 实训目标 |

1. 掌握产科入院评估的内容和程序。
2. 学会产科入院评估的各项操作。
3. 学会对入院评估进行记录。

案例情景

陈女士,28 岁,G_1P_0,孕 38^{+6} 周,自觉腹部阵发性变紧,阴道有血性分泌物,在丈夫陪同下来到产科门诊,产科医生以第一胎足月临产收住产科。请为该产妇做入院评估。

一、目的

对产妇的健康状况进行评估,了解产妇的基本情况、妊娠经过、健康问题以及身心需要,拟定初步的助产计划。

二、评估

1. 产妇的一般状况、孕期产检情况、心理反应和配合程度。
2. 环境是否整洁、安静,室内温度、光线是否适宜。

三、准备

1. 助产士准备　着装整齐,戴口罩,修剪指甲,洗手。
2. 产妇准备　产妇基本了解评估内容和过程,并了解如何配合操作。
3. 环境准备　整洁安静,室内温度、光线适宜。
4. 物品准备　孕妇体验装置、病历夹、入院评估记录单、体重秤、体温计、血压计、听诊器、秒表(或带有秒针的胸式挂表)、屏风或床帘、软皮尺、胎心听筒(或多普勒胎心仪)、骨盆外测量器。

四、步骤

1. 操作准备　着装整齐,戴口罩,洗手。产妇扮演者穿上孕妇体验装置装扮产妇。
2. 准备床单位　接到入院处通知后,根据产妇的情况准备床单位,备齐产妇所需用物,将备用床改为暂空床。
3. 迎接新产妇　核对产妇的姓名、年龄,将产妇引至指定的床位,妥善安置。向产妇做自我介绍,说明自己将为其提供的服务内容,取得产妇的配合,并为其介绍同室病友。
4. 测量产妇的体温、脉搏、呼吸、血压及体重,并记录。
5. 通知医师诊视产妇,必要时协助体检和诊疗。
6. 询问健康史

(1) 本次妊娠史:末次月经时间,推算预产期时间;有无阵发性宫缩及其开始时间;有无阴道流水及其开始时间;有无阴道流血及其开始时间;胎动开始时间;有无头晕、头痛等其他症状。

(2) 既往史

1) 产前检查:查看产前检查资料,了解产前检查有关情况,在本院检查次数,在院外检查情况及次数,产前接受健康教育情况。

2) 既往重要病史:有无心肺肝肾疾病;有无高血压、糖尿病、贫血、甲亢、精神病、血液病、癫痫病史,有无梅毒、艾滋病性病史,有无过敏史及其他疾病史。

3) 月经史:询问月经初潮年龄、月经周期、经期持续时间和月经量,有无痛经等。

4) 生育史:询问胎次、产次,有无剖宫产史、流产史、难产史、死胎史、死产史及其次数,有无产后出血史及其他事项。

5) 个人生活史:出生地及居住地,有无疫水疫区接触史,生活条件情况;有无放射性毒物接触史;有无嗜烟、酗酒、吸毒等不良嗜好。

(3) 家族史:有无高血压、精神病、肾炎、妊娠期高血压疾病、遗传性疾病、多胎、畸形等。

(4) 丈夫健康状况:了解产妇丈夫有无烟酒嗜好及遗传性疾病等。

7. 身体评估

(1) 围好屏风或拉好床帘。

(2) 一般情况:观察产妇发育、营养、精神状态、身高及步态。协助医生检查心、肺、肝、脾、乳房乳头情况,检查下肢有无浮肿等。

8. 产科检查

测量腹围、宫高;四步触诊判断胎方位、胎心位置、胎先露、先露与骨盆的关系;听胎心率(听取胎心音需测数 1 分钟的胎心数。注意胎心最响亮的部分、是否规律及有无杂音);估计胎儿体重。有宫缩者要用秒表测宫缩持续时间和间隔时间,同时触诊判断宫缩强度等。

9. 进入临产阶段的产妇协助其进入待产室,进行以下检查

(1) 复测骨盆径线:髂棘间径、髂峰间径、骶耻外径、坐骨结节间径;必要时加测骶耻内径、后矢状径、坐骨棘间径、耻骨弓角度。

(2) 肛检:了解宫口扩张情况,先露及其下降程度,胎膜是否破裂。

(3) 必要时送 B 超室行 B 超检查。

10. 经产妇宫口开 3 厘米,初产妇宫口开 7～8 厘米以上者协助其进入产房待产。

11. 合并其他疾病的重症患者进入病理或隔离产房,由专人护理。

12. 做好介绍与指导

(1) 向产妇家属介绍病室环境、有关规章制度,床单位及其设备的使用方法,指导常规标本的留取方法、时间及注意事项。

(2) 对于尚未临产的产妇指导其注意临产迹象、胎动情况;若出现阴道流血要及时通知医护人员;若出现阴道流液立即卧床并垫高臀部,同时通知医护人员。

(3) 产前饮食指导:进食高热量、易消化、富含维生素的食物,多饮水。

(4) 休息指导:产前休息时取左侧卧位为宜,保持良好的心情,保证充足睡眠。临产后配合医护人员的指导,宫缩间歇时放松休息,保持体力。

(5) 心理指导:对待产妇进行积极的心理疏导,讲解妊娠分娩经过及配合方法,消除其焦虑情绪,指导产妇采取良好的应对措施,顺利地完成分娩过程。

13. 填写住院病历和有关护理表格,拟定初步的助产计划。

五、注意事项

1. 助产士应以热情的态度、亲切的语言迎接产妇。

2. 助产士应以自己的行动和语言消除产妇入院时的不安情绪,使产妇有宾至如归的感觉,从而增强产妇的安全感和对助产士的信任。

3.若发现产妇产程进展快或即将分娩,应暂停问诊立即护送产妇入产房生产。

4.尤应关注异常妊娠产妇的特殊护理:如前置胎盘产妇,应避免各种刺激,禁止肛查,腹部检查时动作轻柔,防止诱发宫缩导致出血;如需阴查,需在备血的情况下进行;胎盘早剥的产妇应及时观察阴道出血情况,注意宫底高度的变化,争分夺秒,迅速建立静脉通道,配合医生进行抢救;胎膜早破产妇应垫高臀部,避免不必要的肛查与阴道检查。

六、自我评价

1.产科入院评估的内容是否完整。

2.产科入院评估的操作程序是否正确。

3.产科入院评估的记录是否正确。

4.是否关心体贴孕产妇,态度是否和蔼。

七、思考题

1.对分娩比较焦虑,尚未临产就坚决要求剖宫产的产妇该如何进行心理护理?

2.如何估计胎儿体重?

产科入院评估评分标准

班级：_____ 学号：_____ 姓名：_____ 得分：_____

项目		考核内容		分值（100分）	得分	备注
职业素养（5分）		报告班级、姓名、操作项目		1		
		着装整洁，仪表端庄		2		
		举止沉着，语言表达清晰		2		
操作步骤（80分）	评估（5分）	环境是否符合操作要求		2		
		产妇的一般状况、孕期产检情况、心理反应和合作程度		3		
	准备（5分）	助产士准备：衣帽整洁，洗手，戴口罩		1		
		环境准备：整洁安静，温度、光线适宜		1		
		用物准备：备齐用物，放置有序		3		
	实施（65分）	准备床单位（3分）	根据产妇的情况准备床单位	3		
		迎接产妇（5分）	态度热情，语言亲切	2		
			做好核对、解释工作	3		
		基本检查（5分）	测量体温、脉搏、呼吸、血压、体重并记录	5		
		通知医师（2分）	通知医师诊治产妇	2		
		询问健康史（20分）	本次妊娠史	3		
			既往史 产前检查	3		
			既往史 既往重要病史	3		
			既往史 生育史、月经史	3		
			既往史 个人生活史	3		
			家族史	3		
			丈夫健康状况	2		
		身体评估（5分）	围好屏风或拉好床帘	1		
			观察产妇一般情况：发育、营养、精神状态、身高及步态。协助医生检查产妇心肺肝肾情况（口述）、乳房乳头情况，有无下肢浮肿等	4		
		产科检查（2分）	产科检查内容（口述）	2		
		复测骨盆径线和肛查（4分）	复测骨盆径线（口述）	2		
			肛查内容（口述）	2		
		做好介绍和指导（10分）	介绍病室环境、规章制度等	2		
			指导产妇注意临产迹象、胎动情况等	2		
			产前饮食指导	2		
			休息指导	2		
			心理指导	2		
		做好记录（5分）	做好记录，拟定初步的助产计划	5		
		整理用物（4分）	整理用物归位	4		
	评价（5分）	询问产妇感觉		3		
		征求产妇意见		2		

项目	考核内容	分值 (100分)	得分	备注
操作质量 (7分)	操作态度严肃认真,动作轻柔	3		
	操作程序正确,15分钟内完成操作	4		
人文关怀 (8分)	态度热情、和蔼,语气温和	4		
	注意保护产妇的隐私和保暖,注意产妇的舒适与安全	4		

（陈　冰）

实训二　产包准备

> **实训目标**
> 1.掌握产包准备的程序与要点。
> 2.学会产包内用物的摆放,认识接生器械。
> 3.学会各种无菌单和手术衣的折叠方法和放置顺序。
> 4.学会消毒指示卡和指示胶带的应用,并学会判断产包是否处于灭菌状态。

案例情景

陈女士,G_2P_1,孕39^{+2}周,出现规律宫缩后,入院待产,无妊娠合并症,第一胎于3年前阴道顺产。产科检查:骨盆外测量各径线正常。估计胎儿体重3000 g,胎方位为ROA。考虑予以阴道试产,请为该产妇准备接生产包及相关用物。

一、目的

为接生做好准备,保证接生工作的顺利进行。

二、评估

1.产包用物是否齐全。

2.环境是否适宜准备产包。

三、准备

1.助产士准备　着装规范,修剪指甲,清洁双手,戴口罩。

2.环境准备　环境整洁、宽敞,整理清洁操作台,用物放置于操作台一端。

3.物品准备　大小包布各1块,双层产单1块,大孔巾1块,治疗巾4～6块,腿套2只,手术衣2件,大毛巾2条,大小弯盘各1个,弯直血管钳各2把,脐带剪1把,会阴侧切剪1把,持针器1把,线剪1把,有齿镊1把,小药杯2个,洗耳球1个,脐带结扎线或脐带夹(或用含2个气门芯的脐带包,在接生时由台下助产士拆开投入)、脐带卷1个,开口纱布1块,带尾纱布1块,无菌纱布和棉签若干,消毒指示卡,3M指示胶带。

四、步骤

1.操作准备　着装整齐,整理清洁操作台,备齐用物并放置于操作台一端。

2.指认产包用物和器械。

3.折叠布类

(1)折叠治疗巾:先纵向对折,再横向对折,开口外层向上反折一角。

(2)折叠大孔巾:先纵向两侧对折至中线,对侧半边再对折至近侧,上下部分各"S"形折至孔中间。

(3)折叠手术衣:衣服正面朝上,铺平于操作台上,两腰带并在一起打活结,置于前方,将两袖及两后片均置于前胸,纵形折叠放平,纵向三折于中间,再将衣服下摆向腋窝处横折两次,折向领口,呈正方形。

(4)折叠腿套:从开口处向脚尖卷折。

(5)折叠双层产单:反折一边缘宽约15厘米,再横向折成"M"形,纵向折成"S"形。

4.从下到上依次叠放产包内物品

(1)铺平外包布,斜角朝外(角对角包),铺平内包布(边对边包),或直接用双层大包布也可以。

（2）1～2 块治疗巾。

（3）大小弯盘各 1 个,其内有弯直血管钳各 2 把,脐带剪 1 把,会阴侧切剪 1 把,持针器 1 把,线剪 1 把,有齿镊 1 把,小药杯 2 个,洗耳球 1 个(用纱布包好),脐带结扎线或脐带夹、脐带卷 1 个,开口纱布 1 块,带尾纱布 1 块,无菌纱布和棉签若干。

（4）1 块治疗巾(折成长条状,保护会阴用)。

（5）1 块大孔巾。

（6）2 件手术衣。

（7）1 只腿套。

（8）1 块治疗巾(用于铺在产妇腹部)。

（9）1 只腿套。

（10）1 块双层产单。

（11）2 条大毛巾(用于包裹擦干新生儿)。

（12）2 块治疗巾(用于铺在分娩台和新生儿辐射台上)。

（13）消毒指示卡。

5. 包扎

（1）内包布边对边包好。

（2）外包布角对角包紧:先将近侧一角包布角盖在产包上,再折叠左右两侧角(角尖均向上翻折),包紧,将对侧的包布角向近侧折叠,塞进反折处包紧。

（3）产包口外贴上 1 张 3M 指示胶带,注明物品名称、消毒日期、有效期、科别、签名。

（4）产包放于规定待消毒物品柜内准备消毒。

6. 整理用物归位。

五、注意事项

1. 用物准备要齐全。

2. 各种布类按规范折叠。

3. 物品叠放顺序从下往上。

六、自我评价

1. 用物准备是否齐全。

2. 能否说出产包用物和器械的名称。

3. 是否规范折叠布类。

4. 产包内用物叠放的顺序是否正确。

5. 对产包准备程序是否熟悉。

6. 产包准备过程中动作是否熟练。

7. 产包准备过程中态度是否认真。

七、思考题

1. 无菌手套能放进产包里高压消毒吗?

2. 如何判断产包是否处于灭菌可用的状态?

产包准备评分标准

班级：_____　　学号：_____　　姓名：_____　　得分：_____

项目			考核内容	分值 （100分）	得分	备注
职业素养 （5分）			报告班级、姓名、操作项目	1		
			着装规范,仪表端庄	2		
			举止沉着,语言表达清晰	2		
操作步骤 （80分）	评估 （5分）		环境是否符合操作要求	2		
			用物是否备齐、完好	3		
	准备 （5分）		助产士准备:着装规范,洗手,戴口罩	1		
			环境准备:环境整洁、宽敞	1		
			用物准备:备齐用物,放置有序	3		
	实施 （65分）	指认产包用物和器械 （20分）	包布、双层产单、治疗巾、大孔巾、手术衣、腿套、大毛巾、弯盘、血管钳、脐带剪、会阴侧切剪、线剪、有齿镊、持针器、洗耳球、气门芯(或脐带结扎线、脐带夹)、开口纱布、带尾纱布、棉签、无菌纱布、消毒指示卡、3M指示胶带	20		说出用物名称和作用,少一个扣1分
		折叠布类 （10分）	折叠治疗巾	2		
			折叠大孔巾	2		
			折叠手术衣	2		
			折叠腿套	2		
			折叠双层产单	2		
		从上到下依次叠放产包内物品 （20分）	外、内2块包布(或双层大包布)	2		
			1~3块治疗巾	2		
			大小弯盘各1个,其内有弯直血管钳各2把,脐带剪1把,会阴侧切剪1把,持针器1把,线剪1把,有齿镊1把,小药杯2个,洗耳球1个(用纱布包好),脐带结扎线或脐带夹,脐带卷1个,开口纱布1块,带尾纱布1块,无菌纱布和棉签若干,消毒指示卡	4		
			1块大孔巾	2		
			2件手术衣	2		
			1块治疗巾(折成条状)、1只腿套、1块治疗巾、1只腿套	4		
			1块双层产单	2		
			2条大毛巾	1		
			1块治疗巾	1		
		包扎 （10分）	内包布对边包好	3		
			外包布对角包紧	3		
			外贴1张3M指示胶带,注明物品名称、消毒日期、有效期、科别、签名	3		
			产包放于规定待消毒物品柜内准备消毒	1		
		整理用物 （5分）	整理用物归位	5		
	评价 （5分）		产包是否清洁平整	3		
			产包包扎松紧是否适当	2		

续表

项目	考核内容	分值 （100分）	得分	备注
操作质量 （7分）	操作态度严肃认真，一丝不苟	2		
	能按顺序摆放正确，不遗漏	2		
	15分钟内完成操作	3		
人文关怀 （8分）	仔细检查器械有无遗漏，保障产包内的用物齐全可用	4		
	正确使用消毒指示卡和3M指示胶带，预防院内感染的发生	4		

（谢梅芳）

实训三　宫缩的评估

> **| 实训目标 |**
> 1. 掌握宫缩的概念。
> 2. 掌握宫缩的正确评估方法。

案例情景

赵女士，G_1P_0，孕 38^{+1} 周，出现规律宫缩后，入院待产，无妊娠合并症。产科检查：骨盆外测量各径线正常。B 超估计胎儿体重 3100 g，胎方位为 ROA。阴道检查结果：宫口开 2 cm。该待产妇是否可以进行阴道试产？如何评估其宫缩情况？

一、目的

准确评估宫缩的频率和强度。

二、评估

1. 待产妇的孕产史，本次妊娠的情况，包括孕周、妊娠合并症和并发症、相关检查结果（B 超等）、腹痛和阴道流血的情况。

2. 待产妇宫缩疼痛程度及心理状态。

3. 环境舒适度及私密程度。

三、准备

1. 助产士准备　着装整齐，修剪指甲，洗手，并温暖双手。

2. 待产妇准备　排空膀胱。产妇扮演者穿上孕妇体验装置装扮产妇。

3. 环境准备　整洁、安静，室温、湿度、光线适宜，拉上床帘或屏风遮挡。

3. 物品准备　胎心监护仪、带秒针的表、纸、笔。

四、步骤

1. 操作准备　衣帽整洁，洗手，备齐用物，携至待产妇床旁。

2. 核对解释　核对住院号、姓名、年龄，核实末次月经时间，解释检查目的、过程以及如何配合。

3. 安置体位　嘱待产妇排尿后，仰卧于床上，拉上床帘或屏风遮挡，适当暴露待产妇的腹部，天冷时注意保暖，避免过度暴露。

3. 检查者将手掌放在待产妇的腹壁上感觉宫缩情况，在子宫收缩时，子宫体部隆起变硬，宫缩间歇期子宫松弛变软。

4. 记录子宫收缩的持续时间、间隔时间。如赵女士宫缩持续时间为 30～40 秒，间歇期为 2～3 分钟，记为：30～40 s/2～3 min。

5. 为待产妇接上胎儿电子监护仪（参考"第二节　妊娠期助产技能"中"实训六　胎儿电子监护仪的使用"），将电子监护仪的宫缩探头置于待产妇腹壁宫体部，连续描记 40 分钟，可显示子宫收缩开始、高峰、结束及相对强度，观察并记录胎心监护结果，判断胎心情况、宫缩是否为有效产力。10 分钟内出现 3～5 次宫缩即为有效产力，可使宫颈管消失、宫口扩张和胎先露下降；10 分钟内＞5 次宫缩定义为宫缩过频。

五、注意事项

1. 触诊法评估宫缩情况时，必须由检查者亲自操作，不能仅凭待产妇的主诉。每次至少观察 10 分钟以上,待产妇有规律宫缩时至少要观察 2～3 次宫缩再评价记录。

2.使用胎心监护仪时容易受待产妇体位改变、咳嗽和呼吸的影响,对于胎心监护的宫缩结果,要结合触诊法进行判断。

3.过于肥胖或腹部过度松弛的待产妇不宜用胎心监护仪监测宫缩情况。

六、自我评价

1.是否掌握检查宫缩的目的和注意事项。

2.是否掌握待产妇宫缩表现异常情况的判断。

3.能否准确评估并记录待产妇的宫缩情况,待产妇有无其他不适。

七、思考题

1.子宫收缩力有哪些特点?

2.子宫收缩异常的分类有哪些?

宫缩的评估评分标准

班级：_____　　学号：_____　　姓名：_____　　得分：_____

项目	考核内容			分值 (100分)	得分	备注
职业素养 (5分)	报告班级、姓名、操作项目			1		
	着装整洁，仪表端庄			2		
	举止沉着，语言表达清晰			2		
操作步骤 (80分)	评估 (10分)	环境是否符合操作要求		1		
		待产妇的孕产史，本次妊娠的情况，包括孕周、妊娠合并症和并发症、相关检查结果（B超等）、腹痛和阴道流血的情况		7		
		待产妇宫缩疼痛程度及心理状态		2		
	准备 (5分)	助产士准备：衣帽整洁，洗手，温暖双手		1		
		待产妇准备：排空膀胱		2		
		环境准备：整洁、安静、室温、湿度、光线适宜，保护待产妇隐私		1		
		用物准备：备齐用物，放置有序		1		
	实施 (60分)	核对解释 (5分)	核对住院号、姓名、年龄，核实末次月经时间	2		
			告知待产妇检查宫缩的目的、意义，取得配合	3		
		操作步骤 (45)	嘱待产妇排尿后，仰卧于床上，露出腹部	5		
			检查者将手掌放在待产妇的腹壁上感觉宫缩情况，在子宫收缩时，子宫体部隆起变硬，宫缩间歇期子宫松弛变软	15		
			记录子宫收缩的持续时间、间隔时间及收缩强度	15		
			为待产妇接上胎儿电子监护仪，监测描记40分钟胎心、宫缩与胎动的变化，观察并记录胎心监护结果，判断宫缩是否为有效产力	10		
		注意事项 (6分)	评估宫缩的注意事项	6		
		操作后处理 (4分)	向待产妇说明情况，交代注意事项	3		
			整理用物，清洗双手	1		
	评价 (5分)	待产妇宫缩是否有异常情况		3		
		准确评估宫缩情况，待产妇未感其他不适		2		
操作质量 (7分)	操作态度严肃认真，动作轻柔			2		
	操作程序正确			3		
	15分钟内完成操作			2		
人文关怀 (8分)	态度和蔼，语气温和			4		
	关心爱护待产妇			4		

（顾　琳）

实训四　头盆关系评估

┃实训目标┃

　1.掌握骨盆外测量各径线正常值范围。
　2.掌握头盆评分标准。

案例情景

　杨女士,29岁,G_1P_0,身高158 cm,孕39周,孕期检查9次,无异常发现,先兆临产入院待产。产科检查:LOA,头浮,估计胎儿体重3200 g。请问该产妇头盆是否相符?

一、目的

　通过估计胎儿的体重及骨盆外测量,做出胎儿与骨盆的评分,根据头盆评分估计阴道分娩的可能性,确保产妇和胎儿的安全。

二、评估

　1.待产妇评估　沟通、理解和合作能力。
　2.环境评估　舒适度及安全、私密程度。

三、准备

　1.助产士准备　着装整齐,修剪指甲,洗手,并温暖双手。
　2.待产妇准备　排空膀胱。
　3.环境准备　整洁、安静,室温(24～26 ℃)、湿度、光线适宜,环境安全并具备私密性。
　4.物品准备　一次性手套、骨盆测量器、皮尺、一次性垫巾。

四、步骤

　1.操作准备　衣帽整洁,洗手,备齐用物,携至待产妇床旁。
　2.核对解释　核对住院号、姓名、年龄,核实末次月经时间,解释检查目的、过程以及如何配合。
　3.安置体位　嘱待产妇排尿后,仰卧于床上,拉上床帘或屏风遮挡,臀部铺一次性垫巾。适当暴露待产妇的腹部,天冷时注意保暖,避免过度暴露。
　4.测量宫高和腹围,结合B超检查结果,评估胎儿体重。

　胎儿体重(g)＝宫高(cm)×腹围(cm)±200 g

　5.进行骨盆外测量,间接判断骨盆形状及大小,对照评分表对骨盆进行评分(见表1-3-4-1)。

表 1-3-4-1　骨盆狭窄评分表

骨盆大小	骶耻外径/cm	对角径/cm	坐骨结节间径/cm	坐骨结节间径＋后矢状径/cm	出口前后径/cm	评分
＞正常值	＞19.5	＞13.5	＞9.0	＞16.0	＞12.0	6
正常	18.5～19.5	12.0～13.5	8.0～9.0	15.5～16.0	11.0～12.0	5
临界狭窄	18.0	11.5	7.5	15.0	10.5	4
轻度狭窄	17.5	11.0	7.0	14.0	10.0	3
中度狭窄	17.0	10.5	6.5	13.0	9.5	2
重度狭窄	≤16.5	≤10.0	≤6.0	≤12.0	9.0	1

6.采用头位分娩评分法(见表 1-3-4-2)进行头盆评分和头位评分,初步判断有无难产倾向,估计阴道分娩的可能性。

表 1-3-4-2　头位分娩评分表

骨盆大小	评分	胎儿体重/g	评分	胎头位置	评分	产力	评分
＞正常值	6	2500±250	4	枕前位	3	强	3
正常	5	3000±250	3	枕横位	2	中(正常)	2
临界狭窄	4	3500±250	2	枕后位	1	弱	1
轻度狭窄	3	4000±250	1	面位、额位	0		
中度狭窄	2			高直位	0		
重度狭窄	1			前不均倾位	0		

备注:宫缩弱,间隔时间＞5~6分钟,持续＜25秒;宫缩强,间隔时间＜1~2分钟,持续＞90秒;介于两者之间为中等宫缩。

一般头位评分可进行 3 次。

(1)第 1 次,于妊娠 38 周以后至临产前,此时只有骨盆和胎儿两项指标,称头盆评分。骨盆＋胎儿体重≥8 分者为头盆相称,可自然分娩;6~7 分为轻度头盆不称,可试产;＜6 分为明显头盆不称,考虑剖宫产。头盆评分越高,阴道分娩率越高,两者呈正相关。

(2)第 2 次在产程的活跃期进行,即临产后在宫口开大 3 cm 以上时进行。进行头位分娩评分,包括骨盆、胎儿体重、胎方位、产力四项评分,可初步决定分娩方式,骨盆＋胎儿体重＋胎方位＋产力的总分在 10 分以下需考虑剖宫产,≥10 分可试产,以 10 分作为处理头位难产的分界线。

(3)第 3 次为产程发生延缓或停滞,经处理产程有进展后再做头位分娩评分。

7.协助待产妇穿好衣服,注意保暖。

8.用物整理,洗手并做好记录。

五、注意事项

1.阴道检查时注意无菌操作。

2.测量评估动作轻柔,注意保护孕产妇的隐私,天冷时注意保暖。

六、自我评价

1.是否掌握评估头盆相称的目的和注意事项。

2.是否掌握骨盆评分、头盆评分和头位评分的评分标准。

3.待产妇是否对操作过程配合度高,是否对检查评估结果知情。

头盆关系评估评分标准

班级：_____　学号：_____　姓名：_____　得分：_____

项目	考核内容			分值 (100分)	得分	备注
职业素养 (5分)	报告班级、姓名、操作项目			1		
	着装整洁，仪表端庄			2		
	举止沉着，语言表达清晰			2		
操作步骤 (80分)	评估 (5分)	环境是否符合操作要求		1		
		待产妇沟通、理解和合作能力		4		
	准备 (5分)	助产士准备：衣帽整洁，洗手，温暖双手		1		
		环境准备：整洁、安静，室温、湿度、光线适宜，保护待产妇隐私		2		
		产妇准备：排空膀胱		1		
		用物准备：备齐用物，放置有序		1		
	实施 (65分)	核对解释 (5分)	核对住院号、姓名、年龄，核实末次月经时间	2		
			告知待产妇检查头盆相称的目的、意义，取得配合	3		
		操作步骤 (50)	嘱待产妇排尿，仰卧于床上，臀部铺一次性垫巾	5		
			测宫高、腹围，并结合B超结果评估胎儿体重	15		
			进行骨盆外测量，评估骨盆大小，记录	15		
			进行头盆评分及头位评分	15		
		注意事项 (6分)	评估头盆相称的注意事项	6		
		操作后处理 (4分)	协助待产妇穿好衣服，向待产妇说明情况，交代注意事项	3		
			整理用物，清洗双手	1		
	评价 (5分)	头盆关系判断正确		3		
		待产妇配合度高，对检查结果知情		2		
操作质量 (7分)	操作态度严肃认真，动作轻柔			2		
	操作程序正确			3		
	15分钟内完成操作			2		
人文关怀 (8分)	态度和蔼，语气温和			4		
	关心爱护待产妇			4		

（顾　琳）

实训五　阴道检查

┃实训目标┃

　1.掌握阴道检查的目的及方法。

　2.掌握阴道检查的操作。

　3.掌握阴道检查的注意事项。

案例情景

　　张女士,初产妇,25 岁,现妊娠 39^{+4} 周,G_1P_0,于 3 月 10 日晨 6:00 出现规律性宫缩,9:00 查胎方位 LOA,胎心 140 次/分,先露已入盆,宫口偏向左,质地软,宫口开 3 cm,先露 S^{-3},宫缩 30～35 秒/3～4 分,胎膜未破,于 11:00 请助产士为其再次行阴道检查判断产程进展情况。

一、目的

1.了解骨盆情况。

2.了解宫颈软硬度、厚薄及宫口扩张程度。

3.确定胎方位、胎先露及其下降程度、胎头产瘤及胎头变形情况。

4.判断胎膜情况,是否破膜。

二、评估

1.产妇　确定预产期,评估会阴部及肛周情况、产妇检查配合程度。

2.胎儿　了解胎产式、胎方位、胎先露。

三、准备

1.助产士准备　着装规范,修剪指甲,清洁双手。

2.产妇准备　排空膀胱。

3.环境准备　安静;调节室内温度(22～24 ℃),注意保暖;光线适宜;屏风遮挡,保护产妇隐私。

4.物品准备　检查床、产前宫颈变化模型、屏风、临产记录表(产程图)、推车及治疗盘、无菌治疗碗 3 个、镊子 3 把、10％肥皂水棉球、无菌干棉球、冲洗壶、38～40 ℃温开水、0.5％碘伏棉球、橡胶单和治疗巾或一次性臀垫、便盆、无菌手套、洗手液、毛巾。

四、步骤

1.操作准备　衣帽整洁,洗手,备齐用物,携至产妇床旁。

2.检查者站在产妇右侧。

3.核对解释　核对产妇姓名、住院号,向产妇解释阴道检查的目的和过程,以取得配合。

4.屏风遮挡,注意保暖。

5.安置体位　协助产妇平卧于检查床上,臀下垫一次性臀垫,暴露外阴,两腿屈曲并分开。

6.常规会阴冲洗后,用 0.5％碘伏棉球消毒外阴。

7.检查者右手戴无菌手套,食、中两指伸入阴道内进行检查,拇指伸直,其余各指屈曲以利食、中两指伸入。

8.食、中两指向两侧摸清坐骨棘,判断胎先露的高低。

9.然后食、中两指的指腹侧触摸宫口,估计宫口开大情况;摸清宫颈边缘,判断宫颈的软硬度、厚薄度及有无水肿(图 1-3-5-1)。

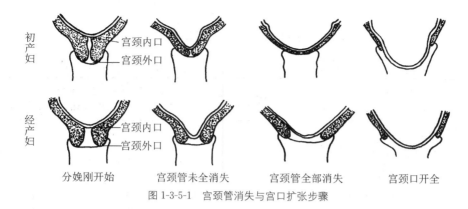

初产妇 宫颈内口 宫颈外口

经产妇 宫颈内口 宫颈外口

分娩刚开始　宫颈管未全消失　宫颈管全部消失　宫颈口开全

图1-3-5-1 宫颈管消失与宫口扩张步骤

10.必要时行骨盆内测量。

11.脱去手套,撤下臀垫,协助产妇穿好裤子。

12.整理床单位及用物。

13.向产妇说明检查情况,交代注意事项。

14.洗手,记录并绘制产程图。

请扫码观看教学视频:

阴道检查

五、注意事项

1.阴道检查频率

(1)一般情况下,宫口扩张<3厘米时,每2～4小时阴道指检1次。

(2)宫口扩张>3厘米时,每1～2小时阴道指检1次。

(3)如子宫收缩较频、较强,应随时增加检查次数,以及早了解宫颈口扩张及胎先露下降程度、是否破膜,确定胎方位等。

2.胎头下降的评估务必先行腹部触诊,后行阴道检查,排除头盆不称。

3.动作轻柔,手法正确,检查准确。注意保暖,保护产妇隐私。

4.操作中注意观察产妇的反应及面色,与产妇交流,询问产妇的感受。

5.若怀疑前置胎盘,应在有手术条件下慎重进行。

六、自我评价

1.是否明确阴道检查前的准备工作。

2.阴道检查的操作流程是否正确。

3.阴道检查的方法、体位(操作者、产妇)是否正确。

4.是否注意与产妇的交流,态度是否和蔼。

5.是否注意保暖,检查过程中是否注意尊重关爱产妇。

七、思考题

1.阴道检查的目的是什么?

2.阴道检查的内容包括哪些?

3.阴道检查时产妇的体位如何安置?

4.阴道检查时应注意哪些事项?

阴道检查评分标准

班级：_____　　学号：_____　　姓名：_____　　得分：_____

项目	考核内容		分值 (100分)	得分	备注
职业素养 (5分)	着装规范,仪表端庄		2		
	报告班级、姓名、操作项目		1		
	语言清晰,态度和蔼		2		
操作步骤 (80分)	评估 (5分)	产妇:确定预产期,评估会阴部及肛周情况、产妇检查配合程度	3		
		了解胎产式、胎方位、胎先露	1		
		环境是否符合操作要求	1		
	准备 (5分)	助产士准备:衣帽整洁,洗手	1		
		环境准备:安静,室内温度、光线适宜,屏风遮挡	1		
		用物准备:备齐用物,放置有序	2		
		产妇准备:排空膀胱	1		
	实施 (65分)	核对解释 (5分)：核对住院号和姓名,解释操作目的、过程	5		
		安置体位 (5分)：协助产妇平卧于检查床上,臀下垫一次性臀垫,暴露外阴,两腿屈曲并分开	5		
		碘伏棉球消毒外阴	4		
		检查者站于产妇的右侧,右手戴手套,食、中两指伸入阴道内进行检查,拇指伸直,其余各指屈曲以利食、中两指伸入	15		
		食、中两指向两侧摸清坐骨棘,判断胎先露的高低	5		
		食、中两指的指腹侧触摸宫口,估计宫口开大情况;摸清宫颈边缘,判断宫颈的软硬度、厚薄度及有无水肿	10		
		必要时行骨盆内测量	1		
		操作后处理 (20分)：脱去手套,撤下臀垫,协助产妇穿好裤子	5		
		整理床单位及用物,清洗双手	5		
		向产妇说明检查情况,交代注意事项	5		
		洗手,记录,并绘制产程图	5		
	评价 (5分)	询问产妇感觉	2		
		征求产妇意见	3		
操作质量 (7分)	操作流程正确		2		
	操作熟练		2		
	15分钟内完成操作		3		
人文关怀 (8分)	态度和蔼,语气温和		2		
	尊重产妇,重视与产妇的沟通		3		
	注意保暖,避免不必要的暴露,保护产妇隐私		3		

（林雪芳）

实训六　分娩球使用指导

| 实训目标 |

　　1.学会向产妇介绍使用分娩球的好处,使其充分了解。
　　2.掌握产妇使用分娩球的适应证和禁忌证。
　　3.学会指导产妇正确安全使用分娩球。

案例情景

　　张女士,23岁,已婚,G_1P_0,孕39周宫内妊娠,LOA,无妊娠合并症。现临产6小时,宫口开大2 cm,未破膜,宫缩每阵持续45秒,间隔3～4分钟,张女士希望能顺利经阴道分娩,但感觉腰背部疼痛厉害,向助产士寻求帮助,减轻疼痛。

一、目的

　　1.产前改善产妇呼吸和循环,减轻分娩疼痛,促进产程进展。
　　2.产前增强产妇骨盆底肌肉、韧带的弹性,促进自然分娩。
　　3.产后加速子宫复旧,促进形体恢复。

二、评估

　　1.产妇评估　评估产妇的精神状态、产程进展情况、宫缩情况、胎方位,有无使用分娩球的禁忌证,是否了解分娩球相关知识等。
　　2.环境评估　环境是否安全、安静,室温适宜,光线柔和,避免刺激性光源,播放轻缓柔和的音乐,避免尖锐物件刺破分娩球,避免在光滑地面使用。

三、准备

　　1.助产士(陪伴员)准备　着装整齐,摘掉手表等饰物,修剪指甲,洗手,戴手术圆帽。
　　2.环境准备　环境整洁、安全、安静,调节室温22～24 ℃,光线柔和,避免刺激性光源。避免尖锐物件,以免刺破分娩球。
　　3.物品准备　根据产妇身高选择大小合适的分娩球(直径65 cm或直径75 cm)、瑜伽垫、科普宣传视频、音乐播放设备。
　　4.产妇准备　排空膀胱,向产妇及家属解释使用分娩球运动的意义、方法、过程及注意事项,指导产妇配合。

四、步骤

　　1.操作准备　衣帽整洁,洗手,备齐用物。检查导乐室或产房环境是否符合要求。
　　2.核对解释　核对产妇姓名、住院号等基本信息,核实产妇产程进展情况、宫缩情况、胎方位、有无使用分娩球的禁忌证。
　　3.向产妇及家属播放导乐分娩的科普宣传视频,并解释使用分娩球运动的意义、方法、过程及注意事项,指导产妇配合。
　　4.播放舒缓轻柔的背景音乐。
　　5.平铺瑜伽垫于地板上,分娩球固定于瑜伽垫上。
　　6.嘱产妇排空膀胱后指导其进行不同体位分娩球的使用。
　　(1)坐位(图1-3-6-1):扶产妇直坐于球上,重心靠球后2/3部,双腿张开与肩同宽,双脚撑地,保持脊柱直立,膝关节弯曲成90°,两脚放在前方,两脚间距离为60～70 cm,宫缩期和间歇期均可利用腰肌上下、左右摇摆胯部,陪伴员轻托产妇腰部保持身体平衡,必要时按摩腰骶部。

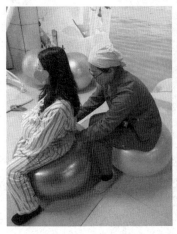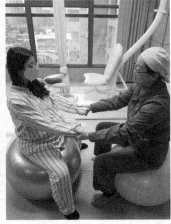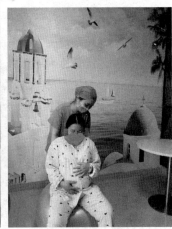

图 1-3-6-1　坐位

(2) 跪趴位(图 1-3-6-2):协助产妇跪于瑜伽垫上,双腿自然分开,同时上身趴下,头靠在分娩球上,双臂环绕抱住分娩球,保持身体前倾状态,左右摇摆髋关节,陪伴员可以按摩腰背部缓解产妇不适感。

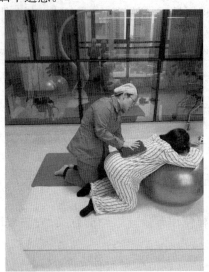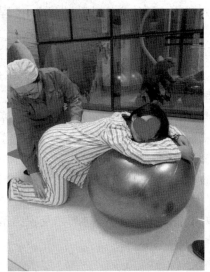

图 1-3-6-2　跪趴位

(3) 站趴位(图 1-3-6-3):放分娩球于桌面,协助产妇站着趴在分娩球上,两脚分开成 45°角,左右摇摆或转圈摇摆。

(4) 站立位(图 1-3-6-4):将分娩球放在产妇的腰背部作为支持,双腿自然打开,与肩同宽,双脚撑地,保持脊柱直立,左右、上下摇摆分娩球按摩背部,可明显减轻腰骶部疼痛。

7.观察产妇面色反应,严密监测胎心音变化和产程进展情况,交代产妇注意事项。

8.操作后处理　整理用物归位,洗手,记录产程进展情况。

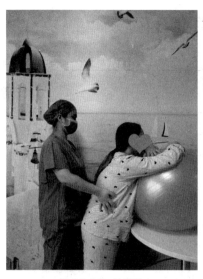
图 1-3-6-3　站趴位

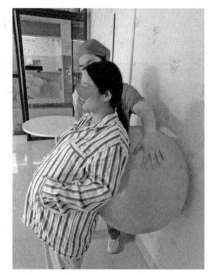
图 1-3-6-4　站立位

五、注意事项

1. 根据产妇身高选择大小合适的分娩球,分娩球充气状态为 $85\%\sim95\%$。

2. 使用分娩球前产妇需穿防滑的鞋子。

3. 陪伴员要固定分娩球,避免球体滚动,注意防止产妇摔倒。

4. 适时指导产妇进食和排大小便。

5. 每个体位持续时间以 $10\sim15$ 分钟为宜,以产妇感觉舒适为准。

6. 使用分娩球时需严密监测胎心音变化和产程进展情况并记录。

7. 产妇宫口开全后停止使用分娩球。

8. 胎膜已破者如需使用分娩球,必须确保胎头已入盆、衔接良好且无头盆不称。

六、自我评价

1. 与产妇沟通有效,产妇配合良好。

2. 关心体贴产妇,产妇感觉舒适,对整个操作过程满意。

3. 有效缓解宫缩疼痛,帮助纠正胎方位或有效促进产程进展。

4. 产程观察密切,未增加母儿分娩风险。

七、思考题

1. 导乐陪伴分娩应具备的条件有哪些?

2. 导乐分娩的好处有哪些?

3. 导乐前如何评估?

分娩球使用指导评分标准

班级：_____ 学号：_____ 姓名：_____ 得分：_____

项目	考核内容			分值(100分)	得分	备注
职业素养(5分)	着装规范,仪表端庄			2		
	报告班级、姓名、操作项目			1		
	语言清晰,态度和蔼			2		
操作步骤(80分)	评估(5分)	产妇	评估产妇的精神状态、产程进展情况、宫缩情况、胎方位,有无使用分娩球禁忌证,是否了解分娩球相关知识等	3		
		环境	环境是否安全、安静,室温适宜,光线柔和,避免刺激性光源,播放轻缓柔和的音乐,避免尖锐物件刺破分娩球,避免在光滑地面使用	2		
	准备(5分)	助产士(陪伴员)准备:着装整齐,摘掉手表等饰物,修剪指甲,洗手,戴手术圆帽		1		
		环境准备:环境整洁、安全、安静,调节室温22～24 ℃,光线柔和,避免刺激性光源。避免尖锐物件,以免刺破分娩球		1		
		物品准备:根据产妇身高选择大小合适的分娩球(直径65 cm或直径75 cm)、瑜伽垫、科普宣传视频、音乐播放设备		2		
		产妇准备:排空膀胱,向产妇及家属解释使用分娩球运动的目的、方法、过程及注意事项,指导产妇配合		1		
	实施(65分)	核对解释	核对产妇姓名、住院号等基本信息,核实产妇产程进展情况、宫缩情况、胎方位、有无使用分娩球的禁忌证	4		
		向产妇及家属播放导乐分娩的科普宣传视频,并解释使用分娩球运动的意义、方法、过程及注意事项,指导产妇配合		3		
		播放舒缓轻柔的背景音乐		1		
		平铺瑜伽垫于地板上,分娩球固定于瑜伽垫上		2		
		嘱产妇排空膀胱后指导其进行不同体位分娩球的使用	(1)坐位	扶产妇直坐于球上,重心靠球后2/3部,双腿张开与肩同宽,双脚撑地,保持脊柱直立,膝关节成90°,两脚放在前方,两脚间距离为60～70 cm,宫缩期和间歇期均可利用腰肌上下、左右摇摆胯部,陪伴员轻托产妇腰部保持身体平衡,必要时按摩腰骶部	12
			(2)跪趴位	协助产妇跪于瑜伽垫上,两膝盖戴护膝,双腿自然分开,同时上身趴下,头靠在分娩球上,双臂环绕抱住分娩球,保持身体前倾状态,左右摇摆髋关节,陪伴员可以按摩腰背部缓解产妇不适感	12
			(3)站趴位	放分娩球于床上桌面,协助产妇站着趴在分娩球上,两脚分开45°角,左右摇摆或转圈摇摆	12
			(4)站立位	左右、上下摇摆分娩球按摩背部,可明显减轻腰骶部疼痛	12

续表

项目		考核内容	分值 (100分)	得分	备注
操作步骤 (80分)	实施 (65分)	观察产妇面色反应,严密监测胎心音变化和产程进展情况,交代产妇 注意事项	5		
		操作后处理:整理用物归位,洗手,记录产程进展情况	2		
	评价 (5分)	与产妇沟通有效,产妇配合良好	1		
		关心体贴产妇,产妇感觉舒适,对整个操作过程满意	2		
		有效缓解宫缩疼痛,帮助纠正胎方位或有效促进产程进展	1		
		产程观察密切,未增加母儿分娩风险	1		
操作质量 (8分)		分娩球使用正确	4		
		操作熟练,指导正确有效	4		
人文关怀 (7分)		态度和蔼,语气温和,尊重产妇,重视与产妇的沟通	2		
		注意保护产妇的安全,防止产妇摔倒	2		
		密切关注胎心变化和产程进展情况,保证母儿安全	3		

（黄华英）

实训七　拉玛泽呼吸指导

┃ 实训目标 ┃

1. 掌握拉玛泽呼吸法在各个产程中的应用技巧。
2. 学会指导产妇正确运用拉玛泽呼吸法减轻分娩紧张情绪,有效缓解疼痛。

案例情景

范女士,31 岁,已婚,G_1P_0,孕 39^{+5} 周,ROA,无妊娠合并症。现临产 10 小时,宫口开大 5 cm,每阵宫缩持续 50 秒,间隔 2~3 分钟,范女士希望能经阴道自然分娩,但难以承受宫缩疼痛,向助产士寻求帮助减轻分娩疼痛。请问:作为一名助产士你该如何帮助范女士? 如何实施?

一、目的

1. 子宫收缩时,能主动地运用呼吸技巧,恰当地放松肌肉,减少子宫收缩引起的疼痛。
2. 减少产妇对分娩的恐惧,减轻紧张焦虑情绪,增强自然分娩的信心。

二、评估

1. 产妇评估　评估产妇的精神状态、产程进展情况、宫缩情况、胎方位。产妇已获得有关分娩方面的知识,无使用拉玛泽呼吸减痛技术禁忌证。
2. 环境评估　环境安全、安静,温、湿度适宜,光线柔和,避免刺激性光源,播放轻缓柔和的音乐。

三、准备

1. 助产士准备　着装整齐,摘掉手表等饰物,修剪指甲,洗手,戴口罩、帽子。
2. 环境准备　环境整洁、安全、安静,调节室温 22~24 ℃,光线柔和,避免刺激性光源。
3. 物品准备　瑜伽垫、科普宣传视频、音乐播放设备。
4. 产妇准备　排空膀胱,向产妇及家属解释使用拉玛泽呼吸法减痛技巧的目的,取得产妇配合。

四、步骤

1. 操作准备　衣帽整洁,洗手,戴口罩、手术帽,备齐用物。检查导乐室或产房环境是否符合要求。
2. 核对解释　核对产妇姓名、住院号等基本信息。核实产妇产程进展情况、宫缩情况和疼痛部位、程度以及自理能力、合作程度和耐受力,有无使用拉玛泽呼吸减痛技术禁忌证。
3. 向产妇及家属播放导乐分娩的科普宣传视频,并解释使用拉玛泽呼吸减痛技术的意义、方法及注意事项,指导产妇配合。
4. 播放舒缓轻柔的背景音乐。
5. 将瑜伽垫平铺于地板上或硬板床上。
6. 嘱产妇排空膀胱后取舒适体位,或协助产妇取仰卧位,注意保暖,必要时屏风遮挡。
7. 对产妇进行拉玛泽呼吸法技术指导。

(1) 廓清式呼吸:即深呼吸,全身肌肉放松,每一阵宫缩前后均需做此呼吸。产妇取坐位或者平躺,眼睛注视一个定点,身体完全放松,用鼻子慢慢吸气至肚子,坚持 5~8 秒,然后用嘴唇像吹蜡烛一样慢慢呼气,5~8 秒内吐完(图 1-3-7-1)。

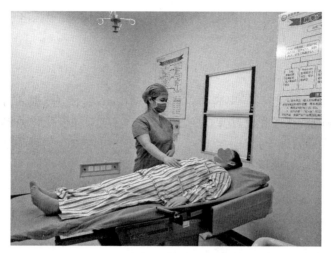

图 1-3-7-1　廓清式呼吸

（2）胸式呼吸初步阶段：宫口开大 0～3 cm，即潜伏期时使用。由鼻孔吸气，由口吐气，腹部保持放松，每分钟 6～9 次吸吐，每次速度平稳，吸呼气量均匀（图 1-3-7-2）。

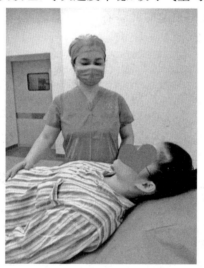

图 1-3-7-2　胸式呼吸初步阶段

助产士在产妇宫缩时喊口令：

宫缩开始

廓清式呼吸

吸二三四，吐二三四；吸二三四，吐二三四……

廓清式呼吸

宫缩结束

（3）浅而慢加速呼吸：加速阶段，宫口开大 4～8 cm 时使用。由鼻孔吸气，由口吐气，随子宫收缩增强而加速呼吸，随子宫收缩减弱而减缓呼吸。

助产士在产妇宫缩时喊口令：

宫缩开始

廓清式呼吸

吸二三四,吐二三四;吸二三,吐二三;吸二吐二;吸吐……;吸二吐二;吸二三,吐二三;
吸二三四,吐二三四

廓清式呼吸

宫缩结束

(4)浅的呼吸:在宫缩强且频率高,宫口开 8~10 cm 时使用。微张嘴吸吐(发出"嘻嘻嘻"音),保持高位呼吸,在喉咙处发音,呼吸速度依子宫收缩强度变化而调整,吸及吐的气量一样,避免换气过度导致碱中毒,连续 4~6 个快速吸吐再大力吐气,重复至宫缩结束。

助产士在产妇宫缩时喊口令:

宫缩开始

廓清式呼吸

吸吸吸吸吐,吸吸吸吸吐,吸吸吸吸吐,吸吸吸吸吐……

廓清式呼吸

宫缩结束

(5)闭气用力运动:宫口开全后,指导产妇往下用力时使用。产妇双膝屈曲,两腿分开(坐位者双脚抬高放椅子或沙发上,臀部尽量移到椅子边缘),手握住椅子的脚或产床扶手,大口吸气后闭气往下用力,头略抬起向肚脐看,下巴向前缩,尽可能憋气 20~30 秒,吐气后马上再憋气用力直到宫缩结束(图 1-3-7-3)。

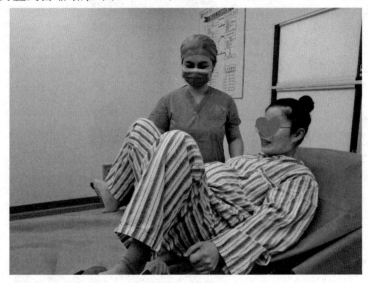

图 1-3-7-3　闭气用力运动

助产士在产妇宫缩时喊口令:

宫缩开始

廓清式呼吸

吸气、憋气、往下用力、用力……吐气、吸气、憋气、往下用力、用力……吐气……

廓清式呼吸

宫缩结束

(6)哈气运动:不能往下用力,却又不由自主想用力时使用。宫口未完全扩张而有强烈的便意感并想用力时或当胎头娩出 2/3 时,此时用哈气运动,以避免造成子宫颈水肿或会阴撕裂。方法：全身放松，嘴巴张开，像喘息式地急促呼吸。

8.记录呼吸指导时间及效果。

五、注意事项

1.让产妇了解分娩先兆及分娩过程，以配合呼吸技巧并应用。

2.妊娠满7个月后开始练习呼吸技巧，需反复练习至技巧熟练。

3.闭气运动练习时只需模拟即可，注意不要真的往下用力。

4.在医护人员的指导下进行，运动前先排空膀胱，穿宽松的衣服，在硬板床或地板上进行。移走危险或可能发出声响影响待产妇放松的物品。注意保暖，保护产妇的隐私。

5.有以下高危情况者禁忌：① 妊娠合并症、并发症，如前置胎盘、妊娠高血压疾病等；② 自然流产史、习惯性流产史，有早产征兆、胆汁淤积症等；③ 内科合并症，如合并心脏病、肝肾脏疾病、甲亢、糖尿病等；④ 外科合并症，如扭伤、摔伤等；⑤ 有不适症状，如头痛、腹痛、出血性疾病或心动过速、心律不齐等；⑥ 其他产科医师认为不适合者。

6.分娩过程中使用拉玛泽呼吸法镇痛的同时需严密监测胎心音变化和产程进展情况并记录。

六、自我评价

1.与产妇沟通有效，产妇配合良好。

2.关心体贴产妇，产妇感觉舒适，对整个操作过程满意。

3.熟练掌握拉玛泽呼吸减痛法，能正确指导产妇运用拉玛泽呼吸减痛法进行训练。

4.产程观察密切，未增加母儿分娩风险。

七、思考题

1.拉玛泽呼吸减痛法一般什么时候开始训练？

2.哪些情况不宜做拉玛泽呼吸减痛法训练？

拉玛泽呼吸指导评分标准

班级：_____　学号：_____　姓名：_____　得分：_____

项目	考核内容		分值 (100分)	得分	备注
职业素养 (5分)	着装规范,仪表端庄		2		
	报告班级、姓名、操作项目		1		
	语言清晰,态度和蔼		2		
操作步骤 (80分)	评估 (5分)	产妇评估:评估产妇的精神状态、产程进展情况、宫缩情况、胎方位,无使用拉玛泽呼吸减痛技术禁忌证	3		
		环境评估:环境安全、安静,温、湿度适宜,光线柔和,避免刺激性光源,播放轻缓柔和的音乐	2		
	准备 (5分)	助产士准备:着装整齐,摘掉手表等饰物,洗手、戴口罩、手术帽	1		
		环境准备:环境整洁、安全、安静,调节室温22~24 ℃,光线柔和,避免刺激性光源	1		
		物品准备:瑜伽垫、科普宣传视频、音乐播放设备	2		
		产妇准备:排空膀胱			
	实施 (65分)	操作准备	衣帽整洁,洗手、戴口罩、手术帽,备齐用物。检查导乐室或产房环境是否符合要求	2	
		核对解释	核对产妇姓名、住院号等基本信息。核实产妇产程进展情况、宫缩情况和疼痛部位、程度以及自理能力、合作程度和耐受力,有无使用拉玛泽呼吸减痛技术禁忌证	3
		向产妇及家属播放导乐分娩的科普宣传视频,并解释使用拉玛泽呼吸减痛技术的意义、方法及注意事项,指导产妇配合	3		
		播放舒缓轻柔的背景音乐	1		
		将瑜伽垫平铺于地板或硬板床上	1		
		安置体位	嘱产妇排空膀胱后取舒适体位,或协助产妇取仰卧位,注意保暖,必要时屏风遮挡	1
		廓清式呼吸	使用时机:每一阵宫缩前后	3
			方法:全身肌肉放松,用鼻子慢慢吸气至腹部,用嘴唇像吹蜡烛一样慢慢呼气	6
		胸式呼初步阶段	使用时机:宫口开大0~3 cm,即潜伏期时使用	3
			方法:腹部保持放松,由鼻孔吸气,由口吐气,每分钟6~9次吸吐,每次速度平稳,吸呼气量均匀	6
		浅而慢加速呼吸(加速阶段)	使用时机:宫口开大4~8 cm时	3
			由鼻孔吸气,由口吐气,随子宫收缩增强而加速,随其减弱而减缓	6
		浅的呼吸	使用时机:宫缩强且频率高,宫口开8~10 cm时	3
			微张嘴吸吐(发出"嘻嘻嘻"音),保持高位呼吸,在喉咙处发音,呼吸速度依子宫强度调整,吸及吐的气量一样,避免换气过度,连续4~6个快速吸吐再大力吐气,重复至宫缩结束	6

续表

项目			考核内容	分值(100分)	得分	备注
操作步骤(80分)	实施(65分)	闭气用力运动	使用时机:宫口开全后,指导产妇往下用力时	3		
			双膝屈曲,两腿分开,手握住椅子的脚或产床扶手,大口吸气后闭气往下用力,头略抬起向肚脐看,下巴向前缩,憋气20~30秒,吐气后马上再闭气用力直到宫缩结束	6		
		哈气运动	使用时机:不能往下用力,却又不由自主想用力时	3		
			全身放松,嘴巴张开,像喘息式的急促呼吸	6		
	评价(5分)		与产妇沟通有效,产妇能正确运用拉玛泽呼吸减痛法进行训练	2		
			关心体贴产妇,产妇感觉舒适,对整个操作过程满意	2		
			产程观察密切,未增加母儿分娩风险	1		
操作质量(7分)			操作步骤正确	2		
			操作方法正确	2		
			15分钟内完成操作	3		
人文关怀(8分)			态度和蔼,语气温和	2		
			尊重产妇,重视与产妇的沟通	3		
			操作中关爱产妇,尽量减轻产妇的痛苦	3		

(郑荔榕)

实训八　导乐陪伴分娩

| 实训目标 |

1. 掌握导乐分娩在产程中的应用技巧。

2. 学会指导产妇正确运用、配合导乐分娩，提高产妇分娩舒适度，有效缓解分娩痛苦，增加自然分娩成功率。

案例情景

陈女士，36 岁，G_1P_0，孕 38^{+5} 周，宫内妊娠，近 2 天自觉胎动减弱，经产科门诊检查收住院。入院后行 OCT 试验，试验后诱发自主宫缩，阵痛 8 小时宫口扩张 3 cm，陈女士非常紧张，感觉自己疲惫不堪，寻求助产士帮助。

一、目的

1. 降低产妇焦虑、紧张、孤独、陌生感，促进产妇获得积极的情感体验。

2. 帮助产妇树立分娩信心，增进产妇舒适度，减轻分娩疼痛与痛苦，缩短产程，增加自然分娩成功率。

二、评估

1. 产妇评估　询问孕期检查地点，是否参加过孕妇学校的学习，了解饮食及排泄情况，观察产妇形态、表情、语言表达能力及应对疼痛方式，评估情感状态、宫缩疼痛程度与自理能力。

2. 环境评估　待产室和产房保持安静舒适，温湿度适宜，光线柔和，避免强光刺激。待产室应有扶手栏杆和足够的空间供产妇自由走动，提供椅子、靠垫、分娩球等。

三、准备

1. 导乐助产士准备　着装整齐，摘掉手表等饰物，修剪指甲，洗手，戴口罩、手术帽。

2. 环境准备　环境整洁、安全、安静，调节室温 22～24 ℃，光线柔和，避免刺激性光源，播放舒缓轻柔的背景音乐。

3. 物品准备　瑜伽垫、科普宣传视频、音乐播放设备、多普勒胎心仪、分娩球、桌椅、毛巾、纸巾、水杯、小折扇、暖水袋以及食物（如红牛饮料及巧克力）等，并放置在合适的位置。

4. 产妇准备　排空膀胱。

四、步骤

1. 操作准备　衣帽整洁，洗手，戴口罩、手术帽，备齐用物，检查导乐室或产房环境是否符合要求。

2. 核对解释　核对产妇姓名、住院号等基本信息，核实产妇产程进展情况、宫缩情况、疼痛程度以及自理能力、合作程度和耐受力，有无使用导乐分娩禁忌证。

3. 向产妇及家属播放导乐分娩的科普宣传视频，解释陪伴分娩的目的，介绍环境及用物的使用方法，以取得产妇配合。鼓励及建议丈夫参与产妇分娩。

4. 播放舒缓轻柔的背景音乐，嘱产妇排空膀胱后取舒适体位开始冥想，自如呼吸减痛。

5. 导乐员守护在产妇身边，及时协助产妇完成各种需要，如进食、擦汗、排便等。

6. 讲解分娩的过程和检查的必要性，及时告知胎心率和产程进展情况，消除产妇担心和疑虑。

7.告之分娩疼痛的必然性,鼓励产妇积极配合各种非药物减痛法,指导、协助产妇采取舒适体位,配合进行各种非药物减痛法减轻分娩痛苦。

(1)自由体位:随产妇的意愿或产程进展的需要采取卧、坐、跪、立、行走等各种不同的体位(详见本节"实训九 产程中的体位管理")。

(2)分娩球运动:根据产妇意愿协助产妇使用分娩球进行运动减轻疼痛,促进产程进展。

(3)拉玛泽呼吸减痛法:指导产妇使用拉玛泽呼吸减痛法减轻分娩疼痛。

(4)热敷:提供温热毛巾、热水袋、电热宝等,热敷产妇下腹部耻骨联合、腹股沟、大腿、腰骶部、肩膀或会阴部。注意避免烫伤,热物温度不能太高,使用前可在手前臂内侧感觉热度,太热时不能直接接触产妇皮肤,使用过程中随时询问产妇感受。

(5)冷敷:若产妇痔疮明显,可使用冰袋冷敷肛门处减轻痔疮疼痛,亦可用冷湿毛巾或冷瓶子滚动冷敷腰骶部缓解疼痛;用冷湿毛巾擦拭产妇的脸、手或胳膊可使产妇感觉凉爽、舒适。

(6)触摸与按摩:多种形式的触摸,包括轻拍产妇的肩膀或握住产妇的手,轻抚产妇的脸或头发等;按摩产妇感觉疼或疲劳的部位,如手、脚、头部、肩膀或骶尾部。按摩没有统一的手法,可以辅助精油或润肤油,以产妇感觉舒适的方法和力度为准。

(7)指压:按压产妇的虎口穴和三阴交穴(脚内踝向上四指宽处,胫骨内侧缘后方),可加强宫缩而不增加疼痛;按压骶尾部(图 1-3-8-1),缓解骶尾部疼痛。

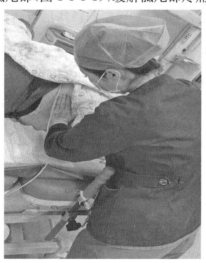

图 1-3-8-1 按压骶尾部减轻疼痛

(8)水疗:使用淋浴或池浴或直接用温水喷淋在产妇想喷淋的部位(如腰背部、下腹、会阴部等)以减轻疼痛。

8.心理护理

(1)及时评估产妇的情绪变化:通过询问、倾听及对产妇言行举止的观察了解产妇的心理状态。如宫缩时保持平静无声的产妇可能实际上内心极度痛苦或勉强维持着表面的镇静,而宫缩时大喊大叫的产妇可能感觉更好,因为她懂得表达或释放自己的感受。

(2)提供舒适的感官刺激:待产室光线柔和,播放产妇喜欢的音乐,提供产妇喜欢的果汁或冷饮,适当给予按摩、抚慰等。

(3)增强产妇信心:鼓励产妇说出自己的感受并耐心解释,不断地正面称赞产妇:"你真棒!加油!""很快就能见到孩子了,再坚持一会。"

9.指导帮助产妇进食易消化、不产气食品,及时饮水,提醒排尿。

10.第二产程,指导产妇有效用力,加快产程,给产妇全方位的生活护理,如擦汗、饮水和补充能量以快速增加体力;在产妇宫缩间歇期,对其腿部肌肉进行按摩放松,避免腿部抽筋和酸软;指导产妇与助产士密切配合,保障产妇和孩子的安全。

11.胎儿娩出后,与产妇分享快乐和幸福,稳定产妇的情绪。

12.产后2小时内,为产妇清洁皮肤,更换衣服,指导正确的母乳喂养,帮助新生儿成功吸吮母乳,及时按摩子宫,防止产后大出血。

13.整理用物归位,洗手。

14.记录导乐分娩过程。

五、注意事项

1.准确评估产妇情感状态,适时给予情感支持,避免引起产妇反感。

2.适时补充水分和食物,保证分娩过程充足的能量和体力,避免过于饱胀而致呕吐。

3.准确如实告知产程进展和胎心情况,切勿提供不实信息。

4.及时捕捉产妇体位更换迹象,给予支持和协助,不可随意打断或阻止。

5.导乐不能超越职权范围,不能妨碍助产士及其他专业人员工作。

6.发现产妇有异常情况时,及时向医师及助产士呼叫求助。

7.保持环境安静,避免嘈杂,及时遮盖产妇裸露的身体,注意保暖,注意保护产妇的隐私。

六、自我评价

1.与产妇沟通有效,产妇配合良好,使产妇树立对分娩的信心。

2.与产妇建立起良好的关系,关心体贴产妇,照护体贴入微,产妇感觉舒适,对整个操作过程满意。

3.熟练掌握导乐的技巧,能正确指导产妇运用分娩减痛法,提高产妇分娩舒适度。

七、思考题

1.导乐陪伴分娩应具备什么条件?

2.导乐分娩的好处有哪些?

3.导乐前如何评估?

导乐陪伴分娩评分标准

班级：_____　学号：_____　姓名：_____　得分：_____

项目	考核内容			分值 (100 分)	得分	备注
职业素养 (5 分)	着装规范,仪表端庄			2		
	报告班级、姓名、操作项目			1		
	语言清晰,态度和蔼			2		
操作步骤 (80 分)	评估 (5 分)	产妇评估:产妇对分娩过程的了解情况,了解产妇的饮食及排泄情况,观察产妇形态、表情、语言表达能力及应对疼痛方式,评估情感状态、宫缩疼痛程度与自理能力		3		
		环境评估:保持安静舒适,温湿度适宜,光线柔和,避免强光刺激,符合操作要求		2		
	准备 (5 分)	导乐助产士准备:着装整齐,摘掉手表等饰物,修剪指甲,洗手,戴口罩、手术帽。		1		
		环境准备:环境整洁、安全、安静,调节室温 22~24 ℃,光线柔和,避免刺激性光源,播放舒缓轻柔的背景音乐		1		
		物品准备:瑜伽垫、科普宣传视频、音乐播放设备、多普勒胎心仪、分娩球、桌椅、毛巾、纸巾、水杯、小折扇、暖水袋以及食物(如红牛饮料及巧克力)等,并放置在合适的位置		2		
		产妇准备:排空膀胱		1		
	实施 (65 分)	核对 (2 分)	核对产妇姓名、住院号等基本信息,核实产妇产程进展情况、宫缩情况和疼痛程度以及自理能力、合作程度和耐受力,有无使用导乐分娩禁忌证	2		
		讲解(3 分)	向产妇及家属播放导乐分娩的科普宣传视频,解释陪伴分娩的目的,介绍环境及用物使用方法,以取得产妇配合。鼓励及建议丈夫参与产妇分娩	3		
		音乐与冥想:播放舒缓轻柔的背景音乐,嘱产妇排空膀胱后取舒适体位开始冥想,自如呼吸减痛		2		
		守护在产妇身边,及时协助产妇完成各种需要,如进食、擦汗、排便等		2		
		讲解产程进展和检查的必要性,及时告知胎心率和产程进展情况,消除产妇担心和疑虑		3		
		告之分娩疼痛的必然性,鼓励产妇积极配合各种非药物减痛法,指导、协助产妇采取舒适体位,配合进行各种非药物减痛法减轻分娩痛苦		3		
		自由体位		5		
		分娩球运动		5		
		拉玛泽呼吸减痛法		5		
		热敷		4		
		冷敷		4		
		触摸与按摩		4		
		指压		4		
		水疗		4		

续表

项目		考核内容	分值 (100分)	得分	备注
操作步骤 (80分)	实施 (65分)	骶尾部按压	4		
		淋浴	4		
		心理安慰措施:导乐员应及时捕捉产妇的心理状态,提供有利的心理安慰措施,使产妇尽可能愉快地度过产程	5		
		整理用物归位,洗手	1		
		记录导乐分娩过程	1		
	评价 (5分)	询问产妇感受	2		
		征求产妇意见	3		
操作质量 (7分)		操作步骤正确	2		
		操作手法正确	2		
		15分钟内完成操作	3		
人文关怀 (8分)		态度和蔼,语气温和	2		
		尊重产妇,重视与产妇的沟通	3		
		操作中关爱产妇,尽量减轻产妇的痛苦	3		

(欧候敏)

实训九 产程中的体位管理

| 实训目标 |

　　1. 熟练掌握产程中体位管理的内容,能提供给产妇准确的分娩信息,指导产妇在分娩时积极主动地采取适宜的体位促进正常产程进展。

　　2. 了解如何采取适宜的体位,纠正潜在或已确诊的胎头位置异常,促进阴道分娩。

　　3. 学会营造一个科学的、舒适的分娩环境,增加产妇分娩舒适度。

案例情景

　　某产妇,28 岁,孕 39^{+5} 周,G_1P_0,无妊娠合并症及并发症,头位,胎儿体重预测 3500 g,宫口开大 6 cm,胎头 S^{-1},胎胞突,触诊胎头大囟位于 2 点处,胎头在骨盆内偏斜。宫缩良好。产妇侧卧在床上,时而抬高上腿,时而起身下床站立,宫缩期双手紧握床栏,身体胡乱摇摆。时有下蹲或抬腿,表情痛苦,大声喊叫,间歇期卧在床栏上不动,少语,疲乏,双眼无神。产妇有哪些体位改变? 如何去指导增加其舒适感?

一、目的

　　1. 产妇采取适宜的体位,促进胎轴与骨盆轴一致,有利于胎儿下降、旋转与娩出,促进正常产程进展。

　　2. 矫正潜在或已经存在的胎头位置异常,促进阴道自然分娩。

　　3. 营造一个科学、舒适的分娩环境,增加产妇分娩舒适度。

二、评估

　　1. 产妇评估　观察产妇的精神状态,产程进展情况,有无胎位异常、宫缩乏力、产程异常、宫颈水肿。评估产妇体位需求与变化,如手、腿或躯体的动作,及时提供支持或支撑。

　　2. 支持工具评估　有可以使用且安全的工具以及陪伴者。如侧卧式不对称体位时,需要陪伴者以手支撑产妇抬高的腿;站立式产妇上身向前倾屈位时,需要身高合适的陪伴者、桌椅、床栏或墙壁等。

　　3. 环境评估　环境优美、舒适,温度合适,地板防滑。

　　4. 助产士的评估　产妇与助产士是否建立信任,沟通有效,产妇感受到尊重、放心。

三、准备

　　1. 助产士准备　着装整齐,摘掉手上饰物,修剪指甲,洗手,戴口罩、手术帽。

　　2. 环境准备　环境整洁、宽敞、安静,调节室温 22～24 ℃,光线柔和,使用的工具安全,地板防滑。

　　3. 产妇准备　排空膀胱,心情愉快。

　　4. 用物准备　根据体位需要准备分娩球、枕头、桌椅凳、床栏杆或其他专用工具,并将用物放在合适的位置(图 1-3-9-1)。

四、步骤

　　1. 操作准备　助产士衣帽整洁,洗手,戴口罩、帽子,面带微笑。备齐用物,检查待产室或产房环境是否符合要求。

　　2. 核对解释　核对产妇姓名、住院号等基本信息,观察产妇的精神状态,产程进展情况,有无胎位异常、宫缩乏力、宫颈水肿。评估产妇体位需求与变化,宫缩情况和疼痛程度,以及自理能力、合作程度,有无体位管理的禁忌证。

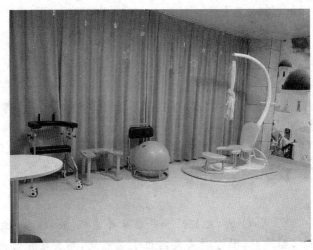

图 1-3-9-1   多功能导乐分娩设备

3. 向产妇和陪伴者解释操作目的及步骤,介绍环境及用物使用方法,取得配合。

4. 不同体位管理

(1) 侧卧位:产妇侧卧于床上,双臂和膝盖放松,在两腿之间和背部各放一个枕头(图 1-3-9-2)。第二产程中可用侧卧位用力,协助者从其背侧用手臂协助产妇在上方侧下肢屈髋屈膝(图 1-3-9-3)。

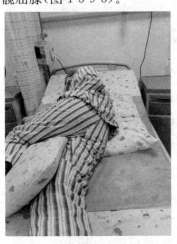

图 1-3-9-2   侧卧位

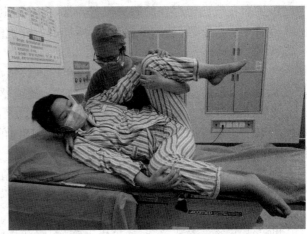

图 1-3-9-3   第二产程侧卧位用力

(2) 侧俯卧位:产妇面向一边侧躺,身体前倾,下方一侧下肢尽可能伸直;上方侧下肢弯曲成 90°,并用一两个枕头垫起来,身体就像一个转轴,不完全地转向前方(图 1-3-9-4)。

注意事项:利用卧位纠正胎方位时应注意侧卧位与侧俯卧位时重力对胎儿的影响是不同的。胎儿枕后位时,如果产妇是侧卧位,应该面向胎背和胎枕侧躺;如果产妇是侧俯卧位,应该面向胎枕对侧躺,如胎儿枕左后应指导产妇采取左侧卧位或右侧俯卧位。

(3) 侧卧位弓箭步:产妇侧卧位时,上面的脚用力蹬在产床脚蹬或陪伴者胯部,宫缩时陪伴者前倾身体向产妇的脚轻微用力,使产妇胯部和膝盖弯曲,将产妇的腿保持在更弯曲的位置(图 1-3-9-5)。该体位可改变骨盆性状,增加枕后位或倾势不均胎儿旋转的机会。

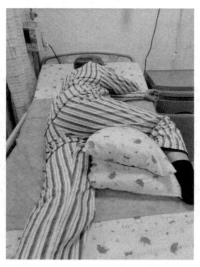

图 1-3-9-4 侧俯卧位

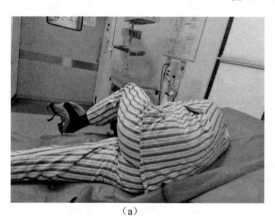

（a）

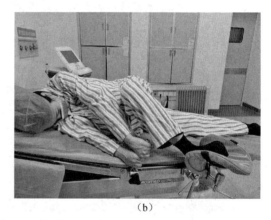

（b）

图 1-3-9-5 侧卧位弓箭步

（4）半卧位：产妇坐着，上身与床夹角＞45°（图 1-3-9-6），产妇产程进展良好且喜欢采取这种体位时可采取该体位，若胎儿枕后位或胎儿宫内窘迫则不能采取该体位。

（5）坐位：产妇上身垂直或上身前倾坐于床上、椅子、分娩球上（图 1-3-9-7）。

该体位有利于借助重力优势作用，促进胎先露下降、枕后位胎儿旋转及易于进行腰部按摩。若采取该体位半小时后产程仍无进展需考虑更换体位。

（6）站位：产妇站立，上身前倾趴在支持物上，产妇亦可同时左右摇摆骨盆（图 1-3-9-8）。该体位增大骨盆入口，促进枕后位胎儿旋转，借助于重力优势作用，促进产程进展。产妇因为疼痛加剧不愿继续采取该体位时可考虑更换体位。

（7）蹲位：产妇双脚站在地板或床上，双手扶住床栏或陪伴者协助采取低蹲位或半蹲位（图 1-3-9-9）。该体位主要在第二产程采取，可增大骨盆出口径线，增加产妇用力欲望，促进胎儿下降，但若产妇踝关节有严重损伤、关节炎或腿部无力时不能采取该体位。

（8）跪位：产妇跪于床上或地板上，膝下垫上软垫或戴护膝，上身前倾趴在床背、分娩球、陪伴者或其他支持物上（图 1-3-9-10）。

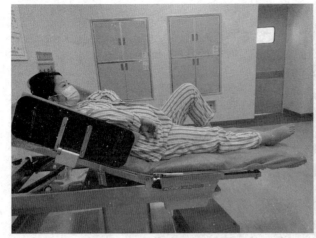
（a）半卧位

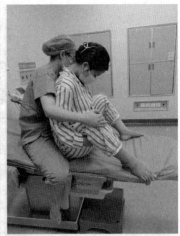
（b）半卧位用力

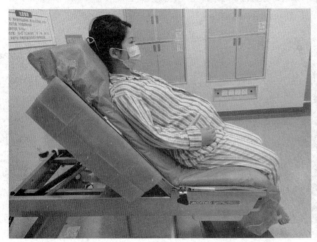
（c）升起床背半卧位

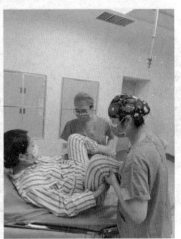
（d）同伴支撑大腿半卧位

图 1-3-9-6　半卧位

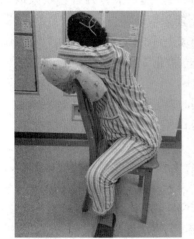
（a）前倾坐位

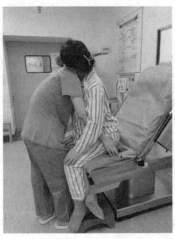
（b）陪伴支持下垂直坐位

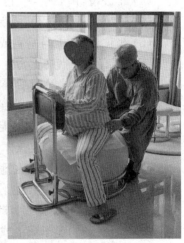
（c）分娩球上垂直坐位

图 1-3-9-7　坐位

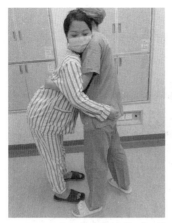 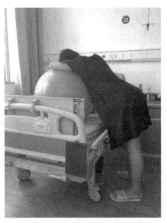

（a）依靠同伴站住　　　　　　　　（b）趴分娩球站位

图 1-3-9-8　站位

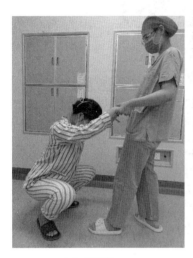 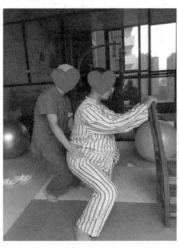 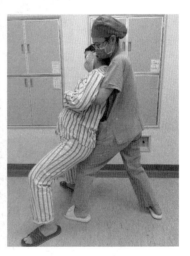

（a）低蹲位　　　　　　　　　（b）半蹲位(1)　　　　　　　　　（c）半蹲位(2)

图 1-3-9-9　蹲位

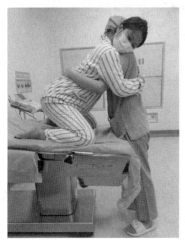 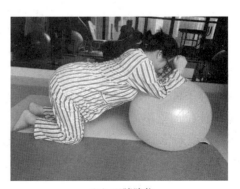

（a）上身向前倾跪位　　　　　　　　（b）双膝跪位

图 1-3-9-10　跪位

（9）手膝位：产妇双膝跪于床上或地板上（戴护膝），身体前倾，双手掌或双拳着地支撑自己（图 1-3-9-11）。当胎儿枕后位、宫颈前唇消失缓慢或产妇感觉该体位较舒适时可采取该体位。

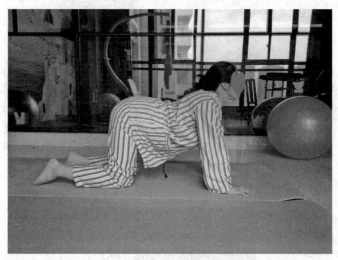

图 1-3-9-11　手膝位

（10）膝胸卧位：产妇双膝和前臂着地，胸部紧贴地板，双臀高于胸部，前臂支撑起身体重量（图 1-3-9-12）。该体位可预防脐带脱垂或发生脐带脱垂后减轻先露对脐带的压力。

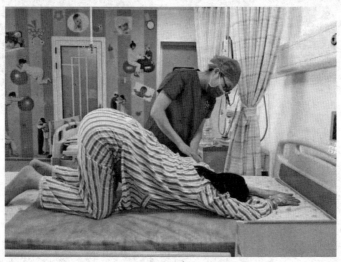

图 1-3-9-12　膝胸卧位

（11）不对称式体位：产妇采取坐、站、跪，一侧膝盖和臀部放松，该侧脚抬高，与另一只脚不在同一水平面上（图 1-3-9-13）。该体位可改变骨盆性状，有助于胎头旋转，纠正胎方位。当产妇感觉该体位加重不适时则不采取。

（12）慢舞：产妇依靠在陪伴者身上，与陪伴者面对面站立，从一边到另一边慢慢摇摆身体（图 1-3-9-14）。产妇摇摆时骨盆关节发生细微变化，促使胎儿旋转和下降。

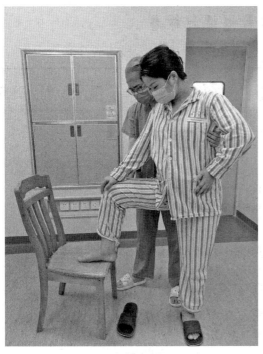
图 1-3-9-13　不对称站位

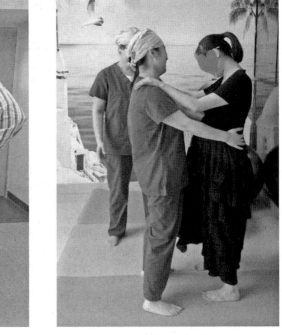
图 1-3-9-14　慢舞

5.结束整理

(1)整理用物归位,洗手。

(2)记录:及时记录胎心、宫缩及产程进展情况。

五、注意事项

1.循着产妇的感觉或意愿给予体位支持,增加产妇舒适感,保证其身体平衡与安全。

2.根据产程进展的需要采取相应的体位。

3.体位支持时,用力不可过大,避免肌肉韧带损伤。

4.密切观察产妇非语言行为,及时调整或挪动支持物体。

5.蹲位时,可使用镜子观察胎头下降情况,避免胎儿突然娩出。

6.定期监听胎心,确保胎儿安全。

7.支持物要清洁、舒适、稳固。

8.保持环境安静,避免嘈杂。

六、自我评价

1.产妇能在导乐人员或助产士的帮助与指导下改变体位,产程进展顺利。

2.产妇感觉舒适,产妇及家属对体位改变满意,与助产士沟通良好。

七、思考题

1.枕后位者适宜选择哪些体位进行放松,促进产程进展?

2.预防脐带脱垂或发生脐带脱垂后适宜采取何种体位?

产程中的体位管理评分标准

班级:_____　　学号:_____　　姓名:_____　　得分:_____

项目	考核内容			分值 (100分)	得分	备注
职业素养 (5分)	着装规范,仪表端庄			2		
	报告班级、姓名、操作项目			1		
	语言清晰,态度和蔼			2		
操作步骤 (85分)	评估 (5分)	产妇评估:观察产妇的精神状态,产程进展情况,有无胎位异常、宫缩乏力、产程异常、宫颈水肿。评估产妇体位需求与变化,如手、腿或躯体的动作,及时提供支持或支撑		2		
		支持工具评估:寻找分娩现场内可以使用的工具或人力,如侧卧式不对称体位时,需要陪伴者以手支撑产妇抬高的腿;站立式上身向前倾屈位时,需要身高合适的陪伴者、桌椅、床栏或墙壁等		2		
		环境评估:环境是否安静,温度是否合适,地板是否防滑,产妇是否感受到尊重、放心,与助产士是否建立信任		1		
	准备 (5分)	助产士准备:着装整齐,摘掉手上饰物,修剪指甲,洗手,戴口罩、手术帽		1		
		环境准备:环境整洁、宽敞、安静,调节室温 22~24 ℃,光线柔和,使用的工具安全,地板防滑		1		
		用物准备:根据体位需要准备分娩球、枕头、桌椅凳、床栏杆或其他专用工具,并将用物放在合适的位置		2		
		产妇准备:排空膀胱		1		
	实施 (70分)	操作准备 (2分)	助产士衣帽整洁,洗手,戴口罩、帽子,面带微笑。备齐用物,检查待产室或产房环境是否符合要求	2		
		核对解释 (5分)	核对产妇姓名、住院号等基本信息,观察产妇的精神状态,产程进展情况,有无胎位异常、宫缩乏力、宫颈水肿。评估产妇体位需求与变化,宫缩情况和疼痛程度,以及自理能力、合作程度,有无体位管理的禁忌证 向产妇和陪伴者解释操作目的及步骤,介绍环境及用物使用方法,取得配合	5		
		不同体位 管理(60分)	(1)侧卧、侧俯卧位			
			侧卧位:产妇侧卧于床上,双臂和膝盖放松,在两腿之间和背部各放一个枕头。第二产程中可用侧卧位用力,协助者从其背侧用手臂协助产妇上方侧下肢屈髋屈膝 → 6			
			侧俯卧位:产妇面向一边侧躺,身体前倾,下方一侧下肢尽可能伸直;上方侧下肢弯曲成90°,并用一两个枕头垫起来,身体就像一个转轴,不完全地转向前方 → 7			

续表

项目			考核内容		分值 （100分）	得分	备注
操作步骤 （85分）	实施 （70分）	不同体位 管理（60分）	（2）侧卧 位弓箭步	产妇侧卧位时，上面的脚用力蹬在陪伴者胯部，宫缩时陪伴者身体前倾向产妇的脚轻微用力，使产妇胯部和膝盖弯曲，将产妇的腿保持在更弯曲的位置	7		
			（3）半卧位 坐位	半卧位：产妇坐着，上身与床夹角＞45°	2		
				坐位：产妇上身垂直或上身前倾坐于床上、椅子、分娩球上	3		
			（4）站位	产妇站立，上身前倾趴在支持物上，产妇亦可同时左右摇摆骨盆	5		
			（5）蹲位	产妇双脚站在地板或床上，双手扶住床栏或陪伴者协助采取低蹲位或半蹲位	5		
			（6）跪位	产妇跪于床上或地板上，膝下垫上软垫或戴护膝，上身前倾趴在床背、分娩球、陪伴者或其他支持物上	5		
			（7）手膝位	产妇双膝跪于床上或地板上（戴护膝），身体前倾，双手掌或双拳着地支撑自己	5		
			（8）膝胸 卧位	产妇双膝和前臂着地，胸部紧贴地板，双臀高于胸部，前臂支撑起身体重量	5		
			（9）不对称 式体位	产妇采取坐、站、跪，一侧膝盖和臀部放松，该侧脚抬高，与另一只脚不在同一水平面上	5		
			（10）慢舞	产妇依靠在陪伴者身上，与陪伴者面对面站立，从一边到另一边慢慢摇摆身体	5		
		操作后处理 （3分）	整理用物归位，洗手		1		
			及时记录胎心、宫缩及产程进展情况		2		
	评价 （5分）	产妇感觉舒适，产妇及家属对体位改变满意，与助产士沟通良好			2		
		产妇能在导乐人员或助产士的帮助与指导下改变体位，产程进展顺利			3		
操作质量 （5分）	能正确指导各体位的实施				2		
	操作熟练				3		
人文关怀 （5分）	态度和蔼，语气温和				2		
	尊重产妇，重视与产妇的沟通				3		

（蔡换萍）

实训十　会阴组织的评估

| 实训目标 |

　　1.掌握会阴组织评估技术的目的及方法。

　　2.掌握会阴组织评估技术的操作。

　　3.掌握会阴组织评估技术的注意事项。

案例情景

　　张女士,初产妇,25 岁,孕 39^{+4} 周,G_1P_0,于今晨 6:00 出现规则宫缩,14:00 宫口开全,外阴冲洗及消毒与铺产台后,见胎头拨露,请助产士为该产妇进行会阴组织评估。

一、目的

　　通过评估会阴组织,为是否需要实施会阴切开术提供参考依据。

二、评估

　　1.待产妇评估　观察产程,初步评估会阴部及肛周情况、产妇配合程度。

　　2.环境评估　环境是否安全、安静、私密,温度是否适宜。

三、准备

　　1.助产士准备　着装规范,修剪指甲,清洁双手,戴口罩、手术帽,测量自身手指(食指、中指和无名指)的宽度。

　　2.产妇准备　排空膀胱。

　　3.环境准备　安静;调节室内温度 22~24 ℃,注意保暖;光线适宜;屏风遮挡,保护产妇隐私。

　　4.物品准备　产床、产时接生模型、屏风、临产记录表(产程图)、推车及治疗盘、会阴冲洗用物、无菌治疗碗 1 个、镊子 2 把、0.5%碘伏棉球、产包、无菌手套。

四、步骤

　　1.操作准备　衣帽整洁,洗手,戴口罩、手术帽,备齐用物,携至产妇床旁。

　　2.检查者站在产妇右侧。

　　3.核对解释　核对产妇姓名、住院号,向产妇解释会阴组织评估的目的和过程,以取得配合。

　　4.屏风遮挡,注意保暖。

　　5.安置体位　协助产妇平卧于产床上,臀下垫一次性臀垫,暴露外阴,两腿屈曲并分开。

　　6.用肥皂水棉球常规外阴擦洗冲洗后,将 0.5%碘伏棉球置于无菌治疗碗中,镊子夹取碘伏棉球由内向外消毒外阴(消毒顺序:小阴唇、大阴唇、阴阜、大腿内上 1/3、会阴、肛门周围)。

　　7.检查者打开产包,戴无菌手套,铺巾,做好接生准备。

　　(1)测量会阴体伸展长度的方法:在胎头拨露 3~4 cm 时进行测量,助产士食指、中指和无名指横放于会阴部,测量点的上缘为会阴 6 点部位,测量点下缘相当于肛门的 12 点部位,以手指宽度测量。

　　(2)测量会阴弹性的方法:在胎头拨露或着冠时,如无会阴水肿,无处女膜、阴道黏膜出血撕裂,皮肤色泽正常,表示弹性好;若向下向外牵拉会阴部组织,感觉坚韧,或已有阴道黏膜裂伤出血,会阴皮肤发亮或水肿,有细纹状破裂纹,表示弹性差。

8.向产妇说明检查情况,注意适时保护会阴,指导产妇配合分娩接生,交代注意事项。当评估会阴条件较差时,建议可行会阴麻醉侧切。

9.分娩接生后洗手,记录检查结果及书写分娩记录表。

五、注意事项

1.动作轻柔,手法正确,检查准确。

2.注意保暖,保护产妇隐私。

3.产时会阴评估前,助产士要先测量自身手指的宽度。

4.测量过程注意指导产妇配合,以防用力过猛导致会阴严重裂伤。操作中注意观察产妇的反应及面色,与产妇交流,询问产妇的感受。

5.评估是否需要行会阴切开术时,除了评估会阴条件外,还需对胎儿大小、待产妇配合程度等进行综合评价。

六、自我评价

1.是否明确会阴组织评估技术前的准备工作。

2.会阴组织评估技术的操作流程是否正确。

3.会阴组织评估技术的方法、体位(操作者、产妇)是否正确。

4.是否注意与产妇的交流,态度是否和蔼。

5.是否注意保暖,检查过程中是否注意尊重关爱产妇。

七、思考题

1.会阴组织评估技术的目的是什么?

2.会阴组织评估技术的内容包括哪些?

3.会阴组织评估技术时产妇的体位如何安置?

4.会阴组织评估技术时应注意哪些事项?

会阴组织评估技术评分标准

班级：_____　学号：_____　姓名：_____　得分：_____

项目	考核内容			分值(100分)	得分	备注
职业素养(5分)	着装规范,仪表端庄			2		
	报告班级、姓名、操作项目			1		
	语言清晰,态度和蔼			2		
操作步骤(80分)	评估(4分)	产妇:观察产程,初步评估会阴部及肛周情况、产妇配合程度		3		
		环境是否符合操作要求		1		
	准备(6分)	助产士准备:衣帽整洁,测量自身手指的宽度,洗手		2		
		环境准备:安静,室内温度、光线适宜,屏风遮挡		1		
		用物准备:备齐用物,放置有序		2		
		产妇准备:排空膀胱		1		
	实施(65分)	核对解释(5分)	核对姓名、住院号,解释操作目的、过程	5		
		安置体位(5分)	协助产妇平卧于产床上,臀下垫一次性臀垫,暴露外阴,两腿屈曲并分开	5		
		0.5%碘伏棉球消毒外阴,产时铺巾,做好接生准备		5		
		测量会阴体伸展长度:在胎头拨露3~4 cm时进行测量,助产士食指、中指和无名指横放于会阴部,测量点的上缘为会阴6点部位,测量点下缘相当于肛门的12点部位,以手指宽度测量		10		
		测量会阴弹性:在胎头拨露或着冠时,如无会阴水肿,无处女膜、阴道黏膜出血撕裂,皮肤色泽正常,表示弹性好;若向下向外牵拉会阴部组织,感觉坚韧,或已有阴道黏膜裂伤出血,会阴皮肤发亮或水肿,有细纹状破裂纹,表示弹性差		10		
		测量过程中注意观察产程及待产妇的反应		5		
		做好心理护理,指导产妇配合,以防用力过猛导致会阴严重裂伤		5		
		操作后处理(20分)	告知产妇评估结果,当评估会阴条件较差时,建议可行会阴麻醉侧切	5		
			注意适时保护会阴,指导产妇配合分娩接生	5		
			整理床单位及用物,清洗双手	5		
			洗手,并记录检查结果及书写分娩记录表	5		
	评价(5分)	询问产妇感觉		2		
		征求产妇意见		3		
操作质量(7分)	操作流程正确			2		
	操作熟练			2		
	15分钟内完成操作			3		
人文关怀(8分)	态度和蔼,语气温和			2		
	尊重产妇,重视与产妇的沟通			3		
	注意保暖,避免不必要的暴露,保护产妇隐私			3		

（林雪芳）

实训十一 产程中的导尿术

实训目标

1. 掌握产程中导尿的目的及方法。
2. 掌握产程中导尿技术的操作。
3. 掌握产程中导尿技术的注意事项。

案例情景

张女士,25 岁,孕 39^{+4} 周,G_1P_0,于今晨 6:00 出现规则宫缩,9:00 查胎方位 LOA,胎心 140 次/分,头定,宫口偏向中,质地软,宫口开 3 cm,先露 S^{-3},宫缩 30~35 秒/3~4 分,胎膜未破,按时听胎心及记录。于 11:00 给予阴道检查,查胎方位 LOA,胎心 145 次/分,头定,宫口偏向中,质地软,宫口开 5 cm,先露 S^{-1},宫缩 30~35 秒/2~3 分,胎膜未破,发现该产妇膀胱充盈,自诉无法自行排尿,现准备予以一次性导尿。

一、目的

1. 避免膀胱持续充盈引起膀胱肌的麻痹,产后并发尿潴留。
2. 有利于胎先露下降及子宫收缩,促进产程进展。
3. 为阴道检查、阴道助产做好准备。

二、评估

1. 产妇评估 精神状态、膀胱充盈程度。
2. 环境评估 环境安静,光线充足,保护隐私,必要时屏风遮挡。

三、准备

1. 助产士准备 着装规范,修剪指甲,清洁双手,戴口罩、手术帽。
2. 产妇准备 产妇了解此次导尿的目的,取合适体位,积极配合操作。
3. 环境准备 安静;调节室内温度 22~24 ℃,注意保暖;光线适宜;屏风遮挡,保护产妇隐私。
4. 物品准备 检查床、女患者导尿模型、屏风、推车及治疗盘、一次性导尿包、弯盘、一次性臀垫。

四、步骤

1. 操作准备 衣帽整洁,洗手,备齐用物,携至待产妇床旁。
2. 检查者站在产妇右侧。
3. 核对解释 核对产妇姓名、住院号,向产妇解释产程中导尿技术的目的和过程,以取得配合。
4. 屏风遮挡,注意保暖。
5. 安置体位 协助产妇平卧于检查床上,臀下垫一次性臀垫,取膀胱截石位,两腿屈曲并分开,暴露外阴。
6. 进行初步消毒 弯盘置于近外阴处,消毒双手,核对检查导尿包,打开并取出初步消毒用物,操作者左手戴上手套,将消毒液棉球倒入小方盘内。右手用镊子夹取 0.5% 碘伏棉球消毒外阴,依次消毒阴阜、大阴唇,再用戴手套的右手分开大阴唇消毒小阴唇及尿道口。污染棉球绕过无菌区域放在弯盘内。消毒顺序为由外向内、自上而下,镊子不得触碰肛门区域。消毒完毕脱下手套置弯盘内,将弯盘及小方盘移至床尾处。

7. 用免洗手消毒液消毒双手,将导尿包放在产妇两腿之间,按无菌技术操作原则打开治疗巾。

8. 戴无菌手套,铺孔巾　取出无菌手套,按无菌技术操作原则戴好无菌手套,取出孔巾,铺在患者的外阴处并暴露会阴部。

9. 整理用物,润滑尿管　按操作顺序整理好用物,取出导尿管,用润滑液棉球润滑导尿管前段备用,根据需要连接导尿管和集尿袋的引流管,取消毒液棉球放于弯盘内。

10. 再次消毒　弯盘置于外阴处,左手拇指、食指分开并固定小阴唇,右手持镊子(尖头)夹取消毒液棉球,分别消毒尿道口、阴道口、两侧小阴唇,再次消毒尿道口。污染棉球绕过无菌区域放在弯盘内。消毒完毕将弯盘、镊子放床尾弯盘内。

11. 导尿　(留置导尿者连接带有生理盐水的注射器往固定气囊内注射盐水,检查其密闭性,回抽气囊内的液体,使气囊恢复原状。)检查集尿袋的密闭性,并把集尿袋的底部开关旋紧,连接导尿管和集尿袋,润滑导尿管前端备用。将方盘置于孔巾口旁,在宫缩间歇期,嘱产妇放松,张口哈气,左手拇指、食指分开并固定小阴唇,右手用另一镊子(圆头)夹持已润滑的导尿管与腹部成 $15°\sim30°$ 插入尿道 $4\sim6$ cm,见尿液流出后再轻柔插入尿管 $1\sim2$ cm。

12. 松开固定小阴唇的手下移固定尿管,将尿液引流至集尿袋内。(留置导尿者见尿后再插入尿管 $7\sim10$ cm,往固定气囊内注射生理盐水固定尿管,轻拉导尿管有阻力感,即证实导尿管固定于膀胱内。按导尿步骤固定集尿袋于床沿下。)

13. 放尽尿液后,在宫缩间歇期缓慢退出尿管。

14. 向产妇说明导尿情况,交代注意事项。

15. 整理用物,洗手,记录。

五、注意事项

1. 动作轻柔,手法正确,检查准确。

2. 注意保暖,保护产妇隐私。

3. 操作中注意观察产妇的反应及面色,与产妇交流,询问产妇的感受。

4. 导尿前应充分做好解释操作,征得产妇同意及配合。

5. 导尿应在宫缩间歇期进行。

6. 尿量较多者,一次放尿不能超过 1000 mL。

7. 考虑剖宫产可能者直接予以留置导尿。

六、自我评价

1. 是否明确产程中导尿技术前的准备工作。

2. 产程中导尿技术的操作流程是否正确。

3. 产程中导尿技术的方法、体位(操作者、产妇)是否正确。

4. 是否注意与产妇的交流,态度是否和蔼。

5. 是否注意保暖,检查过程中是否注意尊重关爱产妇。

七、思考题

1. 产程中导尿的目的是什么?

2. 产程中导尿的内容包括哪些?

3. 产程中导尿时产妇的体位如何安置?

4. 产程中导尿时应注意哪些事项?

产程中的导尿术评分标准

班级：_____　学号：_____　姓名：_____　得分：_____

项目	考核内容		分值 (100分)	得分	备注
职业素养 (5分)	着装规范,仪表端庄		2		
	报告班级、姓名、操作项目		1		
	语言清晰,态度和蔼		2		
操作步骤 (80分)	评估 (4分)	产妇:精神状态、膀胱充盈程度、产妇配合程度	3		
		环境是否符合操作要求	1		
	准备 (6分)	助产士准备:着装规范,洗手、戴口罩、手术帽	2		
		环境准备:安静,室内温度、光线适宜,屏风遮挡	1		
		用物准备:备齐用物,放置有序	2		
		产妇准备:产妇理解此次导尿的目的,积极配合操作	1		
	实施 (65分)	核对解释 (5分)　核对姓名、住院号,解释操作目的、过程	5		
		安置体位 (5分)　协助产妇平卧于检查床上,臀下垫一次性臀垫,取膀胱截石位,两腿屈曲并分开,暴露外阴	5		
		进行初步消毒:弯盘置于近外阴处,消毒双手,核对检查导尿包,打开并取出初步消毒用物,操作者左手戴上手套,将消毒液棉球倒入小方盘内。右手用镊子夹取 0.5% 碘伏棉球消毒外阴,依次消毒阴阜、大阴唇,再用戴手套的右手分开大阴唇消毒小阴唇及尿道口。污染棉球绕过无菌区域放在弯盘内。消毒顺序为由外向内、自上而下,镊子不得触碰肛门区域。消毒完毕脱下手套置弯盘内,将弯盘及小方盘移至床尾处	10		
		用免洗手消毒液消毒双手,将导尿包放在产妇两腿之间,按无菌技术操作原则打开治疗巾	2		
		戴无菌手套,铺孔巾:取出无菌手套,按无菌技术操作原则戴好无菌手套,取出孔巾,铺在患者的外阴处并暴露会阴部	3		
		整理用物,润滑尿管:按操作顺序整理好用物,取出导尿管,用润滑液棉球润滑导尿管前段备用,根据需要连接导尿管和集尿袋的引流管,取消毒液棉球放于弯盘内	5		
		再次消毒:弯盘置于外阴处,左手拇指、食指分开并固定小阴唇,右手持镊子(尖头)夹取消毒液棉球,分别消毒尿道口、阴道口、两侧小阴唇,再次消毒尿道口。污染棉球绕过无菌区域放在弯盘内。消毒完毕将弯盘、镊子放床尾弯盘内	5		
		导尿:检查集尿袋的密闭性,并把集尿袋的底部开关旋紧,连接导尿管和集尿袋,润滑导尿管前端备用。将方盘置于孔巾口旁,在宫缩间歇期,嘱产妇放松,张口哈气,左手拇指、食指分开并固定小阴唇,右手用另一镊子(圆头)夹持已润滑的导尿管与腹部成 15°~30° 插入尿道 4~6 cm,见尿液流出后再轻柔插入尿管 1~2 cm	10		
		松开固定小阴唇的手下移固定尿管,将尿液引流至集尿袋内	5		
		放尽尿液后,在宫缩间歇期缓慢退出尿管	5		
		做好心理护理,指导待产妇配合,操作过程随时观察面色,询问有无不适	5		

续表

项目	考核内容			分值 (100分)	得分	备注
操作步骤 (80分)	实施 (65分)	操作后处理 (5分)	告知产妇导尿结果	2		
			整理床单位及用物,清洗双手	2		
			记录	1		
	评价 (5分)	询问产妇感觉		2		
		征求产妇意见		3		
操作质量 (7分)	操作流程正确			2		
	操作熟练			2		
	15分钟内完成操作			3		
人文关怀 (8分)	态度和蔼,语气温和			2		
	尊重产妇,重视与产妇的沟通			3		
	注意保暖,避免不必要的暴露,保护产妇隐私			3		

(林雪芳)

实训十二 产程观察

| 实训目标 |

1. 掌握三个产程的进展规律和产程观察内容。
2. 熟悉产程进展的各项表现,并能分析判断有无异常。
3. 养成操作认真、负责的态度,树立人文关怀的理念。

案例情景

初产妇,25 岁,现孕 39^{+4} 周,G_1P_0,于 6:00 出现规则宫缩入院。9:00 查胎方位 LOA,胎心 140 次/分,头定,宫口偏向中,质地软,宫口开 3 cm,先露 S^{-3},宫缩 30~35 秒/3~4 分钟,胎膜未破,按时听胎心并记录。

于 11:00 给予阴道检查,查胎方位 LOA,胎心 145 次分,头定,宫口偏向中,质地软,宫口开 5 cm,先露 S^{-1},宫缩 30~35 秒/2~3 分钟,胎膜未破,继续按时听胎心并记录。

于 13:00 给予阴道检查,查胎方位 LOA,胎心 135 次/分,头定,宫口偏向中,质地软,宫口开 8 cm,先露 S^{+1},宫缩 30~35 秒/2~3 分钟,胎膜未破,测血压并记录,继续观察胎心并记录。

于 14:00 给予阴道检查,胎方位 LOA,胎心 150 次/分,头定,宫口开全,先露 S^{+3},宫缩 35~38 秒/2~3 分钟,胎膜自破,羊水清,立即听胎心,胎心 150 次/分,继续观察胎心情况并记录。做好产妇心理指导,动态观察产程变化及胎心情况,如有异常及时报告医生处理。

一、目的

1. 及时了解产程进展情况。
2. 及时发现分娩异常情况,做到早发现、早诊断、早处理。

二、评估

1. 产妇身体状况 阅读病史,了解产妇一般资料、本次妊娠经过,着重了解末次产前检查以来及临产后的情况。
2. 产妇心理-社会状况 产妇的情绪、疼痛耐受性、社会支持情况等。

三、准备

1. 助产士准备 衣帽着装整洁,清洗双手,戴口罩、手术帽。
2. 产妇准备 排空膀胱。
3. 环境准备 安静;调节室内温度 22~24 ℃,注意保暖;光线适宜;屏风遮挡,保护产妇隐私。
4. 物品准备 备产科病历(正常产程、异常产程)、秒表、产程记录单和产程图表若干、胎心筒或多普勒胎心仪、血压计、无菌手套、润滑剂、产妇模型。

四、步骤

1. 操作准备 衣帽整洁,洗手,备齐用物,携至产妇床旁,站于产妇右侧。
2. 核对解释 核对产妇姓名、住院号,向产妇说明检查目的和注意事项,取得产妇配合。
3. 安置体位 产妇排尿后,协助产妇仰卧或左侧卧位于检查床上,屏风遮挡,保护产妇隐私。适当暴露产妇腹部及外阴部,注意保暖。
4. 观察子宫收缩情况 检查宫缩强度、频率。将手掌放于产妇宫体部,观察秒表了解每阵宫缩持续时间和两阵宫缩间间歇时间。

5. 严密监测胎心

(1) 用胎心筒或多普勒胎心仪在宫缩间歇期于胎背胎心音最强处听胎心并数胎心数,每次听 1 分钟。

(2) 第一产程潜伏期每隔 1~2 小时听 1 次胎心音,活跃期每 15~30 分钟听 1 次胎心音。

(3) 第二产程 5~10 分钟听 1 次胎心音。

6. 观察宫口扩张及胎头下降程度

(1) 一般情况下,宫口扩张<3 厘米时,每 2~4 小时阴道指检 1 次。

(2) 宫口扩张>3 厘米时,每 1~2 小时阴道指检 1 次。

(3) 如子宫收缩较频、较强,应随时增加检查次数,以及早了解宫颈口扩张及胎先露下降程度、是否破膜,确定胎方位等。

7. 每 4~6 小时测 1 次血压,如发现血压升高,则增加测量次数并给予相应处理。

8. 将每次检查结果,包括宫缩、胎位、胎心、宫口扩张、先露及下降程度、有无破膜、血压等情况,分别填写到产程记录单上。

9. 将宫口扩张及先露下降情况以曲线图描绘在产程图上。

10. 在产程观察中,注意有无破膜,一旦破膜立即听胎心,观察羊水性状,记录破膜时间。

11. 整理用物,洗手。

12. 绘制产程图。

13. 向产妇说明检查情况,交代注意事项。

五、注意事项

1. 随时监测产妇情况,严密观察产程进展。

2. 产程中对各项临床表现均应细致观察,检查结果准确。

3. 及时发现和汇报异常情况,协助处理。

4. 产程记录表及产程图绘制方法正确,字迹清楚,填写认真。

5. 主动与产妇交流,态度和蔼、亲切,关心体贴产妇,取得产妇配合。

6. 工作严谨、细致。

六、自我评价

1. 是否明确产程观察内容。

2. 监测子宫收缩的方法是否正确。

3. 监测胎心的方法是否正确。

4. 阴道指检的方法是否正确。

5. 是否注意与产妇的交流,态度是否和蔼。

6. 是否注意保暖,检查过程中是否注意尊重关爱产妇。

七、思考题

1. 使用胎心筒或多普勒胎心仪听胎心是在宫缩期还是间歇期?

2. 破膜后需立即观察的项目有哪些?

产程观察评分标准

班级：_____　学号：_____　姓名：_____　得分：_____

项目	考核内容			分值 (100分)	得分	备注
职业素养 (5分)	着装规范,仪表端庄			2		
	报告班级、姓名、操作项目			1		
	语言清晰,态度和蔼			2		
操作步骤 (80分)	评估 (5分)	产妇身体状况		2		
		产妇心理-社会状况		2		
		环境是否符合操作要求		1		
	准备 (5分)	助产士准备:衣帽着装整洁,清洗双手、戴口罩、手术帽		1		
		环境准备:温湿度适宜,注意遮挡		1		
		用物准备:备齐用物,放置有序		2		
		产妇准备:排空膀胱,取仰卧或左侧卧位于检查床上		1		
	实施 (65分)	核对解释:核对产妇姓名、住院号,向产妇说明检查目的和注意事项,取得产妇配合		2		
		子宫收缩 情况(16分)	子宫收缩规律性	4		
			持续时间	4		
			间歇时间	4		
			强度	4		
		监测胎心 (12分)	在宫缩间歇期听,每次听1分钟	3		
			潜伏期每1~2小时听1次胎心音	3		
			活跃期每15~30分钟听1次胎心音	3		
			第二产程每5~10分钟听1次胎心音	3		
		进行阴道 指检(9分)	观察宫口扩张及胎头下降程度	3		
			是否破膜	3		
			确定胎方位	3		
		测血压 (6分)	每4~6小时测1次血压	3		
			如血压升高,则增加测量次数并给予相应处理	3		
		记录 (12分)	宫缩	2		
			胎心	2		
			胎位	2		
			宫口扩张、先露及下降程度	2		
			有无破膜	2		
			血压	2		
		操作后处理 (8分)	整理用物,清洗双手	2		
			绘制产程图	4		
			向产妇说明检查情况,交代注意事项	2		
	评价 (5分)	询问产妇感受		3		
		征求产妇意见		2		

续表

项目	考核内容	分值 （100分）	得分	备注
操作质量 （7分）	操作严肃认真,一丝不苟	2		
	操作正确	3		
	30分钟内完成操作	2		
人文关怀 （8分）	态度和蔼,语气温和	2		
	尊重产妇,重视与产妇的沟通	3		
	注意保暖,避免过度暴露,保护产妇隐私	3		

（林雪芳）

实训十三　会阴冲洗与消毒

实训目标

1. 掌握外阴冲洗物品准备和外阴消毒物品准备的要点。
2. 学会产时外阴冲洗与消毒的方法、顺序和范围。

案例情景

张女士，G_1P_0，孕 39 周，无妊娠合并症和并发症，于 14:00 宫口开全，LOA，头定，胎膜未破，预估胎儿体重 3000 g，准备给予产妇外阴冲洗及消毒，做好接生准备。

一、目的

1. 清洁皮肤，预防感染发生。

2. 为阴道操作、自然分娩、妇产科手术做准备。

二、评估

1. 产妇的意识状态、生命体征等。

2. 产妇的自理能力、心理反应(紧张、羞涩等)及配合程度。

3. 产妇外阴皮肤情况和阴道清洁度。

4. 产妇的孕产史，产程进展情况如宫口开全与否、宫缩频率和强度、胎心是否正常、胎先露下降程度、羊水量和性状等。

三、准备

1. **助产士准备**　衣帽整洁，修剪指甲，洗手，戴口罩、手术帽，态度和蔼。

2. **产妇准备**　排空膀胱，仰卧于产床上，取膀胱截石位，暴露外阴。

3. **环境准备**　产房按手术室的无菌要求标准设置，环境整洁、明亮，调节室内温度 24～26 ℃，相对湿度为 55%～65%，必要时屏风遮挡。

4. **物品准备**

(1) 所用物品：分娩机转模型、处置车 1 辆、弯盘 1 个、无菌治疗碗 3 个、无菌持物钳 1 把(置于盛消毒液的持物钳罐内)、无菌卵圆钳 3 把(用无菌巾包裹)、有盖敷料罐 3 个(分别内盛 10% 肥皂水棉球、无菌干棉球、0.5% 碘伏棉球)、手套 2 副、治疗巾或一次性会阴垫、冲洗壶、38～40 ℃的温开水、便盆(或一次性污物袋、污物桶)、执行单。

(2) 准备用物：① 用无菌持物钳从盛放小治疗碗的无菌敷料罐中取出 3 个小治疗碗和 1 把无菌卵圆钳，用无菌持物钳依次从无菌敷料罐中取出 3～5 个干棉球、2～4 个碘伏棉球、2～4 个肥皂水棉球，分别放入 3 个治疗碗中。② 取冲洗壶装上 38～40 ℃的温开水 1000 mL。

四、步骤

1. **操作准备**　衣帽整洁，洗手。试冲洗壶中温开水的液温，备齐用物，携至产床旁，操作者站于产妇右侧。

2. **核对解释**　核对住院号、姓名，向产妇解释外阴冲洗与消毒的目的和过程，以取得配合。

3. **安置体位**　嘱产妇排空膀胱，协助其脱去对侧裤腿盖于近侧(接生时脱去裤子)，对侧用棉被盖好。将产妇腰部的衣服向上拉或摇高床头，以免上衣浸湿，取屈膝仰卧位，双腿屈曲分开,充分暴露会阴部。用一次性污物袋或污物桶时可摇低床尾以便污液直接流入污物桶。

4.嘱产妇抬高臀部,铺一次性会阴垫,置便盆(一次性污物袋或污物桶)于产妇臀下。

5.外阴冲洗

(1)左手提冲洗壶,先将少量温开水冲向外阴,询问产妇温度是否适宜,然后冲遍外阴。

(2)右手持无菌卵圆钳(第一把)夹取无菌干燥大棉球堵住阴道外口,再夹取一个肥皂水棉球,按自上而下、由外向内的顺序擦洗外阴:阴阜→两侧腹股沟→两侧大腿内上 1/3→会阴体→两侧臀部→大阴唇→小阴唇。左手持冲洗壶温开水由上至下、由外至内冲净肥皂液。用过的棉球丢弃至弯盘内,下同。

(3)同法用另外一个肥皂水棉球擦洗外阴,擦洗顺序:阴阜→尿道口→阴道口→小阴唇→大阴唇→会阴体→肛门。温开水冲净肥皂液,弃去卵圆钳。

(4)第二个棉球擦洗外阴后,换卵圆钳(第二把)取干棉球按上述顺序边冲边擦洗净肥皂水。取出堵在阴道外口的大棉球,弃去卵圆钳。

6.外阴擦干　再换卵圆钳(第三把)夹取干棉球擦干外阴,按自上而下、由内向外的顺序:尿道口→阴道口→小阴唇→大阴唇→阴阜→两侧大腿内上 1/3→会阴体→两侧臀部→肛门周围。注意避开肛门,以免污染卵圆钳。

7.外阴消毒　用卵圆钳(第三把)夹取 0.5% 碘伏棉球按上述擦干顺序消毒外阴,丢弃棉球。同法消毒第二遍,另外夹取碘伏棉球最后消毒肛门,丢弃棉球,弃去卵圆钳。

8.操作后处理

(1)询问产妇的感觉,向产妇交代注意事项。

(2)撤便盆(一次性污物袋或污物桶),整理床单位及用物,清洗双手。

(3)记录操作结果。

五、注意事项

1.用物准备要齐全,水温不宜过高,避免烫伤。

2.操作过程中注意遮挡和保暖。

3.冲洗时用消毒干棉球堵住阴道口,防止肥皂水流入阴道内。冲洗液勿弄湿产妇的衣裤。

4.注意根据产妇的实际情况选择体位,如头浮伴胎膜早破、足先露等不宜采取头高臀低位,应用便盆冲洗。

4.外阴冲洗与消毒应遵循的原则为:清洁时顺序为自上而下、由外而内,消毒时顺序为自上而下、由内而外。

5.外阴冲洗与消毒的时间　初产妇宫口开全,经产妇宫口扩张 4 cm 且宫缩较为规律时。操作中注意观察产程进展。

6.操作中注意观察产妇的反应及面色,与产妇交流,询问产妇的感受。

7.操作程序重在掌握无菌原则,各临床医院具体的操作可能存在一定的差异,注意领会和学习。

六、自我评价

1.是否明确外阴冲洗与消毒的准备工作。

2.外阴冲洗与消毒操作流程是否正确。

3.外阴冲洗与消毒的方法、顺序和范围是否正确,产妇体位摆放是否合适。

4.是否注意与产妇的交流,态度是否和蔼。

5.是否注意保暖,操作过程中是否注意尊重关爱产妇。

七、思考题

1.在外阴冲洗与消毒操作中如何减少外源性感染?

2.产妇在什么时间可以实施外阴冲洗与消毒操作?初产妇和经产妇在时间上有何不同?

3.在外阴冲洗与消毒中为什么消毒顺序要遵循自上而下、由内而外的原则?

会阴冲洗与消毒评分标准

班级：_____　　学号：_____　　姓名：_____　　得分：_____

项目	考核内容		分值 (100分)	得分	备注
职业素养 (5分)	着装规范,仪表端庄		2		
	报告班级、姓名、操作项目		1		
	语言清晰,态度和蔼		2		
操作步骤 (80分)	评估 (5分)	产妇的意识状态、生命体征等	1		
		产妇的自理能力、心理反应及配合程度	1		
		产妇外阴皮肤情况和阴道清洁度	1		
		产妇孕产史,产程进展情况,有无阴道流血、流液等情况	2		
	准备 (8分)	助产士准备:衣帽整洁,洗手、戴口罩、手术帽	1		
		产妇准备:排空膀胱	2		
		环境准备:整洁明亮,无菌,温度、湿度适宜	1		
		用物准备:备齐用物,放置有序	4		
	核对解释 (5分)	核对住院号和姓名	2		
		解释操作目的、过程	3		
	安置体位 (3分)	仰卧于产床上	1		
		双腿屈曲外展	1		
		脱去近侧裤腿,暴露会阴部	1		
	实施 (62分)	嘱产妇抬高臀部,置一次性会阴垫和便盆于产妇臀下	2		
		冲洗外阴 (25分)	左手提冲洗壶,先将少量温开水冲向外阴,询问产妇温度是否适宜,然后冲遍外阴	3		
			右手持无菌卵圆钳(第一把)夹取无菌干燥大棉球堵住阴道外口,再夹取一个肥皂水棉球,按自上而下、由外向内的顺序擦洗外阴:阴阜→两侧腹股沟→两侧大腿内上1/3→会阴体→两侧臀部→大阴唇→小阴唇。左手持冲洗壶温开水由上至下、由外至内冲净肥皂液。用过的棉球丢弃至弯盘内,下同	8		
			同法用另外一个肥皂水棉球擦洗外阴,擦洗顺序:阴阜→尿道口→阴道口→小阴唇→大阴唇→会阴体→肛门。温开水冲净肥皂液,弃去卵圆钳	8		
			第二个棉球擦洗外阴后,换卵圆钳(第二把)取干棉球按上述顺序边冲边擦洗净肥皂水。取出堵在阴道外口的大棉球,弃去卵圆钳	6		
		擦干外阴 (10分)	遵循自上而下、由内向外的原则,用干棉球擦干外阴部。其顺序为:尿道口→阴道口→小阴唇→大阴唇→阴阜→两侧大腿内上1/3→会阴体→两侧臀部至肛周	10		

续表

项目			考核内容	分值 （100分）	得分	备注
操作步骤 （80分）	实施 （62分）	消毒外阴 （12分）	依上述擦干顺序用0.5％碘伏棉球消毒外阴2遍，最后消毒肛门	12		
		操作后处理 （5分）	撤便盆（一次性污物袋或污物桶），整理用物，洗手	2		
			记录操作结果	1		
			向产妇交代注意事项	2		
	评价 （5分）	询问产妇感觉		2		
		征求产妇意见		3		
操作质量 （7分）	操作流程正确			2		
	操作熟练			2		
	15分钟内完成操作			3		
人文关怀 （8分）	态度和蔼，语气温和			2		
	尊重产妇，重视与产妇的沟通			3		
	注意保暖，避免过度暴露，保护产妇隐私			3		

（林雪芳）

实训十四　接产铺巾准备

┃实训目标┃

1. 熟练掌握产包内各种无菌巾的使用顺序和方法及产包内器械的摆放顺序和使用方法。

2. 学会判断产包是否处于灭菌状态,学会各种无菌巾的铺巾顺序和使用方法。

案例情景

张女士,G_1P_0,孕39周,无妊娠合并症和并发症,于14:00宫口开全,LOA,头定,胎膜未破,预估胎儿体重3000 g。请为该产妇外阴冲洗及消毒,几阵宫缩后准备铺产台及接生。

一、目的

1. 通过认识产包内各种无菌巾的铺巾方法,掌握各种无菌巾的使用方法及铺巾顺序。

2. 通过认识产包内器械的使用方法,掌握各种器械的摆放顺序。

3. 学会判断产包是否处于灭菌状态。

二、评估

1. 产包灭菌效果是否符合要求。

2. 无菌巾和包内器械是否齐全、可用。

三、准备

1. 助产士准备　着装规范,修剪指甲,清洁双手,戴口罩、手术帽。

2. 产妇准备　排空膀胱。

3. 环境准备　产房按手术室的无菌要求标准设置,环境整洁、明亮,调节室内温度24~26 ℃,相对湿度为55%~65%,必要时屏风遮挡。

4. 物品准备　产床,孕妇分娩模型,新生儿辐射台,无菌产包1个(内有双层产单1块、大孔巾1块、治疗巾4~6块、腿套2只、手术衣2件、大毛巾2条、大小弯盘各1个、弯直血管钳各2把、脐带剪1把、会阴侧切剪1把、持针器1把、线剪1把、有齿镊1把、小药杯2个、洗耳球1个、脐带结扎线或脐带夹、脐带卷1个、开口纱布1块、带尾纱布1条、无菌纱布和棉签若干),灭菌手套2副,聚血盆1个,气门芯2个(或脐带包1包),棉签若干,圆缝合针2枚,三角缝合针2枚,1号丝线1团,0、00(000)号肠线各1管,新生儿出生时的护理用品(如新生儿吸痰管等,详见本节"实训十七　新生儿出生时的常规护理")。

四、步骤

1. 操作准备　衣帽整洁,洗手,备齐用物,携至产床旁。接生者按手术常规要求洗手和泡手,或抹速干手消毒液进行双手及手臂消毒。

2. 核对解释(台下助产士做)　核对住院号、姓名,向产妇解释铺产台的目的、过程和配合时的注意事项,以取得合作。

3. 安置体位(台下助产士做)　安置产妇于产床上,协助产妇脱去裤子,上半身用被遮盖好。取膀胱截石位或其他自由体位,将两腿置于产床脚托上,调整其角度和高度以使产妇舒适,暴露会阴,常规会阴冲洗、消毒。

4. 取消毒产包(台下助产士做)　检查3M指示胶带及其有效期,外包布是否完整无破损、无潮湿,打开产包外包布。

5.接生者手消毒后站在产妇右侧,打开产包内包布。

6.按规范铺无菌巾

(1)2块毛巾分别铺于分娩台和新生儿辐射台,其中放在辐射台上的毛巾是备用的。

(2)铺双层产单于产妇臀下 双手取产单两角处,轻轻拉开,边向内折,双手置于折边内,嘱产妇抬高臀部,将双层产单平铺于产妇臀下,盖住产床下侧,上缘达产妇腰部,手不能接触臀部。

(3)为产妇套对侧腿套(产妇左腿) 将腿套上口反折,双手置于反折内,嘱产妇轻抬左脚,双手抓住腿套上口顺势套到大腿部,套好腿套的左腿放在产单上,并叮嘱产妇不能随意挪动,以确保无菌区域不被污染。

(4)由下向上铺1块治疗巾于产妇腹部。

(5)同(2)套近侧腿套。

(6)于宽敞处穿手术衣,戴无菌手套(由台下助产士递上)。

(7)铺大孔巾于会阴部 将孔巾的孔对准会阴,以手压住孔边缘逐层打开,先上后下,先近侧再对侧,盖住下腹部、肛门及双腿。

(8)将1块治疗巾折成长条状,作为保护会阴用,一端向下反折3~5 cm盖住肛门口。

7.整理产台用物

(1)请台下助产士递聚血盆、气门芯2个(或脐带包1包)、棉签若干、圆缝合针2枚、三角缝合针2枚、1号丝线1团及0、00(000)号肠线各1管等上产台。

(2)按接生使用顺序在产台左上角依次从内到外摆放器械:弯盘、聚血盆、会阴侧切剪、血管钳(其中1把套好2个气门芯)、脐带剪、持针器(夹有带线圆针)、有齿镊、线剪、洗耳球、脐带卷、小药杯(嘱台下助产士放入消毒碘伏棉球)、纱布、棉签等。

(3)产台右下角置弯盘1个用于放置使用过的器械。

8.整理新生儿辐射台用物

(1)大浴巾、新生儿吸痰管(由台下人员连接负压吸引器,压力约为100 mmHg)、小方巾、弯盘。

(2)由台下助产士备齐石蜡油、纱布罐、胸部标识、新生儿腕带、印泥、衣服、尿布、包被等。

(3)新生儿窒息抢救时可另备抢救设备及二次断脐物品。

9.操作后处理

(1)清点物品并记录。

(2)叮嘱产妇身体不要随意挪动,手不能伸到无菌区,以确保无菌区域不被污染。

五、注意事项

1.用物准备要齐全,环境要安静。

2.操作过程中注意遮挡和保暖。

3.严格遵守无菌操作原则。

4.铺巾顺序和方法正确,符合无菌原则。

5.产台和新生儿辐射台用物摆放合理,检查物品功能是否完好。

六、自我评价

1.用物准备是否齐全、可用。

2.用物摆放是否合理。

3.操作过程是否遵守无菌原则。

4.是否注意与产妇的交流,态度是否和蔼。

5.是否注意保暖,操作过程中是否注意尊重关爱产妇。

七、思考题

1.铺无菌巾的顺序是什么? 为什么?

2.请简述产台器械的摆放位置和摆放顺序。依照什么原则进行摆放?

接产铺巾准备评分标准

班级：_____ 学号：_____ 姓名：_____ 得分：_____

项目		考核内容	分值(100分)	得分	备注
职业素养(5分)		着装规范，仪表端庄	1		
		报告班级、姓名、操作项目	2		
		语言清晰，态度和蔼	2		
操作步骤(80分)	评估(5分)	产包灭菌效果是否符合要求	2		
		无菌巾和包内器械是否齐全、可用	3		
	准备(5分)	助产士准备：衣帽整洁，洗手、戴口罩、手术帽	1		
		产妇准备：产妇取膀胱截石位或自由体位，将两腿置于产床脚托上，调整脚托于舒适角度和高度	1		
		环境准备：整洁明亮，无菌，温度、湿度适宜	1		
		物品准备：备齐用物，放置有序	2		
	实施(65分)	核对解释(5分) 核对住院号和姓名	2		
		解释操作目的和配合时的注意事项	3		
		安置体位(5分) 安置产妇于产床上，协助脱裤、盖被	2		
		取膀胱截石位或自由体位，将两腿置于产床脚托上，调整脚托于舒适角度和高度，暴露会阴	3		
		取消毒产包，检查，打开外包布	3		
		接生者手消毒后站在产妇右侧，按无菌要求打开产包内包布	2		
		按规范铺无菌巾(25分) 2块治疗巾分别放于分娩台和新生儿辐射台	1		
		铺双层产单于产妇臀下	2		
		套对侧腿套	2		
		将1块治疗巾盖于产妇腹部	2		
		套近侧腿套	2		
		将1块治疗巾置于臀下，一端反折3~5 cm盖住肛门口	5		
		穿手术衣，戴无菌手套(由台下人员递上)	5		
		铺大孔巾于会阴部	5		
		备1块治疗巾折成长条状作为保护会阴使用	1		
		整理产台用物(10分) 请台下助产士递聚血盆、气门芯2个(或脐带包1包)、棉签若干、圆缝合针2枚、三角缝合针2枚、1号丝线1团及0,00(000)号肠线各1管等上产台	4		
		按接生使用顺序在产台左上角依次从内到外摆放器械	4		
		产台右下角置弯盘1个用于放置使用过的器械	2		
		整理新生儿辐射台用物(10分) 大浴巾、新生儿吸痰管、负压吸引器、小方巾、弯盘	5		
		由台下助产士备齐石蜡油、纱布罐、胸部标识、新生儿腕带、印泥、衣服、尿布、包被等	5		

续表

项目	考核内容			分值 (100分)	得分	备注
操作步骤 (80分)	实施 (65分)	操作后处理 (5分)	清点物品并记录	3		
			向产妇交代注意事项	2		
	评价 (5分)	物品准备是否齐全,摆放是否合理		3		
		操作过程是否符合无菌要求		2		
操作质量 (7分)	操作流程正确			2		
	操作熟练			2		
	15分钟内完成操作			3		
人文关怀 (8分)	态度和蔼,语气温和			2		
	尊重产妇,重视与产妇的沟通			3		
	注意保暖,避免过度暴露,保护产妇隐私			3		

（林雪芳）

实训十五　正常分娩接生

实训目标

1. 掌握保护会阴的目的及方法。
2. 掌握协助胎头娩出的步骤、方法。
3. 掌握接生前接产人员的准备。
4. 学会平产接生,协助胎儿顺利娩出。
5. 学会与产妇良好沟通,取得产妇的配合。

案例情景

张女士,G_1P_0,孕39周,无妊娠合并症和并发症,于14:00宫口开全,LOA,头定,胎膜未破,预估胎儿体重3000 g,外阴冲洗与消毒及铺产台后,请助产士与产妇沟通交流分娩的注意事项,对其进行正常分娩接生。

一、目的

1. 指导产妇正确运用腹压,以控制胎头娩出速度。
2. 保护会阴,协助胎头在宫缩间歇期缓慢通过阴道口,避免会阴严重裂伤。

二、评估

1. 产妇　查阅病历,了解孕产史、本次妊娠经过、骨盆大小、软产道有无异常。评估宫缩、胎膜是否破裂、宫口开大情况、产妇体力及心理状况。

2. 胎儿　胎心、胎儿大小、胎方位、胎先露位置、胎儿头皮有无水肿、颅骨重叠程度。

三、准备

1. 助产士准备　着装规范;修剪指甲,清洁双手,戴口罩、手术帽。

2. 产妇准备　初产妇宫口开大10 cm,经产妇宫口开大3～4 cm,做好接产的准备。产妇排空膀胱。

3. 环境准备　产房按手术室的无菌要求标准设置,环境整洁、明亮,调节室内温度24～26 ℃,相对湿度为55%～65%,必要时屏风遮挡。

4. 物品准备　产包1个,灭菌手套2副,聚血盆1个,气门芯2个(或脐带包1包),棉签若干,圆缝合针2枚,三角缝合针2枚,1号丝线1团,0、00(000)号肠线各1管,2%碘酊,75%酒精。必要时另备阴道拉钩1对及无齿卵圆钳3把。

四、步骤

1. 操作准备　助产士着装整洁,备齐用物,携至产床旁。

2. 核对解释　核对住院号、姓名,解释操作的目的、过程、配合时的注意事项。

3. 接产准备

(1) 台下助产士协助产妇仰卧于产床上,取膀胱截石位(或取舒适体位),臀下放便盆行外阴冲洗与消毒,完成之后撤去便盆。

(2) 接生者按外科洗手法刷手、洗手,铺无菌巾单,穿手术衣,戴手套,铺大孔巾,站在产妇右侧,整理产台用物,请台下助产士递聚血盆、气门芯或脐带包、缝合针线等上产台,用一把止血钳套上2个气门芯备用。

4.协助胎儿娩出

(1)保护会阴:胎头拨露使阴唇后联合紧张时开始保护会阴;接产者右肘支在产床上,垫治疗巾于会阴体处(治疗巾勿完全盖住会阴部,露出会阴体约1 cm),右手拇指与其余四指分开,利用大鱼际肌顶住会阴部。在宫缩时向内上方托住会阴部,宫缩间歇期放松,以免压迫过久引起会阴水肿。

请扫码观看教学视频:

适时保护会阴法

(2)指导产妇运用腹压:宫缩时屏气用力,宫缩间歇期放松休息。

(3)协助胎头俯屈:左手持无菌纱布轻轻下压胎头枕部,协助胎头俯屈,同时注意协助控制胎头娩出速度(图1-3-15-1)。

(4)协助胎头仰伸:当胎头枕部在耻骨弓下露出时,左手协助胎头仰伸。此时若宫缩强,应嘱产妇张口哈气以缓解腹压的作用。让产妇在宫缩间歇期稍向下屏气,使胎头缓慢娩出(图1-3-15-2)。

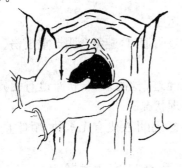
图1-3-15-1　保护会阴,协助胎头俯屈

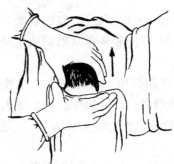
图1-3-15-2　保护会阴,协助胎头仰伸

(5)清理胎儿口、鼻内羊水:胎头娩出后,以左手自鼻根部向下颌挤压,挤出口鼻内的黏液和羊水,右手仍然注意保护会阴,不要急于娩出胎肩。

(6)协助胎肩、体娩出:协助胎头复位及外旋转,使胎儿双肩径与骨盆出口平面前后径相一致;左手下压胎颈,使前肩自耻骨联合下方娩出(图1-3-15-3)。前肩娩出后,接生者左手绕到后方向上托胎儿颈部,使后肩自会阴前缘娩出(图1-3-15-4)。双肩娩出后,保护会阴的右手方可离开会阴部,然后双手扶住双肩协助胎体及下肢相继以侧位娩出。将新生儿轻柔地放在产台上。由台下助产士遵医嘱给予缩宫素10 U或20 U肌内注射,预防产后出血。

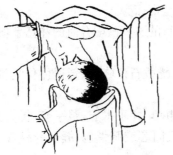
图1-3-15-3　保护会阴,协助前肩娩出

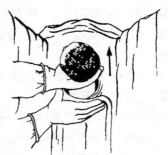
图1-3-15-4　保护会阴,协助后肩娩出

5. 新生儿处理

（1）观察新生儿娩出时间。

（2）清理呼吸道：胎儿娩出后首先清理呼吸道，用洗耳球吸出新生儿口咽及鼻腔黏液与羊水（先吸口腔再吸鼻腔），同时进行 Apgar 评分。

6. 断脐　胎儿娩出 1～3 分钟后断扎脐带，在距离脐根部 15～20 cm 处以 2 把止血钳钳夹脐带，在两钳间剪断脐带。新生儿交由台下助产士用大毛巾包裹后置辐射台上进行进一步处理。如果胎儿 Apgar 评分好的话可以在产床上进行一次性结扎脐带至脐轮处（详见本节"实训十六　新生儿脐带处理"），脐部包好后再交由台下助产士进行进一步处理。

7. 产后出血量评估　可用直接测量法、称重法。将聚血盆置于产妇臀下以计量出血量。

8. 协助胎盘胎膜娩出（详见本节"实训十八　胎盘娩出与检查"）

（1）当确认胎盘已完全剥离，接生者右手握住脐带，左手放在产妇耻骨上腹部宫底处，固定子宫，在牵拉脐带的过程中给予反向的对抗力防止子宫内翻，在子宫收缩时，鼓励产妇屏气用力，并轻轻地牵拉脐带协助胎盘娩出。如果经过 30～40 秒的脐带牵拉未见胎盘娩出，不要继续牵拉脐带，等待下一次子宫收缩。

（2）当胎盘娩出至阴道口时，接生者用双手捧住胎盘，向一个方向旋转并缓慢向外牵拉，协助胎膜完整剥离排出。胎膜排出过程中，若发现胎膜部分断裂，可用血管钳夹住断裂上端的胎膜，再继续向原方向旋转，直至胎膜完全排出。

（3）胎盘胎膜娩出后，按摩子宫刺激收缩，减少出血。尽早让新生儿开始吸吮，母子接触可有效促进宫缩。

（4）检查胎盘胎膜完整性：将脐带提起，检查胎膜是否完整，查看破裂口至胎盘边缘的距离（若＜7 cm 应考虑前置胎盘）；再检查胎盘胎儿面边缘有无血管断端，如有，应注意有无副胎盘残留在宫内。然后将胎盘铺平于弯盘内，母体面向上，用纱布把血块拭去，观察胎盘形状、颜色等；检查各叶能否对合，有无缺损、钙化、梗塞。最后检查脐带断面血管数目。如胎盘不完整或有较大部分胎膜残留，需在严密消毒下，徒手或用器械进入宫腔取出，以防产后出血或感染。如只有小部分胎膜残留，可于产后自然排出。

（5）测量胎盘的直径、厚度并称重，测量脐带长度。

9. 检查软产道　用无菌生理盐水冲洗双手，常规检查阴道、外阴有无裂伤；若宫缩良好，阴道持续不断流出鲜红色血液，应进一步检查宫颈（用阴道拉钩充分暴露阴道，用一把无齿卵圆钳夹住宫颈上方做标记，另外两把无齿卵圆钳轮换交替检查宫颈一圈），如有裂伤，由内至外按解剖结构逐层缝合修补。

10. 操作后处理

（1）协助产妇平卧休息，注意观察子宫收缩、阴道出血量及膀胱充盈情况，同时应关心产妇的精神状态、饮食状况。

（2）整理用物，分类放置，进行无害化处理；清洁产床备用；清洗双手。

（3）填写接生记录。

（4）向产妇说明分娩情况，交代产后注意事项。

五、注意事项

1. 保护会阴方法正确，避免持续压迫会阴部，以免产后会阴水肿。

2. 记录胎儿娩出时间。

3. 操作中遵循无菌原则。

六、自我评价

1. 是否明确平产接生的准备工作。

2. 保护会阴的时机与方法是否正确。

3.是否熟知分娩机制,协助胎儿娩出的操作流程是否正确。

4.是否注意与产妇的沟通、交流,态度是否和蔼。

5.是否注意保暖,是否注意尊重、关爱、体贴产妇。

七、思考题

1.什么时候开始保护会阴?

2.协助胎儿娩出应遵循什么原则?

3.如何判断胎盘已经剥离?

4.助产士什么时候应开始做接产准备?什么时候应洗手上台接生?

正常分娩接生评分标准

班级：_____ 学号：_____ 姓名：_____ 得分：_____

项目	考核内容			分值(100分)	得分	备注
职业素养(5分)	着装规范,仪表端庄			2		
	报告班级、姓名、操作项目			1		
	语言清晰,态度和蔼			2		
操作步骤(80分)	评估(6分)	产妇孕产史、产程进展情况、会阴、体力、心理状况		3		
		胎心、胎儿大小、胎方位、胎先露位置、胎儿头皮有无水肿		2		
		环境是否符合操作要求		1		
	准备(5分)	助产士准备:着装规范,修剪指甲,清洁双手、戴口罩、手术帽		2		
		环境准备:整洁明亮,无菌,室内温度、湿度适宜		1		
		用物准备:用物备齐,产台铺放有序		1		
		产妇准备:排空膀胱		1		
	实施(65分)	核对解释(2分)	核对住院号和姓名	1		
			解释操作目的、过程	1		
		安置体位与消毒(3分)	产妇上产床时机	1		
			仰卧于产床上,取膀胱截石位或自由体位	1		
			外阴冲洗与消毒(口述)	1		
		接产准备(10分)	按外科洗手要求洗手、手消毒	2		
			请台下助产士打开产包,接生者铺无菌巾单,穿手术衣,戴手套	4		
			整理产台用物	2		
			请台下助产士递聚血盆、气门芯或脐带包等上产台,用一把止血钳套上2个气门芯	2		
		协助胎儿娩出(30分)	保护会阴 / 保护会阴时机	3		
			保护会阴 / 保护会阴方法	3		
			指导产妇正确用腹压	3		
			协助胎头俯屈	5		
			协助胎头内旋转、仰伸	5		
			清理口、鼻内羊水	5		
			协助复位、外旋转,胎肩、体娩出	6		
		新生儿护理(2分)	观察新生儿娩出时间,清理呼吸道,进行 Apgar 评分	2		
		断脐(3分)	在距离脐根部 15～20 cm 处以 2 把止血钳夹脐带,两钳间剪断,新生儿交台下助产士进一步处理	3		
		产后出血量评估(3分)	可用直接测量法、称重法,将聚血盆置于产妇臀下以计量出血量	3		

续表

项目			考核内容	分值 (100分)	得分	备注
操作步骤 (80分)	实施 (65分)	协助胎盘、 胎膜娩出 (3分)	胎盘剥离征象(口述)	1		
			助娩胎盘,检查胎盘、胎膜(口述)	2		
		检查软产道 (4分)	检查软产道有无裂伤	4		
		操作后处理 (5分)	协助产妇卧于休息床,观察子宫收缩、阴道出血、膀胱充盈情况等	2		
			整理用物及检查床,清洗双手	1		
			填写接产记录	1		
			向产妇说明接产情况,交代产后注意事项	1		
	评价 (4分)		询问产妇感觉	2		
			征求产妇意见	2		
操作质量 (7分)			操作流程正确	2		
			操作熟练	2		
			20分钟内完成操作	3		
人文关怀 (8分)			态度和蔼,语气温和	2		
			尊重产妇,重视与产妇沟通	3		
			注意保暖,关怀、体贴产妇	3		

(林雪芳)

实训十六 新生儿脐带处理

│实训目标│
1. 熟练掌握脐带处理的方法。
2. 掌握处理脐带的意义。

案例情景

新生儿于 14:50 娩出,Apgar 评分 9—10—10 分,14:52 脐带停止搏动,请助产士为其正确处理脐带。

一、目的

1. 剪断脐带,终止胎盘血液循环。

2. 正确规范地处理脐带,结扎脐血管,有助于预防脐带断端感染、渗血或出血。

二、评估

1. 新生儿 Apgar 评分,脐带长度、颜色、粗细等。

2. 环境达到手术室无菌标准要求,整洁、明亮,温湿度适宜,辐射保暖台完好可用,并已提前预热。

三、准备

1. 助产士准备 着装规范,修剪指甲,清洁双手,戴口罩、手术帽。

2. 新生儿准备 迅速擦干新生儿皮肤上的羊水与血迹。

3. 环境准备 产房按手术室的无菌要求标准设置,环境整洁、明亮,调节室内温度 24～26 ℃,相对湿度为 55%～65%。接生时打开辐射保暖台进行预热。

4. 物品准备 带脐带的新生儿模型、无菌手套、无菌开口纱布 1 块、无菌纱布块若干、灭菌粗丝线或灭菌气门芯胶管、血管钳 2 把、脐带剪 1 把、线剪 1 把、脐带卷 1 卷(或含气门芯的脐带包 1 包)、碘伏棉球若干、2%碘酊、75%酒精。

四、步骤

1. 操作准备 着装规范,衣帽整洁,备齐用物,携至产床旁。

2. 接生者外科洗手,穿手术衣,戴无菌手套。

3. 用大毛巾迅速擦干新生儿身上的羊水与血迹,注意保暖。

4. 剪断脐带 胎儿娩出 1～3 分钟后断扎脐带,用两把血管钳在距离脐根部 15～20 cm 处钳夹脐带,于两钳间剪断。

5. 结扎脐带

(1) 消毒脐带:用 2%碘酊和 75%酒精消毒脐带(自脐根部至脐根上 5 cm 及脐周 5 cm 范围皮肤),垫上 1 块纱布,消毒脐带剪和手。

(2) 在距离脐根 0.5 cm 处用无菌粗棉线结扎第一道,再在结扎线外 0.5 cm 处结扎第二道,在第二道结扎线外 0.5 cm 处剪断脐带。(或在距离脐根 0.5 cm 处,用套有气门芯胶管的血管钳钳夹脐带,在距血管钳夹外 0.5 cm 处剪断脐带,提起气门芯胶管系线,将气门芯胶管脱出血管钳尖端,套扎脐带于脐根部。放松血管钳,检查有无活动性出血。)用纱布包住脐带,挤出脐带断端残余血液。

(3) 用纱布围脐带根部并消毒残端:换无菌开口纱布围住脐带根部(手指不得触及开口纱布内侧面),用 2%碘酊和 75%酒精消毒烧灼脐带断面,注意药液切不可接触新生儿皮肤,以免发生皮肤灼伤。若 2%碘酊误触及皮肤应立即用 75%酒精脱碘。

（4）包扎脐带：待脐带断面干燥后，用无菌开口纱布包裹脐带，再用脐带卷围绕新生儿腰部包扎固定。注意松紧适当，打结处应位于新生儿身体侧面。

6.操作后处理

（1）注意给新生儿保暖，以进行下一项处理。

（2）整理用物，清洗双手。

（3）告知产妇新生儿脐部情况，交代注意事项。

五、注意事项

1.注意无菌操作。

2.用丝线结扎脐带时应扎紧，使脐带不出血，但不能造成脐带断裂。

3.用2‰碘酊烧灼脐带断面时，注意避免药液接触新生儿皮肤，以免灼伤皮肤。

六、自我评价

1.是否明确结扎脐带的准备工作。

2.是否正确结扎脐带，断端有无渗血等。

3.是否严格无菌操作。

4.是否注意保暖，动作是否轻柔。

七、思考题

1.采用气门芯胶管套扎法结扎脐带时，如果气门芯胶管断裂该如何处理？

2.为什么用2‰碘酊消毒脐带断面时，应注意避免药液接触新生儿皮肤？

新生儿脐带处理评分标准

班级：_____　　学号：_____　　姓名：_____　　得分：_____

项目	考核内容			分值 (100分)	得分	备注
职业素养 (5分)	着装规范，仪表端庄			2		
	报告班级、姓名、操作项目			1		
	语言清晰，态度和蔼			2		
操作步骤 (80分)	评估 (5分)	新生儿 Apgar 评分，脐带长度、颜色、粗细等		3		
		环境是否符合操作要求，辐射台提前预热好备用		2		
	准备 (10分)	助产士准备：着装规范，戴口罩、手术帽，外科洗手后穿手术衣，戴手套		3		
		新生儿准备：迅速擦干新生儿皮肤上的羊水与血迹，注意保暖		2		
		环境准备：整洁明亮，无菌，温度、湿度适宜		2		
		用物准备：辐射台提前30分钟预热好备用，用物备齐，物品摆放有序		3		
	实施 (60分)	剪断脐带 (5分)	胎儿娩出1～3分钟后断扎脐带，用两把血管钳在距离脐根部15～20 cm处钳夹脐带，于两钳间剪断	5		
		结扎脐带 (50分)	用2%碘酊和75%酒精消毒脐带根部及其周围皮肤，脐周垫一块纱布，消毒脐带剪和手	10		
			在距离脐根0.5 cm处用无菌粗棉线结扎第一道，再在结扎线外0.5 cm处结扎第二道 (或在距离脐根0.5 cm处，用套有气门芯胶管的血管钳钳夹或用脐带夹夹住脐带)	10		
			在第二道结扎线外0.5 cm处剪断脐带 (在距血管钳钳夹0.5 cm处剪断脐带，将气门芯胶管套扎脐带于脐根部)	10		
			用纱布包住脐带，挤出脐带断端残余血液	5		
			换开口纱布围脐带根部并消毒残端	10		
			包扎脐带	5		
		操作后处理 (5分)	注意给新生儿保暖，以进行下一项处理	2		
			整理用物归位，清洗双手	1		
			告知产妇新生儿脐部情况，交代注意事项	2		
	评价 (5分)	查看脐带断端有无渗血、出血		3		
		观察新生儿一般情况，是否舒适		2		
操作质量 (7分)	操作流程正确			3		
	操作熟练			2		
	15分钟内完成操作			2		
人文关怀 (8分)	注意保暖			4		
	关爱新生儿，动作轻柔			4		

（林雪芳）

实训十七　新生儿出生时的常规护理

> **实训目标**
> 1. 掌握新生儿出生时一般护理的内容。
> 2. 掌握新生儿 Apgar 评分的临床意义。
> 3. 学会交接新生儿,以及新生儿清洁、体检、标识等各项操作。

案例情景

该男婴于 14:50 出生,出生体重 3400 g,体长 50 cm, Apgar 评分 9—10—10,请助产士为该新生儿进行护理。

一、目的

1. 通过出生时的体格检查及时发现新生儿异常。

2. 通过新生儿 Apgar 评分方法了解新生儿健康状况,制定相应的护理措施。

3. 保持新生儿的清洁。

4. 标识新生儿的身份。

二、评估

1. 评估新生儿出生情况、健康状况。

2. 产房环境达到无菌标准要求,整洁、明亮,温湿度适宜,辐射保暖台完好可用,并已提前预热。

3. 用物是否齐备,放置有序。

三、准备

1. 助产士准备　着装规范,修剪指甲,洗手,戴口罩、手术帽。

2. 环境准备　产房按手术室的无菌要求标准设置,环境清洁,调节室内温度 24～26 ℃,光线充足。接生时打开辐射保暖台预热至 30～32 ℃。

3. 物品准备　新生儿模型、婴儿车、无菌大毛巾、一次性新生儿吸痰管、新生儿电子秤、婴儿身长测量床、脸盆、小方巾、胸部标识、新生儿腕带、印泥、新生儿记录单、衣服、尿布、包被、弯盘、石蜡油纱布罐。

四、步骤

1. 操作准备　衣帽整洁,洗手,备齐用物,预热新生儿辐射台(提前 30 分钟插入肤温传感器,正常新生儿肤温模式是 36 ℃,注意探头的金属面朝下,紧贴婴儿床或婴儿皮肤)。

2. 接新生儿　双手摊开无菌大毛巾从接生者手中接过新生儿,注意不污染接生者。

3. 必要时清理呼吸道　将新生儿抱至预热好的新生儿辐射台上,立即用大毛巾将其全身擦干,注意保暖。让新生儿头偏向一侧,用新生儿吸痰管清除咽部及鼻腔的黏液和羊水,以防止发生吸入性肺炎。如确认呼吸道黏液和羊水已吸净,新生儿仍未啼哭,可用手轻拍新生儿的足底刺激之,促其啼哭。同时(出生后 1 分钟内)进行 Apgar 评分,8～10 分属正常新生儿,4～7 分为轻度窒息,0～3 分为重度窒息。低于 7 分者应进行新生儿窒息抢救,复苏成功后由台下助产士予以二次断脐。

4. 让产妇辨认新生儿的性别　将新生儿颈部枕于操作者左侧肘部,操作者左手插入新生儿左腋窝握住新生儿左上臂,右手握住其双足,抱起新生儿暴露其会阴部给产妇辨认,让产妇说出新生儿的性别。

5. 清洁　脸盆内装半盆温开水,用浸湿的小方巾擦净新生儿面部和躯干的黏液、血迹,洗净头发上的黏液、血迹并擦干。用石蜡油纱布擦净身上的胎脂。

6. 身体外观评估　将新生儿放在新生儿电子秤上称体重,在婴儿身长测量床上测量身长;检查其身体外观各部位有无畸形,注意有无产伤,并特别注意检查肛门(有无肛门闭锁)。

7. 给新生儿穿上衣服,兜上尿布。

8. 标记新生儿　在新生儿双手腕系上标明母亲姓名、住院号、新生儿性别、出生时间、体重的手腕带。

9. 盖足印　当着产妇的面在新生儿记录单上盖新生儿左足印及产妇左拇指指印。

10. 给新生儿包上包被,在新生儿被上别上胸部标识(标识上的内容与腕带一致)。

11. 早接触早吸吮　协助清洁产妇乳头,将新生儿贴于母亲胸前进行肌肤接触,并协助其行首次吸吮。

12. 整理用物,清洁双手。

13. 填写新生儿出生记录单。

14. 向产妇说明新生儿的一般情况,交代注意事项。

请扫码观看教学视频:

新生儿体表检查

五、注意事项

1. 与接生者交接新生儿时避免污染接生者。

2. 操作过程中动作轻柔,避免损伤新生儿;抱移新生儿时注意安全,避免滑脱。

3. 操作过程中注意新生儿保暖。

4. 做好核对工作,记录新生儿腕带和胸部标识信息,做到准确无误。

六、自我评价

1. 是否明确新生儿出生时一般护理的准备工作。

2. 护理操作流程是否正确、动作是否规范。

3. 是否关爱新生儿,注意新生儿的保暖和安全。

4. 是否做好核对工作。

七、思考题

1. 让产妇辨认新生儿时为什么要让产妇自己说出新生儿的性别?

2. 为什么在新生儿身上有手腕带后还要有胸部标识?

3. 正常新生儿出生后应于何时进行早接触早吸吮?

新生儿出生时的常规护理评分标准

班级：_____　学号：_____　姓名：_____　得分：_____

项目	考核内容		分值(100分)	得分	备注
职业素养(5分)	着装规范,仪表端庄		2		
	报告班级、姓名、操作项目		1		
	语言清晰,态度和蔼		2		
操作步骤(80分)	评估(5分)	新生儿出生情况	3		
		环境是否符合操作要求	2		
	准备(5分)	助产士准备：着装规范,衣帽整洁,洗手、戴口罩、手术帽	1		
		环境准备：整洁明亮,无菌,温度,湿度适宜,预热新生儿辐射台	1		
		用物准备：用物备齐,放置有序	3		
	实施(65分)	接新生儿(5分) 与接生者交接新生儿	3		
		不污染接生者	2		
		常规护理(5分) 必要时清理呼吸道	3		
		Apgar 评分	2		
		辨认性别(5分) 把新生儿会阴部暴露给产妇辨认	3		
		让产妇说出新生儿的性别	2		
		清洁(15分) 用温湿小方巾洗净面部、头部、躯干黏液、血迹,用石蜡油纱布擦净胎脂	15		
		身体外观评估(5分) 称体重,测量身长	3		
		检查身体外观有无畸形、产伤	2		
		穿衣、包尿布(5分) 穿衣服	3		
		兜上尿布	2		
		标记新生儿(5分) 手腕带上标明母亲姓名、住院号、新生儿性别、出生时间、体重	4		
		核对后在新生儿的双手系手腕带	1		
		盖足印(5分) 盖新生儿左足印	3		
		盖产妇左拇指指印	2		
		包裹、标识(5分) 包裹包被	2		
		在包被上别上胸部标识(内容与腕带一致)	3		
		早接触早吸吮(5分) 协助清洁产妇乳头	2		
		新生儿贴于母亲胸前进行肌肤接触,并协助其行首次吸吮	3		
		操作后处理(5分) 整理用物,清洗双手,填写新生儿记录单	2		
		向产妇说明新生儿的一般情况,交代注意事项	3		
	评价(5分)	观察新生儿是否舒适	5		

续表

项目	考核内容	分值 (100分)	得分	备注
操作质量 (7分)	操作流程正确,动作规范	3		
	操作态度认真,动作轻柔、熟练	2		
	15分钟内完成操作	2		
人文关怀 (8分)	注意新生儿保暖	4		
	注意新生儿安全	4		

（林雪芳）

实训十八　胎盘娩出与检查

┌─ **实训目标** ─────────────────────────────────┐

　　1.掌握胎盘胎膜娩出与检查的方法。

　　2.掌握胎盘胎膜娩出与检查的操作。

　　3.掌握胎盘胎膜娩出与检查的注意事项。

└──┘

案例情景

　　张女士,初产妇,25 岁,孕 39^{+4} 周,G_1P_0,于今晨 6:00 出现规则宫缩,14:00 宫口开全,14:50 经阴道自然分娩出一男婴,重 3250 g。15:00 见少量阴道流血,约 100 mL,阴道口脐带下降延伸,子宫收缩硬、平脐,初步判断胎盘已经剥离,请助产士协助产妇娩出胎盘及胎膜。

一、目的

1.正确判断胎盘是否已经剥离,完整娩出胎盘。

2.检查胎盘胎膜是否完整,预防产后出血。

二、评估

1.产妇评估　观察产程,初步评估胎盘剥离情况、产妇配合程度。

2.环境评估　产房环境达到无菌标准要求,整洁、明亮,温湿度适宜。

三、准备

1.助产士准备　备齐用物,接生者戴口罩、手术帽,外科洗手,穿手术衣,戴无菌手套。

2.产妇准备　体位准备与分娩配合。

3.环境准备　产房按手术室的无菌要求标准设置,调节室内温度 22～24 ℃,注意保暖;光线适宜;屏风遮挡,保护产妇隐私。

4.物品准备　产床、产时接生模型、屏风、分娩记录表、推车、产包、消毒用品、无菌手术衣、无菌手套。

四、步骤

1.操作准备　着装规范,备齐用物。

2.操作者站在产妇右侧。

3.核对解释　向产妇解释胎盘娩出与检查的过程和注意事项,以取得配合。

4.屏风遮挡,注意保暖。

5.安置体位　产妇平卧于产床上,暴露外阴,两腿屈曲并分开,正常分娩接生进入第三产程。

6.判断胎盘剥离征象　子宫变硬呈球形;宫底升高达脐上;阴道口外露的脐带自行延长;阴道少量流血;用手掌尺侧在产妇耻骨联合上方轻压子宫下段时,宫体上升而外露的脐带不再回缩。

7.协助胎盘胎膜娩出

(1)当确认胎盘已完全剥离,接生者右手握住脐带,左手放在产妇耻骨上腹部宫底处,固定子宫,在牵拉脐带的过程中给予反向的对抗力防止子宫内翻,在子宫收缩时,鼓励产妇屏气用力,并轻轻地牵拉脐带协助胎盘娩出[图 1-3-18-1(a)]。如果经过 30～40 秒脐带牵拉未见胎盘娩出,不要继续牵拉脐带,等待下一次子宫收缩。

(2)胎盘娩出至阴道口时,接生者用双手捧住胎盘,向一个方向旋转并缓慢向外牵拉,协助胎膜完整剥离排出[图 1-3-18-1(b)]。胎膜排出过程中,若发现胎膜部分断裂,可用血管钳夹住断裂上端的胎膜,再继续向原方向旋转,直至胎膜完全排出。

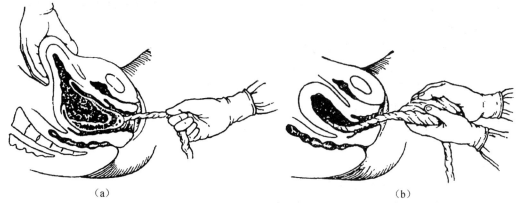

（a） （b）

图 1-3-18-1 协助胎盘胎膜娩出

（3）胎盘胎膜娩出后,按摩子宫刺激收缩,减少出血。尽早让新生儿开始吸吮,母子接触可有效促进宫缩。

（4）检查胎盘胎膜完整性:将脐带提起,检查胎膜是否完整,查看破裂口至胎盘边缘的距离(若<7 cm 应考虑前置胎盘);再检查胎盘胎儿面边缘有无血管断端,如有,应注意有无副胎盘残留在宫内。然后将胎盘铺平于弯盘内,母体面向上,用纱布把血块拭去,观察胎盘形状、颜色等;检查各叶能否对合,有无缺损,有无钙化、梗塞;最后检查脐带断面血管数目。如胎盘不完整或有较大部分胎膜残留,需在严密消毒下,徒手或用器械进入宫腔取出,以防产后出血或感染。如只有小部分胎膜残留,可于产后自然排出。

（5）测量胎盘的直径、厚度并称重,测量脐带长度。

8. 如果经过 30 分钟后,胎盘未娩出,但产妇没有阴道流血,需如下处理:排空膀胱,开始母子接触和早吸吮,刺激子宫收缩;重复轻轻牵拉脐带,同时给予反向对抗力;如仍未出,报告医师,判断是否需要手取胎盘。

9. 如果经过另一个 30 分钟(分娩后 1 小时),胎盘仍然未能娩出,评估有无胎盘植入或粘连,必要时尝试徒手取出胎盘。术后预防性应用抗生素。

10. 常规消毒阴道和会阴,进行软产道裂伤缝合。清点敷料和器械数目,常规肛查。整理物品,按废弃物处理原则放置污物。

11. 协助产妇保暖与舒适体位 协助更换干净衣物,清洁身体,放松休息。告知产妇和家属按摩子宫促进子宫收缩的方法。提供产妇热饮料,进行产后饮食指导。协助产妇排尿,产后 4~6 小时内完成第一次排尿。

12. 协助进行早吸吮,评估新生儿吸吮情况,进行母乳喂养指导。

13. 观察与记录 记录胎盘娩出时间及检查胎盘、胎膜等情况。评估产妇生命体征,观察宫缩和阴道流血情况。做好新生儿全身检查,协助母婴皮肤接触及早吸吮。观察新生儿肤色、呼吸和心率情况。做好相关记录。

五、注意事项

1. 动作轻柔,手法正确,检查准确。

2. 注意保暖,保护产妇隐私。

3. 操作中注意观察产妇的反应及面色,与产妇交流,询问产妇的感受。

4. 正确判断胎盘是否已经剥离,在没有剥离前禁止强行牵拉脐带。任何情况下牵拉脐带,另一手均应在腹部握住子宫底,给予反向对抗力,防止子宫内翻。

5.等待脐带搏动消失后或胎盘娩出后再断脐,过早断脐影响新生儿健康,并不利于胎盘正常剥离。

6.保持母婴同室和实施"三早"(早接触、早吸吮、早开奶)是预防产后出血的重要措施。

六、自我评价

1.是否明确胎盘娩出与检查前的准备工作。

2.胎盘娩出与检查的操作流程是否正确。

3.胎盘娩出与检查的方法、体位(操作者、产妇)是否正确。

4.是否注意与产妇的交流,态度是否和蔼。

5.是否注意保暖,操作过程中是否注意尊重关爱产妇。

七、思考题

1.胎盘娩出与检查的目的是什么?

2.胎盘娩出与检查的内容包括哪些?

3.胎盘娩出与检查时产妇的体位如何安置?

4.胎盘娩出与检查时应注意哪些事项?

胎盘娩出与检查评分标准

班级：_____ 学号：_____ 姓名：_____ 得分：_____

项目			考核内容	分值 (100分)	得分	备注
职业素养 (5分)			着装规范,仪表端庄	2		
			报告班级、姓名、操作项目	1		
			语言清晰,态度和蔼	2		
操作步骤 (80分)	评估 (4分)		产妇评估:观察产程,初步评估胎盘剥离情况、产妇配合程度	3		
			环境是否符合操作要求	1		
	准备 (6分)		助产士:备齐用物,接生者戴口罩、手术帽,外科洗手,穿手术衣,戴无菌手套	2		
			环境:产房按手术室的无菌要求标准设置,安静,室内温度、光线适宜,屏风遮挡	1		
			用物准备:备齐用物、放置有序	2		
			产妇准备:取膀胱截石位,分娩配合	1		
	实施 (65分)	核对解释 (5分)	核对姓名、住院号,解释操作过程和注意事项,取得配合	5		
		安置体位 (5分)	产妇平卧于产床上,暴露外阴,两腿屈曲并分开,正常分娩接生进入第三产程	5		
			判断胎盘剥离征象	5		
		协助胎盘胎膜娩出 (30分)	当确认胎盘已完全剥离,接生者右手握住脐带,左手放在产妇耻骨上腹部宫底处,固定子宫,在牵拉脐带的过程中给予反向的对抗力防止子宫内翻,在子宫收缩时,鼓励产妇屏气用力,并轻轻地牵拉脐带协助胎盘娩出。如果经过30~40秒的脐带牵拉未见胎盘娩出,不要继续牵拉脐带,等待下一次子宫收缩	5		
			当胎盘娩出至阴道口时,接生者用双手捧住胎盘,向一个方向旋转并缓慢向外牵拉,协助胎膜完整剥离排出。胎膜排出过程中,若发现胎膜部分断裂,可用血管钳夹住断裂上端的胎膜,再继续向原方向旋转,直至胎膜完全排出	5		
			胎盘胎膜娩出后,按摩子宫刺激收缩,减少出血。尽早让新生儿开始吸吮,母子接触可有效促进宫缩	5		
			检查胎盘胎膜完整性:将脐带提起,检查胎盘是否完整,查看破裂口至胎盘边缘的距离(若小于7 cm应考虑前置胎盘);再检查胎盘胎儿面边缘有无血管断端,如有,应注意有无副胎盘残留在宫内。然后将胎盘铺平于弯盘内,母体面向上,用纱布把血块拭去,观察胎盘形状、颜色等;检查各叶能否对合,有无缺损,有无钙化、梗塞;最后检查脐带断面血管数目	10		
			测量胎盘的直径、厚度并称重,测量脐带长度	5		

续表

项目		考核内容		分值 (100分)	得分	备注
操作步骤 (80分)	实施 (65分)	如果经过30分钟后,胎盘未娩出,但产妇没有阴道流血,需如下处理:排空膀胱,开始母子接触和早吸吮,刺激子宫收缩;重复轻轻牵拉脐带,同时给予反向对抗力;如仍未出,报告医师,判断是否需要手取胎盘		5		
		如果经过另一个30分钟(分娩后1小时),胎盘仍然未能娩出,评估有无胎盘植入或粘连,必要时尝试徒手取出胎盘。术后预防性应用抗生素		5		
		常规消毒阴道和会阴,进行软产道裂伤缝合。清点敷料和器械数目,常规肛查。整理物品,按废弃物处理原则放置污物		5		
		操作后处理 (5分)	告知胎盘胎膜娩出与检查情况,告知产后注意事项	1		
			尽早让新生儿开始吸吮,母子接触可有效促进宫缩	2		
			整理床单位及用物,清洗双手	1		
			洗手,记录检查结果	1		
	评价 (5分)	询问产妇感觉		2		
		征求产妇意见		3		
操作质量 (7分)	操作流程正确			2		
	操作熟练			2		
	15分钟内完成操作			3		
人文关怀 (8分)	态度和蔼,语气温和			2		
	尊重产妇,重视与产妇的沟通			3		
	注意保暖,避免不必要的暴露,保护产妇隐私			3		

(林雪芳)

实训十九　产程图绘制与记录

┃实训目标┃

1. 掌握产程图绘制技术。
2. 掌握产程图书写规范。

案例情景

钱女士,28岁,G_1P_0,孕39周,出现规律宫缩后,入院待产,无妊娠合并症。专科检查:骨盆外测量各径线正常。B超估计胎儿体重3200 g,胎方位为LOA。阴道检查结果:宫口扩张3 cm。该待产妇进入产房生产,如何绘制产程图?

一、目的

动态观察产程进展,记录产程变化,发现异常及早处理,改善母儿预后。

二、评估

1. 产妇的孕产史,本次妊娠的情况,包括孕周、妊娠合并症和并发症、相关检查结果、宫缩及胎膜是否破裂等情况。

2. 胎儿宫内生长发育各项指标,宫内安危情况。

3. 环境舒适度及隐蔽程度。

三、准备

1. 助产士准备　着装整齐,修剪指甲,洗手,戴口罩、手术帽。

2. 环境准备　整洁、安静,温度、湿度、光线适宜,具备私密性。

3. 物品准备　蓝或黑色水笔、红蓝铅笔、直尺、产程图纸。

四、步骤

1. 核对待产妇信息,并填写待产妇姓名、住院号、年龄、孕产次、孕周、预产期、骨盆外测量值。

2. 观察生命体征　每4~6小时测体温、脉搏、呼吸、血压1次,如有异常,应增加检查次数并予相应处理。

3. 观察产程进展

(1) 子宫收缩:用触诊法或胎儿监护仪进行监测。最简单的方法是由助产人员一手手掌放于产妇腹壁上,宫缩时宫体部隆起变硬,间歇期松弛变软,定时连续观察宫缩的强度、持续时间、间歇时间,并及时记录。触诊时手法应轻柔,用力适当。也可用胎儿监护仪观察宫缩,每隔1~2小时观察一次,连续观察3次宫缩并记录。

(2) 胎心监测:用木质胎心筒或多普勒胎心仪于宫缩间歇期听胎心。潜伏期应每隔1~2小时听1次,进入活跃期后,每隔15~30分钟听1次,每次听诊1分钟。此方法较简单,但仅能获得每分钟的胎心率,不能分辨瞬间的变化,也不能识别胎心率的变异及其与宫缩、胎动的关系。亦可用胎心监护仪进行胎心监测,将测量胎心的探头置于胎心音最响亮的部位,宫缩的探头置于宫底下2~3横指处,以腹带固定于产妇腹壁上,连续观察胎心率的变异及其与宫缩、胎动的关系。若宫缩过后胎心率不能迅速恢复,节律不齐,或胎心率<110次/分或>160次/分,均提示胎儿缺氧,应立即报告医生,并查找原因积极处理,如给产妇吸氧,改为左侧卧位等。

(3) 宫口扩张及胎头下降:经阴道检查或肛门检查可了解宫口扩张和先露部的下降,潜伏期每隔4小时查1次,活跃期每隔2小时查1次,经产妇或子宫收缩强者间隔时间可相应缩短。

4. 产妇出现规律宫缩,宫口扩张 3 cm 时,开始绘制产程图。

(1) 产程图是一种反映产程进展情况的坐标图,使宫口扩张、胎头下降情况一目了然,有助于异常情况的及时发现、及早处理,具有实用价值。产程图有交叉产程图和伴行产程图两种。若两条曲线在图中呈反向交叉者,称为交叉型产程图(图 1-3-19-1);两条曲线呈伴行者,称为伴行型产程图(图 1-3-19-2)。

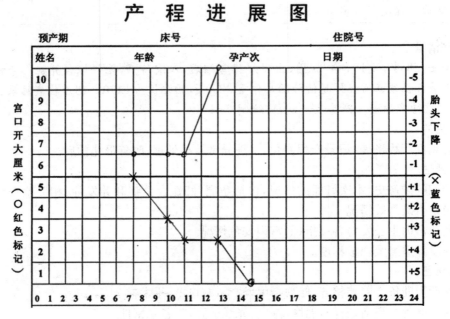

图 1-3-19-1 交叉型产程图

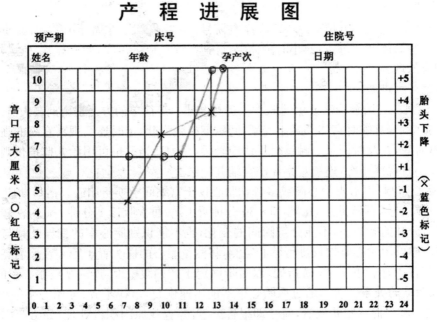

图 1-3-19-2 伴行型产程图

(2) 横坐标为产程时间,以临产为"0"点,以小时为单位。纵坐标有两个内容,即宫颈口扩张程度(单位 cm,用红色"○"表示)和先露下降程度(单位 cm,用蓝色"×")。宫颈扩张程度用 1~10 表示;头先露以坐骨棘水平为标志,胎头颅骨最低点在坐骨棘水平时以"0"表示,高于坐骨棘水平 1 cm,以"S⁻¹"表示,低于坐骨棘水平 1 cm,以"S⁺¹"表示,依此类推(图 1-3-19-3)。临产后不同时间测得的宫口扩张程度及先露下降用实线连接。宫口扩张曲线(红色○—○—○)、胎头下降曲线(蓝色×—×—×)。

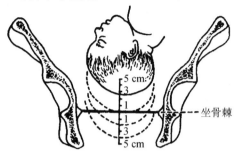

图 1-3-19-3 胎先露高低的判断

(3) 宫口扩张曲线将第一产程分为潜伏期和活跃期。潜伏期是指从规律宫缩开始至宫口扩张 6 cm,此期扩张速度较慢,宫口从 4 cm 扩张到 5 cm 可能需要 6 h 以上,从 5 cm 扩张到 6 cm 可能需要 3 h 以上,此期初产妇不超过 20 h,经产妇不超过 14 h。活跃期是指宫口扩张 6~10 cm,活跃期以宫口扩张 6 cm 作为标志,此期需 1.5~2 h。活跃期停滞的诊断标准:当破膜且宫口扩张≥6 cm,如宫缩正常,而宫口停止扩张≥4 h 可诊断为活跃期停滞;如宫缩欠佳,而宫口停止扩张≥6 h 可诊断活跃期停滞。活跃期停滞为剖宫产的指征。

(4) 胎头下降曲线标明胎头颅骨最低点与坐骨棘平面的关系。坐骨棘平面是判断胎头高低的标志。胎头于潜伏期下降不明显,于活跃期下降加快,平均每小时下降 0.86 cm。胎头下降程度可作为估计分娩难易的有效指标之一。

(5) 正常情况下宫口扩张与胎头下降是并行的,但胎头下降稍微滞后。对于大多数产妇,尤其是初产妇,在宫口近开全时先露应达坐骨棘平面以下,但也有一部分产妇宫口扩张与先露下降并不并行,破膜后胎头才迅速下降,以经产妇多见。

(6) 胎儿娩出以红"⊗"圈下方画红色"↓"表示,并标记出生时间。

(7) 助产士签名,写明时间。

五、注意事项

1.临产时间确定后可在产程图上开始记录。

2.及时记录检查结果,发现异常及时处理。

3.字迹工整、不涂改,接生者认真填写并签全名。

六、自我评价

1.是否掌握产程图绘制的目的和注意事项。

2.产程图绘制规范、完整,无涂改。

3.能准确评估产程情况,发现异常及时处理。

七、思考题

1.第一产程活跃期分为几个阶段?

2.如何判断胎头下降的程度?

产程图绘制与记录评分标准

班级：＿＿＿＿＿　学号：＿＿＿＿＿　姓名：＿＿＿＿＿　得分：＿＿＿＿＿

项目	考核内容		分值（100分）	得分	备注
职业素养（5分）	报告班级、姓名、操作项目		1		
	着装整洁，仪表端庄		2		
	举止沉着，语言表达清晰		2		
操作步骤（80分）	评估（10分）	环境是否符合操作要求	1		
		产妇的孕产史，本次妊娠的情况，包括孕周、妊娠合并症和并发症、相关检查结果、宫缩及胎膜是否破裂等情况	7		
		胎儿宫内生长发育及安危情况	2		
	准备（5分）	助产士准备：衣帽整洁，洗手，戴口罩、手术帽	2		
		环境准备：整洁、安静、温度、湿度、光线适宜，保护待产妇隐私	2		
		用物准备：备齐用物，放置有序	1		
	实施（60分）	核对解释（5分）核对待产妇信息，并填写待产妇姓名、住院号、年龄、孕产次、孕周、预产期、骨盆外测量值	5		
		操作步骤（45）观察生命体征	5		
		观察产程进展	15		
		绘制产程图：描记宫口扩张、胎先露下降程度	20		
		助产士签名，写明时间	5		
		注意事项（6分）1. 临产时间确定后可在产程图上开始记录 2. 及时记录检查结果，发现异常及时处理 3. 字迹工整、不涂改，接生者认真填写并签全名	6		
		操作后处理（4分）协助待产妇分娩，向待产妇说明情况，交代注意事项	3		
		整理用物，清洗双手	1		
	评价（5分）	产程图绘制规范、完整，无涂改	3		
		能准确评估产程情况，发现异常及时处理	2		
操作质量（7分）	操作态度严肃认真		3		
	操作程序正确		4		
人文关怀（8分）	态度和蔼，语气温和		4		
	关心爱护待产妇		4		

（顾　琳）

第四节　阴道分娩助产技能

实训一　缩宫素的应用

┃ **实训目标** ┃

1. 掌握缩宫素的药理作用。
2. 掌握缩宫素的适应证、禁忌证。
3. 掌握缩宫素使用后观察注意事项。

案例情景

孙女士,31岁,G_1P_0,宫内妊娠38周。胎膜早破24 h,不规则宫缩。阴道检查:宫口未开,S^{-2},羊水清。胎心监护评分10分。实验室检查:血常规正常。产妇一般情况好。该产妇能否静脉输注缩宫素?作为助产士,应该从哪些方面去评估?

一、目的

妊娠后期引产;产程中加强宫缩;产后促进子宫收缩,降低产后出血发生率。

缩宫素的药理作用:

(1)刺激子宫平滑肌收缩:小剂量缩宫素能使子宫收缩力增强、收缩频率增加,但仍保持节律性、对称性和极性。若缩宫素剂量加大,能引起肌张力持续增加,甚至舒张不全导致强直性子宫收缩。

(2)刺激乳腺平滑肌收缩:有助于乳汁自乳房排出,但并不增加乳腺的乳汁分泌量。

二、评估

1. 适应证

(1)母体方面(引产、催产及产后止血)

1)妊娠高血压疾病:胎儿已成熟,子痫控制后24 h无产兆,并具备阴道分娩条件者。

2)妊娠期母体并发症,需提前终止妊娠。

3)胎膜早破:孕周≥36周,胎儿已成熟,24 h未自然临产者。

4)延期或过期妊娠:妊娠达41周以上。

5)有潜伏期延长趋势,潜伏期超过8 h,经过休息后排除不协调宫缩和头盆不称者。

6)活跃期继发宫缩乏力者(胎心良好,胎位正常,排除头盆不称)。

7)新生儿娩出后促进子宫收缩,减少产后出血。

(2)胎儿方面主要适用于胎死宫内及胎儿畸形。

2. 绝对禁忌证

(1)疤痕子宫,子宫手术史,如子宫肌瘤剔除术肌瘤较大、数目较多,手术伤及子宫内膜、子宫穿孔修补术等。

(2)产妇不能耐受阴道分娩负荷,如心功能不全、重度子痫前期而宫颈成熟度低等。

(3)软产道异常,包括宫颈浸润癌、宫颈水肿或者有生殖系统感染性疾病等。

(4)胎儿宫内窘迫,绝对或相对头盆不称及胎位异常,不能经阴道分娩者。

(5)前置胎盘,尤其是中央性前置胎盘。

(6)严重胎盘功能不良等,胎儿不能耐受阴道分娩负荷者。

（7）脐带先露或脱垂者。

（8）不协调性子宫收缩乏力在子宫未恢复为协调性之前，严禁使用缩宫素。

（9）宫缩过强者。

3. 相对禁忌证

子宫下段横切口剖宫产史；分娩次数≥5 次者；臀位；子宫过度扩张（双胎及多胎妊娠，羊水过多）。

4. Bishop 评分

缩宫素用于引产或催产加强宫缩时，必须有明确指征，并排除禁忌证，使用前需做宫颈的 Bishop 评分。Bishop 评分可初步估计加强宫缩等措施的引产成功率。一般来说，评分在 0～3 分者引产均失败，如遇病情需要，急需终止妊娠时应改用其他方法如剖宫产结束分娩。评分在 4～6 分者，引产成功率为 50%。评分在 7～8 分者引产成功率在 80%，9 分以上者均能成功。

宫颈成熟度评分法按宫口开大、宫颈管长度、宫颈软硬度、宫颈口位置及先露位置五项指标评定见表 1-4-1-1。

表 1-4-1-1　Bishop 宫颈成熟度评分法

指标	分数			
	0	1	2	3
宫口开大/cm	0	1～2	3～4	5～6
宫颈管退缩/%（未消退为 2 cm）	0～30	40～50	60～70	80～100
先露位置（坐骨棘水平＝0）	−3	−2	−1～0	＋1～＋2
宫颈硬度	硬	中	软	
宫口位置	后	中	前	

三、准备

1. 助产士准备　着装整齐，修剪指甲，洗手，戴口罩。

2. 产妇准备　产妇排空膀胱，根据产妇产程进展情况将其安置于待产室或产房。

3. 环境准备　待产室整洁安静，产房按手术室的无菌要求标准设置，室内温度 24～26 ℃，湿度 55%～65%，光线适宜。

4. 物品准备　输液器、微量泵、催产素、5%葡萄糖溶液 500 mL（血糖偏高者用 0.9%生理盐水）。

四、步骤

1. 操作准备　助产士着装规范、整洁，备齐用物，携至产妇床旁，站在产妇右侧。

2. 核对解释　核对住院号、姓名，解释操作的目的、过程和配合时的注意事项，取得产妇配合。

3. 安置体位　产妇排空膀胱，根据产程进展情况将其安置于待产室或产房，通常取平卧位。根据产程进展情况做好接生准备。

4. 协调性子宫收缩乏力缩宫素的使用

（1）第一产程：若需使用微量泵控制滴数和用量时，以 12 mL/h 计算；若无微量泵，以滴管 1 mL＝15 滴计算，24 h 用药量不超过 80 U。

缩宫素 2.5 U 加入 5%葡萄糖注射液 500 mL 中（5 mU/mL，血糖偏高者用 0.9%生理盐水溶液），摇匀溶液，输液瓶上做醒目标记备用。为产妇建立静脉通道（7 号针头），调节好滴速，约 3 滴/分，换用已稀释的缩宫素溶液。从 3 滴/分（1 mU/min）起滴，开始 30 分钟为试探剂量，了解用药者对药物的敏感性。根据宫缩强弱进行调整，每 15～30 分钟调速一次，每次增加 3～6 滴/分(1～2 mU/min)，直至出现有效宫缩，即宫缩间歇 2～3 分钟，每次宫缩持续 40～60 秒，维持宫缩时宫腔内压力达 50～60 mmHg，通常滴速为 8～15 滴/分，2～5 mU/min。对于不敏感者，可酌情增加缩宫素给药剂量，最大给药剂量通常不超过 20 mU/min(60 滴/分)。若产妇对药物敏感，则应减慢滴速或停用缩宫素。缩宫素引产一般在白天进行，一次用液量以不超过 1000 mL 葡萄糖溶液为宜，不成功者考虑用其他方式引产。

应用缩宫素时，应有医师或助产士在床旁守护，监测并记录宫缩、胎心、产妇血压、药液滴速、浓度、产程进展及主诉。评估宫缩强度的方法有 3 种：① 触诊子宫；② 电子胎心监护；③ 宫腔内导管测量子宫收缩力。若 10 分钟内宫缩＞5 次，持续 1 分钟以上或胎心率异常，应立即停止滴注缩宫素。

（2）第二产程：宫缩乏力若无头盆不称应静脉滴注缩宫素加强宫缩，同时指导产妇配合宫缩屏气用力；母儿状况良好，胎头下降至≥＋3 水平，可等待自然分娩或行阴道助产分娩；若处理后胎头下降无进展，胎头位置在≤＋2 水平以上，应及时行剖宫产术。

（3）第三产程：胎肩娩出后可立即将缩宫素 10～20 U 加入 25％葡萄糖液 20 mL 内静脉推注，预防产后出血。胎盘娩出后亦可肌内注射 5～10 U 缩宫素，肌肉注射 3～5 分钟起效。

5. 操作后处理

（1）向产妇及家属说明情况，交代注意事项。

（2）整理用物，洗手，做好相关记录。

五、注意事项

1. 静滴前观察胎心，测血压和脉搏，胎膜早破者要注意检查有无脐带脱垂，同时观察羊水的色、质、量和胎心变化，确认无胎儿宫内窘迫后再行用药。

2. 专人床旁守护负责观察和调节滴速，静滴 5 分钟应监测胎心，以后每 15 分钟观察一次产妇的血压、脉搏、胎心率、宫缩的频率、强度和持续时间及主诉等，并记录。

3. 密切观察产妇的产程进展变化及主诉。必要时可使用胎心监护仪连续监测宫缩、胎心率及胎动反应。若待产妇出现突然破膜现象，应及时通知医师，破膜后要注意检查有无脐带脱垂，同时观察羊水的色、质、量和胎心变化。若发现血压升高，应减慢滴注速度。当胎心持续减速、晚期减速，宫口开全 2 cm 时，停缩宫素并更换平衡液，同时更换输液器。

4. 注意观察缩宫素的过敏反应及不良反应。向产妇及家属交代缩宫素使用过程中可能出现的意外情况。过敏的临床表现为胸闷、气急、寒战及休克，一旦发现过敏反应及时停用，并予以抗过敏抗休克治疗。不良反应有恶心、呕吐、心率加快或心律紊乱。

六、自我评价

1. 助产士能正确评估产妇状况并准确调整缩宫素用法用量，安全有效应用缩宫素。

2. 产程观察密切，发现异常及时处理。

七、思考题

如何快速调好缩宫素输液滴速？

缩宫素的应用评分标准

班级：_____ 学号：_____ 姓名：_____ 得分：_____

项目		考核内容	分值 (100分)	得分	备注
职业素养 (5分)		报告班级、姓名、操作项目	1		
		着装整洁，仪表端庄	2		
		举止沉着，语言表达清晰	2		
操作步骤 (85分)	评估 (14分)	环境是否符合操作要求	1		
		适应证	4		
		禁忌证	4		
		Bishop宫颈成熟度评分	5		
	准备 (6分)	助产士准备：着装整齐，修剪指甲，洗手，戴口罩	1		
		产妇准备：产妇排空膀胱，根据产妇产程进展情况将其安置于待产室或产房	2		
		环境准备：待产室整洁安静，产房按手术室的无菌要求标准设置，室内温度24~26 ℃，湿度55%~65%，光线适宜	1		
		用物准备：输液器、微量泵、催产素、5%葡萄糖溶液500 mL(血糖偏高者用0.9%生理盐水)	2		
	操作准备 (2分)	助产士着装规范、整洁，备齐用物，携至产妇床旁，站在产妇右侧	2		
	核对解释 (3分)	核对住院号、姓名，解释操作的目的、过程和配合时的注意事项，取得产妇配合	3		
	安置体位 (5分)	产妇排空膀胱，根据产程进展情况将其安置于待产室或产房，通常取平卧位。根据产程进展情况做好接生准备	5		
	实施 (60分)	若需使用微量泵控制滴数和用量时，以12 mL/h计算；若无微量泵，以滴管1 mL=15滴计算。24小时用药量不超过80 U	5		
		根据产程进展情况进行操作(35分) 第一产程(引产或催产)：缩宫素2.5 U加入5%葡萄糖注射液500 mL中，摇匀溶液，输液瓶上做醒目标记备用。为产妇建立静脉通道，调节好滴速，约3滴/分，换用已稀释的缩宫素溶液。从3滴/分(1 mU/min)起滴，根据宫缩强弱进行调整，每15~30分钟调速一次，每次增加3~6滴/分(1~2 mU/min)，直至出现有效宫缩，即宫缩间歇2~3分钟，每次宫缩持续40~60秒，最大给药剂量通常不超过20 mU/min(60滴/分)。缩宫素引产一般在白天进行，一次用液量不超过1000 mL葡萄糖溶液为宜 应用缩宫素时，应有医师或助产士在床旁守护，监测并记录宫缩、胎心、产妇血压、药液滴速、浓度、产程进展及主诉。若10分钟内宫缩>5次，持续1分钟以上或胎心率异常，应立即停止滴注缩宫素。若发现血压升高，应减慢缩宫素滴注速度	15		

续表

项目			考核内容	分值 (100分)	得分	备注
操作步骤 (85分)	实施 (60分)	根据产程进展情况进行操作(35分)	第二产程:宫缩乏力若无头盆不称应静脉滴注缩宫素加强宫缩,同时指导产妇配合宫缩屏气用力;母儿状况良好,胎头下降至≥+3水平,可等待自然分娩或行阴道助产分娩;若处理后胎头下降无进展,胎头位置在≤+2水平以上,应及时行剖宫产术	5		
			第三产程(控制产后出血):胎肩娩出后可立即将缩宫素10~20 U加入25%葡萄糖液20 mL内静脉推注,预防产后出血。胎盘娩出后亦可肌内注射5~10 U缩宫素	5		
			不协调性子宫收缩乏力:调节子宫不协调收缩,使其恢复为协调性子宫收缩,若此时宫缩仍较弱,按协调性宫缩乏力处理	5		
		操作后处理 (5分)	向产妇及家属说明情况,交代注意事项	3		
			整理用物,洗手,做好相关记录	2		
		注意事项 (10分)	1.静滴前观察胎心,测血压和脉搏,胎膜早破者要注意检查有无脐带脱垂,同时观察羊水的色、质、量和胎心变化,确认无胎儿宫内窘迫后再行用药 2.专人床旁守护负责观察和调节滴速,静滴5分钟应监测胎心,以后每15分钟观察一次产妇的血压、脉搏、胎心率、宫缩的频率、强度和持续时间及主诉等,并记录 3.密切观察产妇的产程进展变化及主诉。必要时可使用胎心监护仪连续监测宫缩、胎心率及胎动反应。若待产妇出现突然破膜现象,应及时通知医师,破膜后要注意检查有无脐带脱垂,同时观察羊水的色、质、量和胎心变化。若发现血压升高,应减慢滴注速度。当胎心持续减速、晚期减速,宫口开全2 cm时,停缩宫素并更换平衡液,同时更换输液器 4.注意观察缩宫素的过敏反应及不良反应,向产妇及家属交代缩宫素使用过程中可能出现的意外情况。过敏的临床表现为胸闷、气急、寒战及休克,一旦发现过敏反应及时停用,并予以抗过敏抗休克治疗。不良反应有恶心、呕吐、心率加快或心律紊乱	10		
	评价 (5分)		助产士能正确评估产妇状况并准确调整催产素用法用量,安全有效用缩宫素	3		
			产程观察密切,发现异常及时处理	2		
操作质量 (5分)			操作态度严肃认真,操作程序正确	3		
			15分钟内完成操作	2		
人文关怀 (5分)			态度和蔼,语气温和	2		
			关心爱护待产妇	3		

(顾　琳)

实训二　持续性枕后位助产技术

> **| 实训目标 |**
> 1. 熟悉持续性枕后位的分娩机制。
> 2. 学会持续性枕后位阴道助产术的手术配合。

案例情景

林女士,28 岁,G_1P_0,孕 39^{+3} 周,单活胎。规律性下腹阵痛 10 小时。阴道检查宫口开大 7 cm,胎位 ROP,无明显头盆不称,估计胎儿体重 3250 g。2 小时后,再次阴道检查宫口开大 7 cm,无进展,持续性 ROP,有小产瘤形成,羊水清,胎心 130 次/分,母儿一般情况尚可。请为该产妇进行阴道助产,缩短产程。

一、目的

通过阴道助产,缩短产程,减轻胎先露对母体盆底的压迫,降低母婴并发症,降低剖宫产率。

二、评估

1. 产妇评估　持续性枕后位,无头盆不称,排除巨大儿及骨盆异常,满足阴道试产的条件。

2. 环境评估　环境是否安全、安静、私密,温、湿度是否适宜。

三、准备

1. 助产士准备　着装规范,戴手术帽、口罩,修剪指甲,洗手。

2. 产妇准备　产妇排空膀胱(必要时导尿),安置在产床上,向产妇解释操作目的,取得其配合,并行连续胎心监护。

3. 环境准备　产房按手术室的无菌要求标准设置,室内温度 24～26 ℃,湿度 55%～65%,光线适宜。

4. 物品准备　产包、无菌手套、一次性臀部垫巾、利多卡因、10 mL 注射器、新生儿辐射保暖台、气管插管等复苏器材和药品,必要时备产钳助产包或胎吸助产包。

四、步骤

1. 操作准备　助产士着装规范,戴口罩、帽子,备齐用物,携至产妇床旁,站在产妇右侧。

2. 核对解释　核对住院号、姓名,解释操作的目的、过程和配合时的注意事项,取得产妇配合。

3. 安置体位　产妇排空膀胱,协助产妇取膀胱截石位,臀下垫一次性垫巾。消毒外阴,必要时导尿。

4. 阴道检查　操作者戴无菌手套进行阴道检查,了解骨盆径线,明确宫口扩张情况、先露部高低及胎方位。阴道检查判断胎方位方法见图 1-4-2-1。

5. 旋转胎头

(1) 操作时机:产程进入活跃期(宫口开≥6 cm)或第二产程进展缓慢,初产妇已近 2 小时,经产妇已近 1 小时,行阴道检查确定胎方位为持续性枕后位。若宫口>6 cm,S<+3,嘱产妇体位以侧俯位为主(胎心听诊最响的对侧卧位),并密切监测宫缩、胎心及胎头下降情况,避免产妇过早屏气用力;若宫口已开全,S≥+3(双顶径已达坐骨棘及以下)时,可先徒手将胎头枕部转向前方,徒手操作失败者亦可用胎头吸引器(或产钳)辅助将胎头转至枕前位后阴道助产。

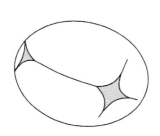
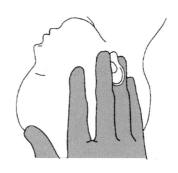

（a）阴道检查时骨缝呈十字形者为大囟门，　（b）阴道检查时触摸到胎
呈人字缝形者为小囟门　　　　儿耳轮分辨胎位

图 1-4-2-1　阴道检查判断胎方位法

（2）徒手转胎位法：一手掌侧朝上插入阴道，四指放置要转至前位的侧面，拇指在对侧。以枕左后位为例，用右手在宫缩间歇时沿逆时针方向旋转胎头（图 1-4-2-2）；宫缩时暂停操作，经数次逐渐使胎头顶部转到被枕骨占据的一侧（图 1-4-2-3），等待 2～3 阵宫缩后才取出手。

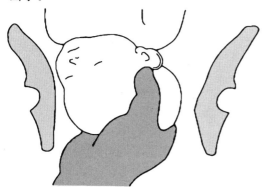
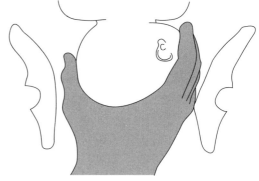

图 1-4-2-2　左枕后位时用右手转胎位　　　　图 1-4-2-3　胎头顶部转到被枕骨占据的一侧

6.更换产妇臀部垫巾，注意保暖。

7.产后处理　做好抢救新生儿复苏准备，同时由于产程延长容易继发产后宫缩乏力，胎盘娩出后立即给予子宫缩宫素，预防产后出血。检查软产道有无裂伤，有软产道裂伤者，应及时修补。

8.整理用物，洗手，做好相关记录。

五、注意事项

1.操作中胎头不能上推过高，避免脐带脱垂。

2.宫缩间歇时方能旋转胎头。

3.胎头转正后，应同时用右手食指及中指将水肿的宫颈前唇上推，宫口即迅速开全。

4.手转胎头时，如有胎心变化，应立即停止旋转，以产钳或胎头吸引器助产。

5.在旋转胎头时，如发现脐带脱垂或脐带隐性脱垂，应立即停止操作，摇高床尾，帮助脐带缩回，并改用其他方式，立即结束分娩。

六、自我评价

1.是否清楚操作时机和操作前的各项准备。

2.是否能熟练配合医师完成持续性枕后位的阴道助产。

3. 操作过程中是否注意尊重关爱产妇。

七、思考题

1. 持续性枕后位的阴道助产术中应注意哪些问题？

2. 如果术前未评估产妇情况，有可能会发生哪些严重后果？

持续性枕后位助产技术评分标准

班级：_____ 学号：_____ 姓名：_____ 得分：_____

项目		考核内容	分值 (100分)	得分	备注
职业素养 (5分)		着装规范,仪表端庄	2		
		报告班级、姓名、操作项目	1		
		语言清晰,态度和蔼	2		
操作步骤 (80分)	评估 (5分)	产妇评估:持续性枕后位,无头盆不称,排除巨大儿及骨盆异常,满足阴道试产的条件	3		
		环境评估:环境是否安全、安静、私密、温、湿度是否适宜	2		
	准备 (10分)	助产士准备:着装规范,戴手术帽、口罩,修剪指甲,洗手	2		
		产妇准备:产妇排空膀胱(必要时导尿),安置在产床上,向产妇解释操作目的,取得其配合,并行连续胎心监护	3		
		环境准备:产房按手术室的无菌要求标准设置,室内温度24～26 ℃,湿度55％～65％,光线适宜	2		
		物品准备:产包、无菌手套、一次性臀部垫巾、利多卡因、10 mL注射器、新生儿辐射保暖台、气管插管等复苏器材和药品,必要时备产钳助产包或胎吸助产包	3		
	实施 (60分)	操作准备 (2分) 助产士着装规范,戴口罩、帽子,备齐用物,携至产妇床旁,站在产妇右侧	2		
		核对解释 (3分) 核对产妇住院号、姓名,解释操作的目的、过程和配合时的注意事项,取得产妇配合	3		
		安置体位 (5分) 产妇排空膀胱后取膀胱截石位	2		
		臀部放置一次性垫巾,消毒外阴,必要时导尿	3		
		检查阴道 (5分) 操作者戴无菌手套进行阴道检查,了解骨盆径线,明确宫口扩张情况,先露部高低及胎方位	5		
		旋转胎头 (35分) 操作时机:产妇产程进入到活跃期(宫口开≥6 cm)或第二产程进展缓慢,初产妇已近2小时,经产妇已近1小时,行阴道检查确定胎方位为持续性枕后位。若宫口>6 cm,S<＋3,嘱产妇体位以侧俯位为主(胎心听诊最响的对侧卧位),并密切监测宫缩、胎心及胎头下降情况,避免产妇过早屏气用力;若宫口已开全,S≥＋3(双顶径已达坐骨棘及以下)时,可先徒手将胎头枕部转向前方,徒手操作失败者亦可用胎头吸引器(或产钳)辅助将胎头转至枕前位后阴道助产	15		
		徒手转胎位法:一手掌侧朝上插入阴道,四指放置要转至前位的侧面,拇指在对侧。以右枕后位为例,用左手在宫缩间歇时沿顺时针方向旋转胎头;宫缩时暂停操作,经数次逐渐转至枕右前方后,等待2～3阵宫缩后才取出手	20		

项目			考核内容	分值 (100分)	得分	备注
操作步骤 (80分)	实施 (60分)		更换产妇臀部垫巾,注意保暖	2		
		产后处理 (5分)	做好抢救新生儿复苏准备,同时由于产程延长容易继发产后宫缩乏力,胎盘娩出后立即给予子宫缩宫素,预防产后出血。检查软产道有无裂伤,有软产道裂伤者,应及时修补	5		
		操作后处理 (3分)	整理用物,洗手,做好相关记录	2		
			向产妇交代术后注意事项	1		
	评价 (5分)		是否清楚操作时机和操作前的各项准备	2		
			是否能熟练配合医师完成持续性枕后位的阴道助产	2		
			操作过程中是否注意尊重关爱产妇	1		
操作质量 (7分)			操作流程正确	2		
			动作轻巧、迅速、准确,未损伤子宫及胎儿	3		
			严格无菌操作,15分钟内完成操作	2		
人文关怀 (8分)			态度和蔼,语气温和	2		
			尊重产妇,重视与产妇的沟通	3		
			操作中关爱产妇,尽量减轻产妇的痛苦	3		

（陈　冰）

实训三　会阴神经阻滞麻醉与局部浸润麻醉技术

| 实训目标 |
> 1.掌握会阴神经阻滞麻醉与局部浸润麻醉术的适应证、禁忌证、注意事项。
> 2.熟练掌握会阴神经阻滞麻醉与局部浸润麻醉术的操作方法。

案例情景

李女士,28 岁,初产妇,G_1P_0,现孕 39^{+2} 周。定期产检无妊娠合并症和并发症,11 小时前临产,彩超示胎儿双顶径 98 mm,预估胎儿体重(3760±500) g,胎心 140 次/分。第一产程进展顺利,1 小时 15 分钟前宫口开大 10 cm,宫缩间隔 1～2 分钟,持续 50 秒,现胎头拨露,阴道有少量鲜血流出,胎心 120 次/分,胎头可触及 3 cm×3 cm 的产瘤。助产士准备助产,与产妇和家属沟通后行会阴阻滞麻醉(局部浸润麻醉)与会阴侧切术。

一、目的

1.实施会阴切开缝合术前或产后会阴撕裂伤需要缝合者,行会阴神经阻滞麻醉与局部浸润麻醉缓解产妇侧切与缝合时的疼痛,促进产妇顺利自然分娩。

2.降低会阴撕裂伤发生概率。用于阴道助产术,头位异常经阴道胎头旋转术等助产时,行会阴神经阻滞麻醉与局部浸润麻醉使阴道和会阴松弛,减轻助产过程中的疼痛,降低会阴撕裂伤的发生概率。

二、评估

1.产妇

(1)评估产妇全身情况:生命体征、产程、宫口开全程度、宫缩情况及辅助检查等。

(2)评估产妇会阴及骨盆底功能:会阴体长度及组织弹性,有无炎症、红肿及瘢痕等皮肤异常情况;骨盆底有无功能障碍性疾病或损伤等异常情况,如前庭大腺囊肿(巴氏腺囊肿)。

2.胎儿　了解胎儿大小、胎产式、胎方位、胎先露、胎心情况,有无胎儿宫内窘迫等。

三、准备

1.助产士准备　着装规范,戴口罩、手术帽;外科洗手,穿手术衣,戴无菌手套。

2.产妇准备　产妇排空膀胱后(必要时导尿),取膀胱截石位安置于产床上,为产妇常规消毒铺巾,产程进入第二产程。

3.环境准备　产房按手术室的无菌要求标准设置,室温保持在 24～26 ℃,相对湿度为55%～65%,必要时屏风遮挡,有条件者播放轻柔的背景音乐。

4.物品准备　10 mL 注射器 1 支、长穿刺针 1 支、0.5%利多卡因 5 mL 及生理盐水5 mL、碘伏棉球、无菌纱布块、无菌手套、无菌小药杯 2 个。需要切开缝合者、胎吸或产钳助产者备齐相关用物。

四、步骤

1.操作准备　助产士手及手臂按手术前规范洗手、消毒,产妇取膀胱截石位,外阴常规消毒、铺巾。助产士穿手术衣,戴无菌手套,站在产妇右侧。

2.阴道检查　操作者戴无菌手套进行阴道检查,了解骨盆径线、产程进展情况,明确宫口扩张情况、先露部高低及胎方位。经过评估排除阴道分娩禁忌证,但需要行会阴神经阻滞麻醉或局部浸润麻醉、会阴侧切术、阴道助产术等操作。

3. 核对解释　核对产妇住院号、姓名,告诉产妇产程进展情况,与产妇充分说明实施会阴神经阻滞麻醉/局部浸润麻醉术和相关阴道助产的必要性,取得产妇知情同意。询问产妇以前是否用过麻醉药,是否有药物过敏史。

4. 用物准备　嘱台下助产士递上 10 mL 注射器、长穿刺针头,嘱其掰开 0.5% 利多卡因及生理盐水 5 mL 并倒入无菌小药杯中,在另一无菌小药杯中放入碘伏棉球。必要时备会阴切开缝合用物、胎吸或产钳等助产用物。

5. 检查针筒密闭性并接上长针头,检查吻合度;抽吸稀释后的利多卡因 5～10 mL,排尽空气,套上针套备用。

6. 清点用物数目并嘱台下助产士记录,包括纱布、器械、缝针等。

7. 消毒皮肤

(1) 再次用 0.5% 碘伏棉球消毒外阴 2 遍,以切口部位为中心从内到外、从上至下,最后消毒肛门。

(2) 侧切口局部再次消毒。

8. 麻醉　采用会阴神经阻滞麻醉或会阴局部浸润麻醉。

(1) 会阴神经阻滞麻醉(图 1-4-3-1):术者将左手食指、中指伸入阴道内作指引,触及坐骨棘及骶棘韧带,右手持利多卡因 5～10 mL 的注射器(带有长针头),在肛门与坐骨结节连线中点稍偏向坐骨结节处进针,先注射一皮丘,然后在阴道内手指的引导下,将针头刺向坐骨棘尖端内下约 1 厘米处(即阴部神经丛经过的部位)穿过骶棘韧带,体会到落空感后抽吸无回血,局部注射药液约 1/2 量;然后一边退针一边推注药液,当针头退至皮下时沿切开侧的大阴唇、会阴体皮下做扇形浸润麻醉(注射完剩余的药液),松弛盆底肌肉。

(2) 会阴神经局部浸润麻醉(图 1-4-3-2):术者将一手食指、中指伸入阴道,另一手持注射器在拟切开部位或裂开的伤口周围扇形注入麻醉剂,以浸润皮内、皮下及阴道前庭黏膜下组织。

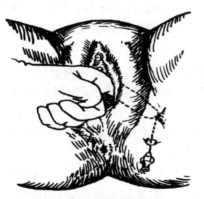
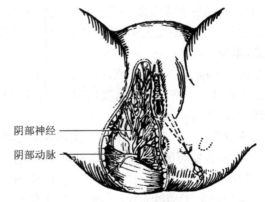

阴部神经
阴部动脉

图 1-4-3-1　会阴神经阻滞麻醉　　　图 1-4-3-2　会阴神经局部浸润麻醉

(3) 如正中切开时,则在会阴体局部行浸润麻醉。

(4) 纱布按揉注射部位促进药液吸收。

9. 根据产妇产程进展情况,持续进行下一步会阴切开缝合术、阴道分娩助产技术等。

10. 胎儿胎盘娩出,产程顺利结束,产妇留产房内观察 2 小时,清点用物,填写会阴神经阻滞麻醉/局部浸润麻醉手术记录单(有会阴缝合者按表格内容填写缝针数及缝线等),签名。按照院感要求进行用物分类处理(器械清洗、用物消毒等)。

五、注意事项

1. 严格执行无菌操作原则。

2. 会阴神经阻滞麻醉术在母体方面可能发生的并发症：(1)局麻药被直接注入血管内，引起药物中毒；(2)阴道和坐骨直肠窝血肿；(3)腰大肌后和臀大肌下脓肿。

3. 操作者必须按规定执行麻醉药的用法用量，选用毒性最低的麻醉药，每次用注射器注药之前，必须常规回抽活塞证实无回血后方可注药，切忌将局麻药注入血管或胎儿头皮。普鲁卡因等局麻药会导致过敏性休克，使用前应做皮试。

4. 针头穿刺时应找准部位一次成功，避免反复穿刺引起血肿、感染等并发症。

5. 当临床上发现局麻药毒性反应的早期症状如头晕、耳鸣时应立即停止给药，如发生惊厥时应注意保护产妇，以防发生意外损伤，同时吸氧及进行辅助呼吸，立即呼叫麻醉医师，并遵医嘱静脉注射地西泮 10 mL，维持血流动力学稳定。

六、自我评价

1. 麻醉的用物及应急准备是否齐全。

2. 麻醉操作流程及部位选择是否准确，麻醉是否有效，能否减轻产妇后续的助产分娩痛苦。

3. 是否注意操作中的病情观察，能否准确评估产妇全身情况以及产程变化，及时有效地与产妇交流沟通。

七、思考题

1. 会阴神经阻滞麻醉/局部浸润麻醉术的优点和注意事项是什么？

2. 行会阴神经阻滞麻醉/局部浸润麻醉术时，与产妇和家属沟通的要点是什么？

3. 如何减轻产妇的疼痛感？

会阴神经阻滞麻醉与局部浸润麻醉技术评分标准

班级：_____　学号：_____　姓名：_____　得分：_____

项目	考核内容		分值（100分）	得分	备注
职业素养（5分）	着装规范，仪表端庄，举止大方		2		
	报告班级、姓名、操作项目		1		
	语言清晰，态度和蔼		2		
操作步骤（80分）	评估（5分）	产妇：(1) 评估产妇全身情况：生命体征、产程、宫口开全程度、宫缩情况及辅助检查等。(2) 评估产妇会阴及骨盆底功能：会阴体长度及组织弹性，有无炎症、红肿及瘢痕等皮肤异常情况；骨盆底有无功能障碍性疾病或损伤等异常情况	2		
		胎儿：了解胎儿大小、胎产式、胎方位、胎先露、胎心情况，有无胎儿宫内窘迫等	1		
		环境是否符合操作要求	2		
	准备（10分）	助产士准备：着装规范，戴口罩、手术帽；外科洗手，穿手术衣，戴无菌手套	2		
		产妇准备：产妇排空膀胱后（必要时导尿），取膀胱截石位安置于产床上，为产妇常规消毒铺巾，产程进入第二产程	2		
		物品准备：10 mL注射器1支、长穿刺针1支、0.5%利多卡因5 mL及生理盐水5 mL、碘伏棉球、无菌纱布块、无菌手套、无菌小药杯2个	4		
		环境准备：产房按手术室的无菌要求标准设置，室内温湿度适宜，必要时屏风遮挡	2		
	实施（60分）	操作准备（3分）：助产士手及手臂按手术前规范洗手、消毒，产妇取膀胱截石位，外阴常规消毒、铺巾。助产士穿手术衣，戴无菌手套，站在产妇右侧	3		
		阴道检查（7分）：操作者戴无菌手套进行阴道检查，了解骨盆径线、产程进展情况，明确宫口扩张情况、先露部高低及胎方位。经过评估排除阴道分娩禁忌证，但需要行会阴神经阻滞麻醉或局部浸润麻醉、会阴侧切术、阴道助产术等操作	7		
		核对解释（5分）：核对产妇住院号和姓名	2		
		告诉产妇产程进展情况，与产妇充分说明实施会阴神经阻滞麻醉/局部浸润麻醉术和相关阴道助产的必要性，取得产妇知情同意。询问产妇以前是否用过麻醉药，是否有药物过敏史	3		
		用物准备（5分）：嘱台下助产士递上10 mL注射器、长穿刺针头，嘱其掰开0.5%利多卡因及生理盐水5 mL并倒入无菌小药杯中，在另一无菌小药杯中放入碘伏棉球。必要时备会阴切开缝合用物、胎吸或产钳等助产用物	5		

项目	考核内容			分值 (100分)	得分	备注
操作步骤 (80分)	实施 (60分)		检查针筒密闭性并接上长针头,检查吻合度;抽吸稀释后的利多卡因5~10 mL,排尽空气、套上针套备用	2		
			清点用物数目并嘱台下助产士记录,包括纱布、器械、缝针等。	3		
		消毒皮肤 (5分)	再次用0.5%碘伏棉球消毒外阴2遍,以切口部位为中心从内到外、从上至下,最后消毒肛门	5		
			侧切口局部再次消毒			
		麻醉 (20分)	会阴神经阻滞麻醉:术者将左手食指、中指伸入阴道内作指引,触及坐骨棘及骶棘韧带,右手持利多卡因5~10 mL的注射器(带有长针头),在肛门与坐骨结节连线中点稍偏向坐骨结节处进针,先注射一皮丘,然后在阴道内手指的引导下,将针头刺向坐骨棘尖端内下约1厘米处(即阴部神经丛经过的部位)穿过骶棘韧带,体会到落空感后抽吸无回血,局部注射药液约1/2量;然后一边退针一边注药液,当针头退至皮下时沿切开侧的大阴唇、会阴体皮下做扇形浸润麻醉(注射完剩余的药液),松弛盆底肌肉	10		
			会阴局部浸润麻醉:术者将一手食指、中指伸入阴道,另一手持注射器在拟切开部位或裂开的伤口周围扇形注入麻醉剂,以浸润皮内、皮下及阴道前庭黏膜下组织	5		
			如正中切开时,则在会阴体局部行浸润麻醉	2		
			纱布按揉注射部位促进药液吸收	3		
		根据产妇产程进展情况,持续进行下一步会阴切开缝合术、阴道分娩助产技术等		2		
		操作后处理 (8分)	胎儿胎盘娩出,产程顺利结束,产妇留产房内观察2小时	2		
			清点用物,整理用物及清理污物,整理产床,清洗双手	2		
			填写会阴神经阻滞麻醉/局部浸润麻醉术手术记录单(有会阴缝合者按表格内容填写缝针数及缝线等),签名	2		
			向产妇交代术后注意事项,并进行健康教育	2		
	评价 (5分)		麻醉的用物及应急准备是否齐全	1		
			麻醉操作流程及部位选择是否准确,麻醉是否有效,能否减轻产妇后续的助产分娩痛苦	2		
			是否注意操作中的病情观察,能否准确评估产妇全身情况以及产程变化,能否及时有效地与产妇交流沟通	2		
操作质量 (7分)	操作流程正确			2		
	操作手法正确			2		
	10分钟内完成操作			3		
人文关怀 (8分)	态度和蔼,语气温和			2		
	尊重产妇,重视与产妇的沟通			3		
	操作中关爱产妇,尽量减轻产妇的痛苦			3		

(金丹丹)

实训四　会阴切开缝合术

> **┃实训目标┃**
> 1. 掌握会阴切开缝合术的适应证、禁忌证、注意事项。
> 2. 熟练掌握会阴切开缝合术的手术步骤。

案例情景

李女士,28岁,初产妇,G_1P_0,现孕39^{+2}周。定期产检,无妊娠合并症和并发症,11小时前临产,彩超示胎儿双顶径98 mm,预估胎儿体重(3760±500)g,胎心140次/分。第一产程进展顺利,1小时15分钟前宫口开大10 cm,宫缩间隔1～2分钟,持续50秒,现胎头拨露,阴道有少量鲜血流出,胎心120次/分,胎头可触及3 cm×3 cm的产瘤。助产士准备助产,与产妇和家属沟通后行会阴阻滞麻醉(局部浸润麻醉)与会阴侧切术。

一、目的

1. 对会阴过紧、会阴体长、胎儿过大的产妇;会阴组织硬、韧或发育不良;炎症、水肿或遇到急产时会阴未能充分扩张的产妇;经产妇曾做会阴切开缝合或修补后瘢痕大,影响会阴扩张者,会阴切开术可减少会阴严重裂伤。

2. 对产妇行胎头吸引术、产钳术、臀位助产术时,会阴切开术可减少软产道阻力。

3. 对有重度子痫前期、妊娠合并心脏病、胎儿宫内窘迫的产妇,会阴切开术扩大了软产道,缩短产程,减少产妇用力。

4. 对早产、胎儿宫内发育迟缓或胎儿宫内窘迫的产妇,会阴切开术扩大了软产道,减少产道对胎头受压并尽早娩出,减少胎儿颅内出血的发生率。

二、评估

1. 产妇

(1) 评估产妇全身情况:生命体征、产程进展情况、宫口开全程度、宫缩情况,辅助检查等。

(2) 评估产妇会阴及骨盆底功能:会阴体长度及组织弹性,有无炎症、红肿及瘢痕等皮肤异常情况;骨盆底有无功能障碍性疾病或损伤等异常情况,如前庭大腺囊肿(巴氏腺囊肿)。

2. 胎儿　了解胎儿大小、胎产式、胎方位、胎先露、胎心情况,有无胎儿宫内窘迫等。

三、准备

1. 助产士准备　着装规范,戴口罩、手术帽;外科洗手,穿手术衣,戴无菌手套。

2. 产妇准备　产妇排空膀胱后(必要时导尿),取膀胱截石位安置于产床上,为产妇常规消毒铺巾,产程进入第二产程。

3. 环境准备　产房按手术室的无菌要求标准设置,室温保持在24～26 ℃,相对湿度为55%～65%,必要时屏风遮挡,有条件者播放轻柔的背景音乐。

4. 物品准备　产包1个(内含会阴侧切剪1把,弯、直止血钳各2把,带尾纱布1块,持针器1把,有齿镊1把,线剪1把,小药杯2个,纱布数块),无菌手套,10 mL注射器1支,长穿刺针头1个,圆缝合针2枚,三角缝合针2枚,2/0丝线1团,2/0、3/0肠线各1管,0.5%利多卡因5 mL及生理盐水5 mL,碘伏棉球。需要胎吸或产钳助产者备齐相关用物。

四、步骤

1.**操作准备**　助产士手及手臂按手术前规范洗手、消毒,产妇取膀胱截石位,外阴常规消毒、铺巾。助产士穿手术衣,戴无菌手套,站在产妇右侧。

2.**阴道检查**　操作者戴无菌手套进行阴道检查,了解骨盆径线、产程进展情况,明确宫口扩张情况、先露部高低及胎方位。经过评估排除阴道分娩禁忌证,但需要行会阴侧切术、阴道助产术等操作。

3.**核对解释**　核对产妇住院号、姓名,告诉产妇产程进展情况,与产妇充分说明实施会阴侧切术和相关阴道助产的必要性,取得产妇知情同意。询问产妇以前是否用过麻醉药,是否有药物过敏史。

4.**用物准备**　嘱台下助产士递上 10 mL 注射器,长穿刺针头,圆缝合针,三角缝合针,2/0 丝线,2/0、3/0 肠线等会阴切开缝合用物,必要时备胎吸或产钳等助产用物,并嘱其掰开 0.5% 利多卡因及生理盐水 5 mL 倒入无菌小药杯中,在另一无菌小药杯中放入碘伏棉球。

5.检查针筒密闭性并接上长针头,检查吻合度;抽吸稀释后的利多卡因 5~10 mL,套上针帽备用。

6.清点用物数目并嘱台下助产士记录,包括纱布、器械、缝针等。

7.**消毒皮肤、麻醉**　采用会阴神经阻滞或局部浸润麻醉。如正中切开时,则在会阴体局部行浸润麻醉。(详见第四节"实训三　会阴神经阻滞麻醉与局部浸润麻醉技术")

8.**切开会阴**

(1)会阴侧斜切开:临床上以会阴左侧斜切开为多。术者左手食、中两指伸入阴道,置胎先露和阴道左侧后壁之间,撑起阴道壁,以保护胎儿并指示切口位置,右手将会阴侧切剪张开,一叶置于阴道外会阴左侧,一叶沿食、中二指间伸入阴道,切口点选择在时钟约 5 点处,剪刀切线与会阴后联合中线成 45°角,会阴高度膨隆时可为 60~70°角,剪刀刃与皮肤垂直,于宫缩时一次性全层剪开,切口一般长 3~4 cm(图 1-4-4-1),如有特殊情况(行阴道助产或估计胎儿较大时)可延长到 4~5 cm。

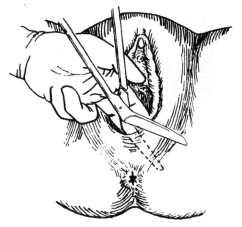

图 1-4-4-1　会阴左侧斜切开

(2)会阴正中切开:沿会阴后联合的中央向肛门方向垂直切开,长 2~3 cm,注意不要伤及肛门括约肌。

9.**止血**　剪开后立即用无菌纱布压迫止血,有小动脉出血者应予结扎血管止血。

10.**缝合会阴**　待胎盘完整娩出后,仔细检查会阴伤口有无深延、上延,检查宫颈、阴道壁有无裂伤、有无血肿。

（1）阴道内塞入带尾纱布以免宫腔血液外流妨碍手术视野，尾端用血管钳钳夹后置于产妇腹部。

（2）碘伏棉球常规消毒缝合部位后开始按解剖层次逐层缝合。

（3）缝合阴道黏膜：用左手食指、中指撑开阴道壁，自切口顶端上方 0.5～1 cm 开始，用 2/0 肠线间断或连续缝合阴道黏膜至处女膜环内缘处打结，不留死腔，注意将两侧处女膜的切缘对齐（图 1-4-4-2）。

（4）缝合肌层：用同样肠线间断缝合肌层和皮下组织。缝线不宜过深，防止穿透直肠黏膜，肌层切口缘应对齐缝合（图 1-4-4-3）。

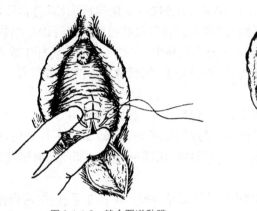
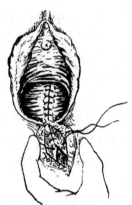

图 1-4-4-2　缝合阴道黏膜　　　　　　图 1-4-4-3　缝合肌层

（5）缝合皮下脂肪及皮肤：用同样肠线缝合皮下脂肪层。用 2/0 丝线间断缝合皮肤（图 1-4-4-4），缝线松紧度适宜。也可用 2/0 或 3/0 肠线连续皮内缝合法缝合皮肤（此法可不拆线）。

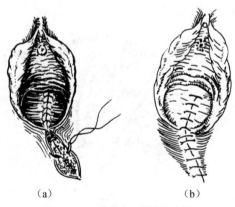

（a）　　　　　　　　　（b）

图 1-4-4-4　缝合皮下脂肪及皮肤

（6）缝合完毕后，取出带尾纱布，常规检查触摸阴道内有无遗留纱布，有无未缝合的空洞及血肿形成。

（7）用止血钳对合表皮，防止表皮边缘内卷，影响愈合。

11.常规肛门检查　检查有无缝线穿透直肠黏膜。如有，应立即拆除，重新消毒缝合。

12.操作后处理

（1）再次消毒会阴切口缝合处，清洁外阴，覆盖消毒纱布及消毒会阴垫。

（2）整理用物，分类放置，进行无害化处理，洗手。

（3）记录会阴切开缝合情况及皮肤缝合针数。

（4）台下助产士将产床调节成水平位，帮助产妇放平双腿休息，注意保暖。

（5）嘱产妇健侧卧位，保持切口局部清洁干燥，及时更换会阴垫，便后及时清洗。

五、注意事项

1.会阴切开时间应在预计胎儿娩出前 5～10 分钟，不宜过早；于宫缩同时切开会阴，把握切开时机。

2.切开时剪刀刃应与皮肤垂直，一次性全层剪开，黏膜、肌层与皮肤切口长度应一致。

3.缝合时注意勿留死腔，层次清楚，切口对合整齐。缝合阴道黏膜时注意不能穿透直肠黏膜，如有缝线穿过直肠黏膜，应立即拆除，重新缝合，防止形成阴道直肠瘘。

4.缝线不可过紧，以免组织水肿，缝线嵌入组织内，影响愈合。

六、自我评价

1.是否明确会阴切开缝合术术前的准备工作。

2.会阴切开缝合术的操作步骤是否正确。

3.是否注意与产妇的交流，态度是否和蔼。

4.是否注意操作中关爱产妇，尽量减轻产妇的痛苦。

七、思考题

1.会阴切开的时机应如何选择？

2.会阴切开及缝合的注意事项有哪些？

3.如何缝合阴道内切口顶端第一针？

4.会阴侧切缝合后肛查的目的及手法是什么？

会阴切开缝合术评分标准

班级：_____   学号：_____   姓名：_____   得分：_____

项目	考核内容			分值（100分）	得分	备注
职业素养（5分）	着装规范，仪表端庄，举止大方			2		
	报告班级、姓名、操作项目			1		
	语言清晰，态度和蔼			2		
操作步骤（80分）	评估（5分）	产妇：① 评估产妇全身情况；② 评估产妇会阴及骨盆底功能		2		
		胎儿：了解胎儿大小、胎方位、胎心情况，有无胎儿宫内窘迫等		1		
		环境是否符合操作要求		2		
	准备（5分）	助产士准备：着装规范，戴口罩、手术帽；外科洗手，穿手术衣，戴无菌手套		1		
		产妇准备：产妇排空膀胱后（必要时导尿），取膀胱截石位安置于产床上，为产妇常规消毒铺巾，产程进入第二产程		1		
		物品准备：备齐用物，放置有序		2		
		环境准备：产房按手术室的无菌要求标准设置，室内温湿度适宜，必要时屏风遮挡		1		
	实施（65分）	操作准备（3分）	助产士手及手臂按手术前规范洗手、消毒，产妇取膀胱截石位，外阴常规消毒、铺巾。助产士穿手术衣，戴无菌手套，站在产妇右侧	3		
		阴道检查（7分）	操作者戴无菌手套进行阴道检查，了解骨盆径线、产程进展情况，明确宫口扩张情况、先露部高低及胎方位	7		
		核对解释（5分）	核对产妇住院号和姓名	2		
			告诉产妇产程进展情况，与产妇充分说明实施会阴切开缝合术和相关阴道助产的必要性，取得产妇知情同意。询问产妇以前是否用过麻醉药，是否有药物过敏史	3		
		用物准备（5分）	嘱台下助产士递上 10 mL 注射器，长穿刺针头，圆缝合针，三角缝合针，2/0 丝线，2/0、3/0 肠线等会阴切开缝合用物，必要时备胎吸或产钳等助产用物，并嘱其掰开 0.5%利多卡因及生理盐水 5 mL 倒入无菌小药杯中，在另一无菌小药杯中放入碘伏棉球	5		
			检查针筒密闭性并接上长针头，检查吻合度；抽吸稀释后的利多卡因 5~10 mL，排尽空气，套上针套备用	2		
			清点用物数目并嘱台下助产士记录，包括纱布、器械、缝针等	3		
		消毒皮肤、麻醉（5分）	再次用 0.5%碘伏棉球消毒外阴 2 遍，以切口部位为中心从内到外、从上至下，最后消毒肛门。侧切口局部再次消毒 会阴神经阻滞麻醉和会阴局部浸润麻醉	5		

续表

项目	考核内容			分值 (100分)	得分	备注
操作步骤 (80分)	实施 (65分)	会阴侧切 缝合(25分)	会阴侧斜切开:临床上以会阴左侧斜切开为多。术者左手食、中两指伸入阴道,置胎先露和阴道左侧后壁之间,撑起阴道壁,以保护胎儿并指示切口位置,右手将会阴侧切剪张开,一叶置于阴道外会阴左侧,一叶沿食、中二指间伸入阴道,切口点选择在时钟约5点处,剪刀切线与会阴后联合中线成45°角,会阴高度膨隆时可为60~70°角,剪刀刃与皮肤垂直,于宫缩时一次性全层剪开,切口一般长3~4 cm,如有特殊情况(行阴道助产或估计胎儿较大时)可延长到4~5 cm	10		
			会阴正中切开:沿会阴后联合的中央向肛门方向垂直切开,长2~3 cm,注意不要伤及肛门括约肌	2		
			止血:剪开后立即用无菌纱布压迫止血,有小动脉出血者应予结扎血管止血	3		
			缝合会阴:待胎盘完整娩出后,仔细检查会阴伤口有无深延、上延,检查宫颈、阴道壁有无裂伤、有无血肿	10		
		常规肛门检查:检查有无缝线穿透直肠黏膜。如有,应立即拆除,重新消毒缝合		2		
		操作后处理 (8分)	再次消毒会阴切口缝合处,清洁外阴,覆盖消毒纱布及消毒会阴垫	2		
			整理用物,分类放置,进行无害化处理,洗手	2		
			记录会阴切开缝合情况及皮肤缝合针数	2		
			台下助产士将产床调节成水平位,帮助产妇放平双腿休息,注意保暖	1		
			嘱产妇健侧卧位,保持切口局部清洁干燥	1		
	评价 (5分)	是否明确会阴切开缝合术术前的准备工作		1		
		会阴切开缝合术的操作步骤是否正确		2		
		是否注意操作中的病情观察,能否准确评估产妇全身情况以及产程变化,及时有效地与产妇交流沟通,态度是否和蔼		2		
操作质量 (7分)	操作流程正确			2		
	操作手法正确			2		
	15分钟内完成操作			3		
人文关怀 (8分)	态度和蔼,语气温和			2		
	尊重产妇,重视与产妇的沟通			3		
	操作中关爱产妇,尽量减轻产妇的痛苦			3		

(欧候敏)

实训五　胎头吸引术

┃实训目标┃

1. 掌握产程观察和评估。
2. 熟悉胎头吸引术的适应证、禁忌证、注意事项。
3. 学会胎头吸引术的手术配合。

案例情景

王女士,28岁,合并风湿性心脏病,心功能Ⅰ级,"现以停经38周,腹痛伴见红半天"为主诉入院,3:00规则宫缩,8:00宫口开3 cm,13:00宫口开全,先露部位于坐骨棘下3 cm,胎方位LOA,预计胎儿体重3500 g,持续胎心监护可见变异减速,最低80次/分。二线医生下医嘱:排空膀胱,备行胎头吸引助产术。

一、目的

1. 胎头吸引术的牵引可缩短第二产程,减少产妇用力。适用于有妊娠期高血压疾病、心脏病心功能Ⅰ~Ⅱ级、瘢痕子宫等分娩时不宜用力者,有胎心异常或有羊水混浊等胎儿窘迫表现需尽快结束分娩者,以及宫缩乏力导致第二产程延长者。

2. 对产妇胎位为持续性枕横位或枕后位者,胎头吸引术可旋转胎头纠正胎位,并能牵引胎头助产。

二、评估

1. **产妇评估**　评估产妇身体一般状况,产前检查骨盆、阴道情况、产程进展程度、先露部高低、胎心情况、宫缩强弱、会阴软组织局部条件;评估产妇心理状态及合作程度。

2. **胎儿评估**　评估胎心、胎方位、胎儿大小,是否高危儿。

3. **手术条件评估**

(1) 必备条件:① 宫口开全;② 胎膜已破;③ 胎方位明确,头盆相称,顶先露;④ 胎头双顶径已达坐骨棘下3 cm(S≥+3)水平;⑤ 骨盆及软产道评估适合阴道分娩。

(2) 禁忌证:① 头盆不称,胎位异常(颜面位、额先露、横位、臀位等);② 骨产道及软产道异常,如产道畸形、阻塞、子宫颈癌;③ 子宫脱垂手术后、尿道修补术后;④ 严重胎儿窘迫,估计短时间内不能经阴道结束分娩者;⑤ 畸形儿、死胎应采取毁胎术。

三、准备

1. **助产士准备**　着装规范,戴口罩、手术帽;外科洗手,穿手术衣,戴无菌手套。

2. **产妇准备**　产妇排空膀胱后(必要时导尿),取膀胱截石位安置于产床上,为产妇常规消毒铺巾,产程进入第二产程。

3. **环境准备**　产房按手术室的无菌要求标准设置,室温保持在24~26 ℃,相对湿度为55%~65%,注意保暖,必要时屏风遮挡。

4. **物品准备**　分娩机转模型,产包1个,无菌手套,胎吸包1个(内有胎头吸引器1个,橡皮管1根)(图1-4-5-1),胎头吸引器泵杯1个(图1-4-5-2)或50 mL注射器1支,无菌石蜡油,宫颈检查包1个(阴道拉钩1对及无齿卵圆钳3把);必要时备导尿包、会阴侧切包及会阴神经阻滞麻醉用物、新生儿窒息复苏抢救物品等。

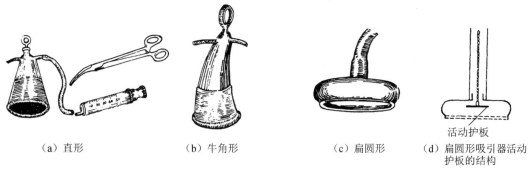

（a）直形　　　　　　（b）牛角形　　　　　　（c）扁圆形　　　　（d）扁圆形吸引器活动
护板的结构

图 1-4-5-1　胎头吸引器的种类与结构

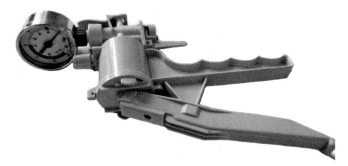

图 1-4-5-2　胎头吸引器泵杯

四、步骤

1.操作准备　助产士手及手臂按手术前规范洗手、消毒，产妇排空膀胱后安置于产床上，取膀胱截石位，外阴常规消毒、铺巾。助产士穿手术衣，戴无菌手套，整理产台，器械摆放合理，站在产妇两腿之间。

2.阴道检查　操作者戴无菌手套进行阴道检查，了解骨盆径线、产程进展情况，明确宫口扩张情况、是否破膜，判断胎方位、胎先露位置及先露部高低。听胎心情况，观察羊水性状。经过评估排除阴道分娩禁忌证，但需要行胎头吸引助产术操作并符合手术条件。

3.核对解释　核对产妇住院号、姓名，告诉产妇产程进展情况，与产妇或家属充分说明实施胎头吸引术的必要性、手术的利弊，取得知情同意，若手术失败则放弃改用其他方案分娩。指导产妇在手术过程中需要注意的事项，取得产妇配合。

4.嘱台下助产士打开胎头吸引包，递上胎头吸引器、吸引管、胎头吸引器泵杯或 50 mL 注射器、无菌液体石蜡油、10 mL 注射器、倒麻醉药品等。将橡皮管一头接上胎头吸引器空心管柄上，另一头接上 50 mL 注射器或胎头吸引器泵杯，检查吸引器密闭性、接头吻合度、硅胶有无老化等，检查无误后夹紧橡皮管，将吸引器开口缘涂好无菌液体石蜡油备用。必要时嘱台下助产士递上导尿管为产妇进行导尿。

5.会阴麻醉和侧斜切开　胎头吸引器助产不一定要会阴侧切，但肩难产、会阴条件差等情况要考虑。需要会阴侧切者，检查 10 mL 注射器并吸好麻醉药液更换 7 号长注射针头行会阴神经阻滞麻醉和局部浸润麻醉后，予会阴侧斜切开术。

6.放置胎头吸引器的操作要点

（1）定位俯屈点（flexion point，FP）：胎头吸引器放置正确（中心接近俯屈点）后牵拉应使胎头俯屈。用中指指尖触摸到小囟门，然后沿着矢状缝向大囟门方向移动 3 cm，此时中指指尖的位置就是 FP（俯屈点）位置（图 1-4-5-3）。

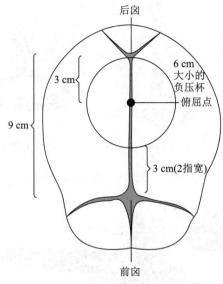

图 1-4-5-3　俯屈点

　　(2) 放置吸杯:左手食指和中指伸入阴道后向下轻压会阴后联合,扩大空间方便吸杯放入,减少对产妇的影响,右手拇指、食指、中指握住吸杯放置在左手上方胎头顶部(吸杯中心接近俯屈点)(图 1-4-5-4),然后左手手指环形拨开阴道口四周,使整个胎头吸引器吸杯滑入阴道内,并使其杯缘与胎头贴紧。吸杯背面的凹槽朝向 12 点钟,调整吸引器牵引横柄,使之与胎头矢状缝方向一致,作为旋转胎头的标记。一手固定吸引器,另一手食、中两指沿吸引器边缘检查一周,了解吸引器是否紧贴胎儿头皮并避开囟门,有无阴道壁及宫颈组织夹于吸引器及胎头之间(图 1-4-5-5)。

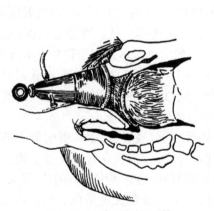

图 1-4-5-4　放置胎头吸引器

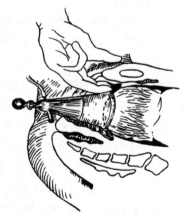

图 1-4-5-5　检查吸引器附着位置

　　7. 抽吸负压

　　方法一:术者将胎头吸引器顶住胎头,助手将 50 mL 注射器接上橡皮管,分次缓慢地抽出吸引器内空气 150～200 mL,使吸引器内形成负压,相当于 200～300 mmHg,硅胶喇叭形吸引器抽吸空气 60～80 mL 即可。待胎头产瘤形成使吸引器与胎头吸牢,用血管钳夹住橡皮管,取下注射器(图 1-4-5-6)。

　　方法二:利用胎头吸引器泵杯或电动负压吸引器抽气法,将吸引器牵引柄上的橡皮管与胎头吸引器泵杯或电动吸引器相接,然后按压吸引泵杯或开启电动吸引器抽气,所需负

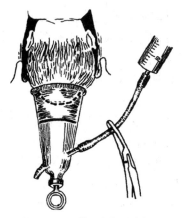

图 1-4-5-6　抽吸空气形成负压

压40～66.7 kPa(300～500 mmHg),待胎头产瘤形成使吸引器与胎头吸牢,用血管钳夹住橡皮管。

8.牵引吸引器

(1) 助手保护会阴:助手站于产妇右侧,开始牵引时就要认真保护会阴。

(2) 台下助产士听诊,确保胎心良好。以枕前位为例,先试行牵引,了解有无漏气、滑脱。听胎心,如无异常,待宫缩时,让产妇向下屏气,术者手持牵引柄缓慢顺骨盆轴方向,按正常分娩机制进行牵引,开始稍向下牵引,保持胎头俯屈,随胎头的下降、会阴部逐渐膨隆时转为平牵;当胎头枕部露于耻骨弓下,会阴部明显膨隆时,渐渐向上提牵,使胎头仰伸娩出(图 1-4-5-7)。宫缩间歇期暂停牵引。当胎头为枕横位或枕后位时,可先旋转胎头至枕前位后再牵引,每阵宫缩以旋转 45°为宜($-45°→0°→+45°$)。牵引手法一般为握式或拉式(图 1-4-5-8)。

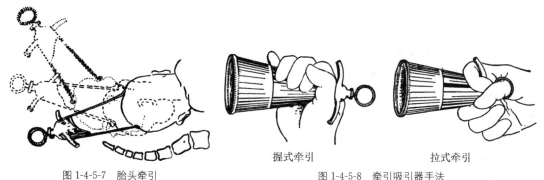

握式牵引　　拉式牵引

图 1-4-5-7　胎头牵引　　　　　　　图 1-4-5-8　牵引吸引器手法

9.胎头双顶径通过骨盆出口横径后,即可松开止血钳,解除吸引器内负压,取下吸引器,相继娩出胎头、胎肩。双肩娩出后,助手即可松开保护会阴的手。术者继续扶持胎身及下肢娩出。

10.台下助产士认真观察宫缩,听胎心,记录牵引时间。

11.操作后处理

(1) 检查软产道　更换无菌手套,仔细检查宫颈、后穹隆、阴道、外阴有无裂伤,如有裂伤,由内至外按解剖结构逐层缝合修补,缝合后常规消毒会阴切口缝合处并肛查,覆盖消毒纱布及更换消毒会阴垫。

(2) 新生儿的处理:① 清理口鼻分泌物,查看新生儿面色、反应、肌张力等,进行 Apgar

评分,如有窒息表现报告医生的同时做好新生儿抢救的准备工作。②结扎脐带,检查新生儿头皮产瘤大小、位置,有无头皮血肿及头皮损伤,如有报告医生,以便及时处理。③遵医嘱给予维生素 K_1 2 mg 肌肉注射,预防出血。

(3)整理用物及清理污物,整理产床,清洗双手。

(4)填写分娩记录。

(5)产妇在产房内继续观察 2 小时,注意生命体征、子宫收缩情况、阴道出血量、膀胱充盈情况、会阴切口情况。根据情况进行母婴早接触、早吸吮。

(6)产妇送回病房后的宣教:嘱产妇注意休息,健侧卧位(即会阴侧切对侧卧位)以利于伤口的愈合;注意阴道流血量、腹痛、会阴伤口情况,如有异常情况及时报告医生;4 小时内排尿一次(请家属协助,不可独自一人行动);指导产妇保持会阴清洁干燥,及时更换会阴垫,便后及时清洗;加强营养,以恢复体力。告知婴儿头上的产瘤是负压所致,正常 2~3 天后会自然消退,24 小时内减少搬动新生儿,3 天内禁止洗头。

五、注意事项

1.严格掌握适应证和禁忌证,如早产儿、胎儿宫内窘迫者慎用。

2.吸杯放置的位置,吸杯的中心应尽可能接近俯屈点并避开囟门,以减少阻力。

3.吸引负压要适当,压力过大易使胎头受损,压力不够吸引器易滑脱,施加负压稳定后10 秒钟再开始牵引。

4.牵引用力不可过大,牵引的方式、牵引的力量和角度的变化要缓慢、稳定、温和,牵引方向不得突然变化。

5.关键阶段:胎头着冠前要减慢牵引速度和力量,此时最容易发生脱落。

6.牵引时如有漏气或脱落,应查找其原因。如系牵引方向错误、负压不够,可重新放置。胎吸助产一般不超过 3 次,每次牵引时间不超过 15 分钟,否则应改用产钳助产或剖宫产。

六、自我评价

1.是否明确胎头吸引术的术前准备工作。

2.胎头吸引术的操作步骤是否正确。

3.产后宣教内容是否完整有效。

4.是否注意与产妇交流,态度是否和蔼,是否注意操作中关爱产妇,尽量减轻产妇的痛苦。

七、思考题

1.简述胎头吸引术的注意事项。

2.说出胎头吸引术的优缺点。

3.在行胎头吸引术前为什么要行阴道检查?

胎头吸引术评分标准

班级：_____　学号：_____　姓名：_____　得分：_____

项目	考核内容			分值(100分)	得分	备注
职业素养(5分)	着装规范，仪表端庄			2		
	报告班级、姓名、操作项目			1		
	语言清晰，态度和蔼			2		
操作步骤(80分)	评估(7分)	产妇评估		2		
		胎儿评估		1		
		手术条件评估：满足必备条件并排除禁忌证		3		
		环境是否符合操作要求		1		
	准备(8分)	助产士准备：着装规范，戴口罩、手术帽；外科洗手，穿手术衣，戴无菌手套		2		
		环境准备：产房按手术室的无菌要求标准设置，注意保暖，必要时屏风遮挡		1		
		用物准备：备齐用物（产包、胎吸包等），放置有序		3		
		产妇准备：产妇排空膀胱，安置在产床上，已进入第二产程		2		
	实施(60分)	操作准备(2分)	助产士手及手臂按手术前规范洗手、消毒，产妇排空膀胱后安置于产床上，取膀胱截石位，外阴常规消毒、铺巾。助产士穿手术衣，戴无菌手套，整理产台，器械摆放合理，站在产妇两腿之间	2		
		阴道检查(3分)	评估是否符合手术条件	3		
		核对解释(2分)	核对产妇住院号、姓名，告诉产妇产程进展情况，与产妇或家属充分说明实施胎头吸引术的必要性、手术的利弊，取得知情同意	2		
		嘱台下助产士递上胎头吸引用物，检查吸引器密闭性、润滑备用；需要会阴侧切者检查注射器，抽好麻醉药液备用。必要时嘱台下助产士递上导尿管为产妇进行导尿		3		
		步骤(50分)	必要时行麻醉、会阴侧切(5分)	会阴神经阻滞麻醉	2	
				局部浸润麻醉	1	
				会阴侧斜切开术	2	
			放置胎头吸引器(10分)	双手配合放置胎头吸引器	7	
				检查胎头吸引器附着位置	3	
			抽吸负压(8分)	术者将胎头吸引器顶住胎头	2	
				助手将注射器或吸引泵杯接上橡皮管，抽吸负压	4	
				负压压力	2	

续表

项目	考核内容				分值 (100分)	得分	备注
操作步骤 (80分)	实施 (60分)	步骤 (50分)	牵引吸引器 (12分)	试牵引,听胎心,如无异常,牵引吸引器助娩胎头	12		
			取下吸引器 (5分)	取下吸引器时机	2		
				取下吸引器方法	3		
			操作后处理 (10分)	检查软产道有无裂伤,若有裂伤或会阴切开者予以缝合	2		
				新生儿处理	2		
				整理用物及清理污物,整理产床,填写分娩记录	1		
				产妇在产房内继续观察2小时,注意生命体征、子宫收缩、阴道出血量、膀胱充盈情况、会阴切口情况	2		
				产妇送回病房后的宣教	3		
	评价 (5分)	是否明确胎头吸引术的术前准备工作			2		
		胎头吸引术的操作步骤是否正确			2		
		产后宣教内容是否完整有效,态度是否和蔼,是否关爱产妇			1		
操作质量 (7分)	操作流程正确				2		
	操作手法正确				2		
	15分钟内完成操作				3		
人文关怀 (8分)	态度和蔼,语气温和				2		
	尊重产妇,重视与产妇的沟通				3		
	操作中关爱产妇,尽量减轻产妇的痛苦				3		

（黄华英）

实训六 低位产钳术

实训目标

1. 掌握产程观察和评估。
2. 熟悉产钳术的目的、适应证及禁忌证。
3. 学会低位产钳术的手术配合。

案例情景

26 岁初产妇,行镇痛分娩,宫口开全 1 小时,先露 S^{+3},胎膜已破,胎心出现晚期减速,最低为 90 次/分,宫缩 45 秒/2 分,胎方位 LOA,产妇较为疲乏,无法用力,需尽快娩出胎儿,经与产妇和家属沟通决定行产钳助产术。

一、目的

1. 产钳助产术可缩短第二产程,减少产妇用力。适用于有妊娠期高血压疾病、心脏病心功能Ⅰ~Ⅱ级、瘢痕子宫等分娩时不宜用力者,有胎心律异常或有羊水混浊等胎儿窘迫表现需尽快结束分娩者,宫缩乏力导致第二产程延长者。

2. 对产妇胎位为持续性枕横位或枕后位者,产钳术可旋转胎头纠正胎位,并能牵引胎头助产。

二、评估

1. 产妇评估 评估产妇身体一般状况,产前检查骨盆、阴道情况,产程进展程度、先露部高低、胎心情况、宫缩强弱、会阴软组织局部条件;评估产妇心理状态及合作程度。

2. 胎儿评估 评估胎心、胎方位、胎儿大小,是否高危儿。

3. 手术条件评估(同胎吸,胎吸失败者)

(1) 必备条件:① 宫口开全;② 胎膜已破;③ 胎方位明确,头盆相称,顶先露;④ 胎头双顶径已达坐骨棘下 3 cm(S≥+3)水平;⑤ 骨盆及软产道评估适合阴道分娩。

(2) 适应证:① 宫缩乏力导致第二产程延长者;② 缩短产程,胎儿宫内窘迫需尽快结束分娩者;③ 产妇情况分娩时不宜用力者或需要缩短第二产程者;④ 产妇昏迷不能增加腹压者;⑤ 胎头吸引术失败,检查可行低位产钳者;⑥ 紧急情况而又熟悉产钳助产术,包括臀位后出头困难者。

(3) 禁忌证:① 绝对或相对头盆不称;② 骨产道及软产道异常,如产道畸形、阻塞、子宫颈癌;③ 子宫脱垂手术后、尿道修补术后;④ 严重胎儿窘迫,估计短时间内不能经阴道结束分娩者;⑤ 畸形儿、死胎应采取毁胎术。

三、准备

1. 助产士准备 着装规范,戴口罩、手术帽;外科洗手,穿手术衣,戴无菌手套。

2. 产妇准备 产妇排空膀胱后(必要时导尿),取膀胱截石位安置于产床上,为产妇常规消毒铺巾,产程进入第二产程。

3. 环境准备 产房按手术室的无菌要求标准设置,室温保持在 24~26 ℃,相对湿度为 55%~65%,注意保暖,必要时屏风遮挡。

4. 物品准备 分娩机转模型,产包 1 个,产钳包 1 个(内有低位产钳 1 副、无齿卵圆钳 3 把、阴道拉钩 1 对),无菌手套,会阴侧切包 1 个,10 mL、20 mL 注射器各 1 支,长注射针 7

号 1 支，0.5％利多卡因 5 mL 及生理盐水 5 mL，无菌石蜡油，0.5％碘伏，无菌大头棉签数包，必要时备导尿包、新生儿窒息复苏物品等。

四、步骤

1.操作准备　助产士手及手臂按手术前规范洗手、消毒，产妇排空膀胱后安置于产床上，取膀胱截石位，外阴常规消毒、铺巾。助产士穿手术衣，戴无菌手套，整理产台，器械摆放合理，站在产妇两腿之间。

2.阴道检查　操作者戴无菌手套进行阴道检查，了解骨盆径线、产程进展情况，明确宫口扩张情况、是否破膜，判断胎方位、胎先露位置及先露部高低。听胎心情况，观察羊水性状。经过评估排除阴道分娩禁忌证，但需要行产钳助产术操作并符合手术条件。

3.核对解释　核对产妇住院号、姓名，告诉产妇产程进展情况，与产妇或家属充分说明实施产钳助产术的必要性、手术的利弊，取得知情同意，若手术失败则放弃改用其他方案分娩。指导产妇在手术过程中需要注意的事项，取得产妇配合。

4.嘱台下助产士打开无菌产钳包、会阴侧切包，递上用物，倒麻醉药液，术者检查产钳两叶扣合是否顺利，检查无误后将产钳左右叶分开，以无菌石蜡油涂擦产钳匙部备用；检查 10 mL 注射器并吸好麻醉药液，更换 7 号长注射针头备用，必要时嘱台下助产士递上导尿管为产妇进行导尿。

5.会阴神经阻滞麻醉和会阴侧斜切开　会阴神经阻滞麻醉和局部浸润麻醉后，予会阴侧斜切开术。

6.放置产钳

（1）放置左叶产钳：以枕左前为例，术者左手以执笔式握持左叶钳柄，使钳叶垂直向下，凹面朝向会阴部，右手食、中指伸入胎头与阴道左后壁之间，掌面向上将左钳叶沿右手掌面伸入手掌与胎头之间（图 1-4-6-1），然后右手引导钳叶缓缓向胎头左侧及向内移行，而左钳柄逐渐向下稍微向逆时针方向旋转，最后将左钳叶置于胎头左侧面耳前（左颞部），钳叶与钳柄处于同一水平面，交由助手持钳柄固定。

（2）放置右叶产钳：术者右手同法握持右叶钳柄，左手食、中指伸入胎头与阴道右前壁之间，将右钳叶沿左手掌面插入手掌与胎头之间，引导右钳叶（在左产钳上面）缓缓滑向胎头右侧面耳前与左侧对应的位置（图 1-4-6-2）。

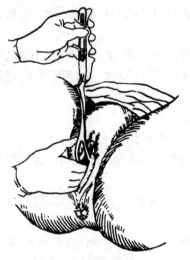

图 1-4-6-1　放置左叶产钳

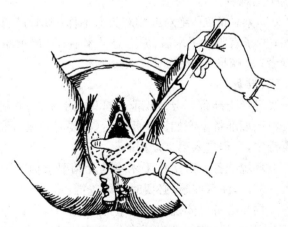

图 1-4-6-2　放置右叶产钳

（3）扣合产钳：右叶在上、左叶在下，合拢锁扣，钳柄自然对合（图 1-4-6-3）；若钳柄对合不易应寻找原因，可移动钳柄进行调整，注意固定左叶，调整右叶，直至锁扣扣合为止。

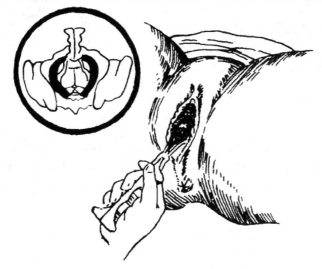

图 1-4-6-3　扣合钳锁

（4）检查钳叶位置：两钳叶放置后行阴道检查，确认钳叶与胎头之间无夹持阴道壁或宫颈组织，无脐带夹入，胎头矢状缝在两钳叶正中。

7. 牵拉

（1）助手保护会阴：助手站于产妇右侧，开始牵引时就要认真保护会阴。

（2）试牵产钳：台下助产士听诊胎心，确保胎心良好，术者坐位或站立在产妇两腿之间，双臂屈曲，肘部略低钳柄水平，左手握钳柄，右手掌固定在左手背上，并将右手中指尖抵于胎先露，向外、向下缓慢试牵拉产钳，观察有无滑脱（图 1-4-6-4），若中指尖远离胎头，则表示产钳已从胎头上滑脱，需重新放置。

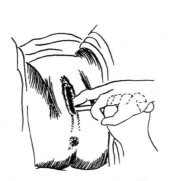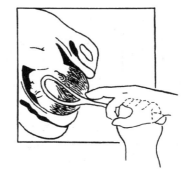

图 1-4-6-4　试牵产钳

（3）牵引：试牵拉无滑脱后，术者左手掌面朝上，食、中指由钳柄下面勾住横突，右手手掌面朝下，食、中指由钳柄上面勾住横突，双手握紧钳柄，在宫缩时使用臂力，顺应骨盆轴方向向外、向下缓慢牵拉，牵拉方向随胎头下降而改变。胎头位置较高者，应稍向下牵引，然后水平牵引（图 1-4-6-5）。当胎头枕部露出耻骨弓下方，会阴部高度膨隆时，可缓慢向上提拉，帮助胎头仰伸娩出。嘱产妇宫缩时向下用力，宫缩间歇时，稍放松锁扣（防止对胎头压迫时间过长），观察胎心，待下阵宫缩时再行牵拉。

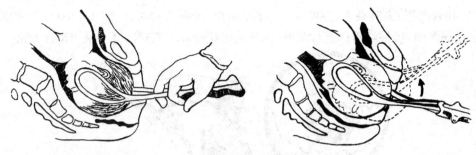

图 1-4-6-5　按产轴方向牵引

8. 取下产钳，当胎头仰伸，双顶径露出阴道口时，即可取下产钳，按照放置产钳的相反顺序先取出位于上方的右叶产钳，再取出左叶产钳(图 1-4-6-6)，然后按分娩机制娩出胎头、胎肩。双肩娩出后，助手即可松开保护会阴的手，术者继续扶持胎身及下肢娩出。

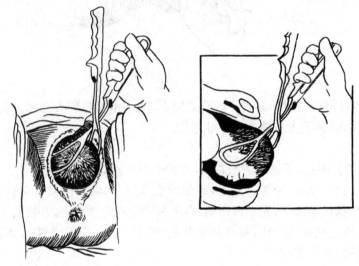

图 1-4-6-6　取下产钳

9. 台下助产士认真观察宫缩，听胎心，记录牵引时间。

10. 操作后处理

(1) 新生儿的处理：① 清理口鼻分泌物，查看新生儿面色、反应、肌张力等，进行 Apgar 评分，如有窒息表现报告医生的同时做好新生儿抢救的准备工作。② 结扎脐带，检查新生儿体表有无畸形、面部有无挤压伤、头部有无产瘤、头皮血肿及头皮损伤，如有报告医生，以便及时处理。③ 遵医嘱给予维生素 K_1 2 mg 肌肉注射，预防出血。

(2) 检查软产道：更换无菌手套，仔细检查宫颈、后穹隆、阴道、外阴有无裂伤，如有裂伤，由内至外按解剖结构逐层缝合修补，缝合后常规消毒会阴切口缝合处并肛查，覆盖消毒纱布及更换消毒会阴垫。

(3) 整理用物及清理污物，整理产床，清洗双手。

(4) 填写分娩记录。

(5) 产妇在产房内继续观察 2 小时，注意生命体征、子宫收缩情况、阴道出血量、膀胱充盈情况、会阴及阴道壁有无血肿、会阴切口情况。根据情况进行母婴早接触、早吸吮。

(6) 产妇送回病房后的宣教：嘱产妇注意休息，健侧卧位(即会阴侧切对侧卧位)以利于伤口的愈合；注意阴道流血量、腹痛、会阴伤口情况，如有肛门坠胀感等异常情况及时报告医生;4 小时内排尿一次(请家属协助,不可独自一人行动);指导产妇保持会阴清洁干燥,及时更换会阴垫,便后及时清洗;加强营养,以恢复体力。24 小时内减少搬动新生儿。

五、注意事项

1.上产钳之前必须行阴道检查,确认顶先露且无头盆不称、宫口已开全。

3.上产钳前先检查产钳有无问题。

4.术前必须排空膀胱。

5.牵拉胎头娩出过程中注意保护会阴以免造成严重的会阴裂伤。

6.牵拉产钳时须注意用力均匀,速度不可过快,不得左右晃动钳柄,当胎头额部娩出时应停止用力,正确取出产钳。

7.胎盘娩出后应仔细检查宫颈、阴道及会阴等软产道有无裂伤。

8.操作中注意监测胎心和产妇情况,与产妇交流,了解产妇的感受。

六、自我评价

1.是否明确操作前的准备工作。

2.放置产钳的操作流程是否正确。

3.是否注意与产妇的交流,态度是否和蔼并取得配合。操作过程中是否注意尊重关爱产妇。

4.是否掌握手术的必备条件、适应证、禁忌证及术中、术后注意事项。

七、思考题

1.请说出如何放置产钳。

2.手术的适应证和禁忌证有哪些?

3.在产钳牵拉过程中应注意哪些问题?

低位产钳术评分标准

班级：_____　学号：_____　姓名：_____　得分：_____

项目	考核内容		分值(100分)	得分	备注
职业素养(5分)	着装规范，仪表端庄，举止大方		2		
	报告班级、姓名、操作项目		1		
	语言清晰，态度和蔼		2		
操作步骤(80分)	评估(7分)	产妇评估	2		
		胎儿评估	1		
		手术条件评估：满足必备条件并排除禁忌证	3		
		环境是否符合操作要求	1		
	准备(8分)	助产士准备：着装规范，戴口罩、手术帽；外科洗手，穿手术衣，戴无菌手套	2		
		环境准备：产房按手术室的无菌要求标准设置，注意保暖，必要时屏风遮挡	1		
		用物准备：备齐用物（产包、产钳包、会阴侧切包等），放置有序	3		
		产妇准备：产妇排空膀胱，安置在产床上，已进入第二产程	2		
	实施(60分)	操作准备(2分)　助产士手及手臂按手术前规范洗手、消毒，产妇排空膀胱后安置于产床上，取膀胱截石位，外阴常规消毒、铺巾。助产士穿手术衣，戴无菌手套，整理产台，器械摆放合理，站在产妇两腿之间	2		
		阴道检查(3分)　评估是否符合手术条件	3		
		核对解释(2分)　核对产妇住院号、姓名，告诉产妇产程进展情况，与产妇或家属充分说明实施低位产钳术的必要性、手术的利弊，取得知情同意	2		
		嘱台下助产士递上产钳、会阴麻醉、侧切用物，检查产钳两叶是否扣合顺利，润滑备用；检查注射器，抽好麻醉药液备用。必要时嘱台下助产士递上导尿管为产妇进行导尿	3		
		为产妇行会阴神经阻滞麻醉和局部浸润麻醉	2		
		为产妇行行会阴侧斜切开术	3		
		放置产钳(15分)　放置左叶产钳	5		
		放置右叶产钳	5		
		两钳叶放置后行阴道检查	5		
		牵拉产钳(14分)　调整并合拢产钳	2		
		听取胎心，无异常可行试牵引，确认无滑脱后于宫缩期缓慢牵引	5		
		术者握住合拢的钳柄牵拉（姿势、力度、方向）	5		
		助手保护会阴，台下助产士监测胎心、宫缩情况	2		

续表

项目	考核内容			分值 (100分)	得分	备注
操作步骤 (80分)	实施 (60分)	取下产钳 (6分)	当胎头双顶径越过骨盆出口时,即松开产钳	2		
			顺着胎头的弯曲,先右叶后左叶取下产钳	2		
			按分娩机制娩出胎肩、胎体	2		
		操作后处理 (10分)	新生儿的处理	2		
			检查软产道有无损伤,若有予以缝合并缝合会阴切口	2		
			整理用物及清理污物,整理产床,洗手,填写分娩记录	1		
			产妇在产房内继续观察2小时,注意生命体征、子宫收缩、阴道出血量、膀胱充盈情况、会阴切口情况	2		
			产妇送回病房后的宣教	3		
	评价 (5分)		注意与产妇的交流,态度和蔼	2		
			操作过程中注意尊重关爱产妇	3		
操作质量 (7分)	操作流程正确			2		
	操作手法正确			2		
	15分钟内完成操作			3		
人文关怀 (8分)	态度和蔼,语气温和			2		
	尊重产妇,重视与产妇的沟通			3		
	操作中关爱产妇,尽量减轻产妇的痛苦			3		

(陈亚凡)

实训七　臀位助产术

1. 熟悉臀位助产术的适应证、禁忌证及注意事项。
2. 学会臀位助产术的手术配合。

案例情景

经产妇,孕龄38周,单臀先露,估计胎儿体重3000 g。阴道检查:产道扩张充分,宫口已开全,胎臀已入盆,先露棘下4 cm。产妇产力好,骨盆大小正常,胎头无仰伸,无其他剖宫产指征。医生考虑予以阴道助产,请助产士配合。

一、目的

1. 堵住阴道口,使软产道充分扩张,避免后出头困难。
2. 协助胎肩及胎头娩出,缩短臀位分娩的第二产程。

二、评估

1. 产妇　产妇一般状况、骨盆情况、产程进展程度,评估产妇心理状态及合作程度。

2. 胎儿　评估胎心、胎动情况,判断胎儿的大小。

3. 必备条件

(1) 无头盆不称或骨盆狭窄。

(2) 宫口开全,胎膜已破。

(3) 胎儿存活,估计胎儿体重小于3500 g,胎头不仰伸。

(4) 胎儿自然分娩至脐部,仅助娩胎肩及胎头。

4. 严格掌握禁忌证

(1) 骨盆明显狭窄或畸形。

(2) 估计胎儿体重在3500 g以上。

(3) 胎头仰伸。

(4) 对胎臀高浮者,可能存在骨盆狭窄或胎儿异常,不宜行臀位助产术。

(5) 高龄产妇,瘢痕子宫,母亲有严重妊娠合并症或妊娠并发症。

三、准备

1. 助产士准备　换鞋,穿洗手衣,戴口罩、手术帽,修剪指甲。

2. 产妇准备　产妇排空膀胱,安置在产床上,已进入第二产程。

3. 环境准备　产房按手术室的无菌要求标准设置,室温保持在24~26 ℃,相对湿度为55%~65%,注意保暖,必要时屏风遮挡。

4. 物品准备　分娩机转模型(或骨盆和胎儿),灭菌产包1个,会阴侧切包1个,宫颈检查包1个(阴道拉钩1对及无齿卵圆钳3把),无菌手套,10 mL、20 mL注射器各1支,长注射针7号1支,0.5%利多卡因5 mL及生理盐水5 mL,0.5%碘伏,无菌大头棉签数包,必要时备导尿包、新生儿窒息复苏物品等。

四、步骤

1. 操作准备　助产士备齐用物,携至产床旁。

2. 核对解释　核对住院号、姓名,向产妇说明行臀位助产术助产的目的和过程,取得产妇配合。

3.安置体位 产妇取膀胱截石位,暴露会阴部。

4.消毒会阴 台下助产士为产妇常规消毒会阴。

5.术者按外科洗手法刷手、洗手、戴无菌手套,协助医生行阴道检查判断宫口扩张程度,确认胎先露是否为臀,胎膜是否破裂,未破者予以破膜。

6.堵臀 当胎臀在阴道口拨露(宫口开4～5 cm)时,术者坐位,面向产妇会阴部,用一消毒巾盖住阴道口。宫缩时用手堵住阴道口(图1-4-7-1),不让胎臀娩出,以充分扩张软产道。堵臀过程中台下助产士每5～10分钟听胎心一次。

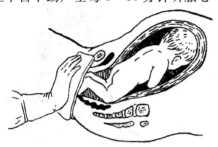

（a）胎足露于外阴,胎臀尚未下降　　　　　　　（b）胎臀已下降

图1-4-7-1　用手堵住外阴

7.协助医生再次阴道检查 当宫缩时产妇强烈屏气,术者手掌感觉有相当冲力时,确认宫口已开全。

8.做好接产准备 (1)会阴消毒,铺巾;(2)术者更换无菌手套,穿上手术衣;(3)导尿,排空膀胱;(4)会阴神经阻滞麻醉;(5)会阴侧斜切开。

9.助娩胎儿(助手注意保护会阴)

(1)娩出胎臀、上肢:在一阵宫缩即将来临时,助产者放手后胎臀及下肢自然娩出至脐部,将脐带轻轻往外拉松,胎背向上,用治疗巾包裹胎臀,双手握住胎儿髋部(拇指放在胎儿背侧,另外四指放在臀部侧方髂嵴处,将胎儿臀部握于两手中,避免握持胎儿腹部损伤腹腔脏器)向外、向下顺势牵引,胎儿双肩径与骨盆入口斜径或横径一致,以便通过骨盆入口(图1-4-7-2)。当肩胛下角露出耻骨联合下缘时,将胎背转向母体侧方(骶左前向左侧,骶右前向右转45°),使胎儿双肩径与骨盆出口前后径一致,胎儿前肩即下降至耻骨联合下。

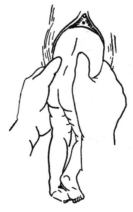

图1-4-7-2　胎儿双肩径超过骨盆入口

（2）娩出肩部、上肢：① 滑脱法：右手握住胎儿双足，向前上方提，使后肩暴露于会阴，左手食指、中指伸入阴道，由胎后肩沿上臂至肘关节处，使上肢紧贴胎儿胸部，协助后肩及肘关节沿胸前滑出阴道。将胎体放低，前肩由耻骨弓下自然娩出[图1-4-7-3(a)]。② 旋转胎体法：用治疗巾包住胎臀，双手拇指放在骶部，其余各指握持胎髋处（注意勿握胎儿胸腹部，以免损伤内脏）。随着宫缩轻轻向下牵拉并将胎背逆时针旋转（胎位为骶右前位者），直到前肩转至耻骨弓下，前肩及前臂从耻骨弓下沿胸前自然娩出（胎儿手洗脸式滑出阴道）[图1-4-7-3(b)]。再将胎背顺时针旋转，直到后肩转至耻骨弓下，使后肩及后臂从耻骨弓下自然娩出。

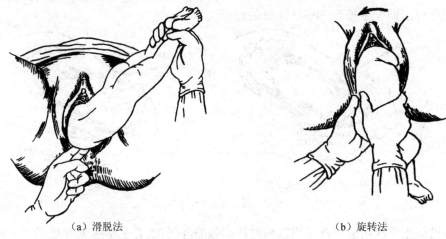

（a）滑脱法   （b）旋转法

图1-4-7-3　娩出上肢与胎肩

（3）娩出胎头：① 将胎背转至母体正前方，使胎头矢状缝与骨盆出口前后径一致。② 将胎体骑跨在术者左前臂上，同时术者左手中指伸入胎儿口内压住下颌，食指及无名指附于两侧上颌骨。③ 术者右手中指压低胎头枕部使其俯屈，食指及无名置于胎儿双肩及锁骨上（不可放于锁骨上窝，以免损伤臂丛神经），沿产轴方向向下牵拉胎头（图1-4-7-4）。④ 当胎头枕骨结节达到耻骨弓下时，即以其为支点，逐渐将胎体上举，使胎儿下颌、口、鼻、眼、额相继娩出（图1-4-7-5），计时。⑤ 脐部娩出后2～3分钟娩出胎头，于8分钟之内结束分娩。

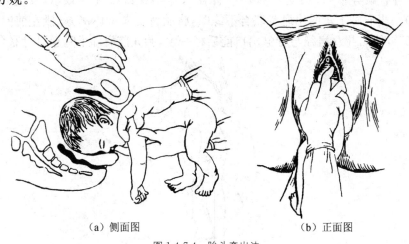

（a）侧面图   （b）正面图

图1-4-7-4　胎头牵出法

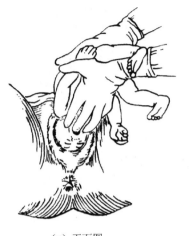 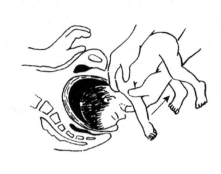

（a）正面图 　　　　　　　　　　　（b）侧面图

图 1-4-7-5　胎头即将娩出

10.操作后处理

（1）新生儿的处理：①查看新生儿面色、反应、肌张力等,进行 Apgar 评分。②新生儿窒息者应积极抢救。③检查新生儿全身有无损伤,有无股骨、肱骨骨折。

（2）检查软产道:胎儿胎盘娩出后更换无菌手套,仔细检查宫颈、后穹隆、阴道、外阴有无裂伤,如有裂伤,由内至外按解剖结构逐层缝合修补,缝合后常规肛查及消毒会阴切口缝合处,覆盖消毒纱布及消毒会阴垫。

（3）整理用物及清理污物,整理产床,清洗双手。

（4）填写分娩记录。

（5）产妇在产房内继续观察 2 小时,注意生命体征、子宫收缩情况、阴道出血量、膀胱充盈情况、会阴及阴道壁有无血肿、会阴切口情况。根据情况进行母婴早接触、早吸吮。

（6）产妇送回病房后的宣教:嘱产妇注意休息,健侧卧位（即会阴侧切对侧卧位）以利于伤口的愈合;注意阴道流血量、腹痛、会阴伤口情况,如有肛门坠胀感等异常情况及时报告医生;4 小时内排尿一次（请家属协助,不可独自一人行动）;指导产妇保持会阴清洁干燥,及时更换会阴垫,便后及时清洗;加强营养,以恢复体力。

五、注意事项

1.术前评估产妇情况,如估计阴道分娩有困难者应及时行剖宫产术。

2.不要过早干预,避免先露部过早娩出。

3.密切监测宫口扩张情况,宫口开全后继续"堵"易引起胎儿窘迫或子宫破裂。

4.术前必须排空膀胱,必要时导尿。

5.足先露、混合臀先露时立足于"堵"（使产道和宫颈充分扩张,有利于胎肩和胎头娩出）,单臀先露主要是"扶"。

6.做好局部浸润麻醉,必要时会阴侧切。

7.操作时忌暴力,以免母儿损伤。助娩胎头下降困难时,可用后出胎头产钳助产分娩。产钳助产可避免用手强力牵拉所致的胎儿锁骨骨折、颈椎脱臼及胸锁乳突肌血肿等损伤,但需要产钳弯扣在枕颏径上,并使胎头充分俯屈后娩出。脐部娩出后 2～3 分钟娩出胎头,于 8 分钟内结束分娩。

六、自我评价

1. 是否明确操作前对母儿的评估、准备工作。

2. 臀位助产术的操作流程是否正确。

3. 是否注意与产妇的交流，态度是否和蔼。

4. 操作过程中是否注意尊重关爱产妇。

七、思考题

1. 请说出臀位助产术中应注意哪些问题。

2. 如果术前未评估产妇情况，有可能会发生哪些严重后果？

臀位助产术评分标准

班级：_____ 学号：_____ 姓名：_____ 得分：_____

项目	考核内容		分值 (100分)	得分	备注
职业素养 (5分)	着装规范、仪表端庄、举止大方		2		
	报告班级、姓名、操作项目		1		
	语言清晰、态度和蔼		2		
操作步骤 (80分)	评估 (10分)	产妇一般状况、骨盆情况、产程进展程度；评估产妇心理状态及合作程度	2		
		评估胎心、胎动情况，判断胎儿的大小	2		
		必备条件	3		
		排除禁忌证	2		
		环境是否符合操作要求	1		
	准备 (5分)	助产士准备：换鞋，穿洗手衣、戴口罩、手术帽、修剪指甲	1		
		环境准备：产房按手术室的无菌要求标准设置，注意保暖，必要时屏风遮挡	1		
		用物准备：备齐用物（产包、会阴侧切包、宫颈检查包等），放置有序	2		
		产妇准备：产妇排空膀胱后取膀胱截石位，暴露外阴部	1		
	实施 (60分)	核对解释 (3分)：核对住院号和姓名	1		
		解释操作目的、过程，取得产妇配合	2		
		安置体位与消毒(2分)：产妇排空膀胱后取膀胱截石位，台下助产士为产妇常规消毒外阴	2		
		阴道检查(5分)：术者按外科洗手法刷手、洗手，戴无菌手套，协助医生行阴道检查	5		
		堵臀 (10分)：术者坐位，面向产妇会阴部	2		
		宫缩时用无菌巾堵住阴道口	2		
		台下助产士每5~10分钟听胎心一次	3		
		协助医生再次阴道检查，确定宫口是否开全	3		
		做好接产准备(10分)：会阴消毒，铺巾	2		
		术者更换无菌手套，穿上手术衣	2		
		导尿	2		
		会阴神经阻滞麻醉	2		
		会阴侧斜切开	2		
		娩出胎臀、下肢、胎体 (6分)：宫缩时协助胎臀、下肢自然娩出至脐部，拉松脐带	3		
		向下缓慢牵拉，使胎背转向母体侧方	3		
		娩出肩部、上肢(6分)：用滑脱法或旋转法娩出胎肩及上肢	6		

项目			考核内容	分值 (100分)	得分	备注
操作步骤 (80分)	实施 (60分)	娩出胎头 (8分)	将胎背转至母体正前方	2		
			将胎体骑跨在术者左前臂上	2		
			使胎头保持俯屈,之后向下牵拉	2		
			当胎儿枕部达到耻骨弓下时,逐渐将胎体上提	2		
		操作后处理 (10分)	新生儿的处理	2		
			检查软产道有无损伤,若有予以缝合并缝合会阴切口	2		
			整理用物及清理污物,整理产床,洗手,填写分娩记录	2		
			产妇在产房内继续观察2小时,注意生命体征、子宫收缩、阴道出血量、膀胱充盈情况、会阴切口情况	2		
			产妇送回病房后的宣教	2		
	评价 (5分)		注意与产妇的交流,态度和蔼	2		
			操作过程中注意尊重关爱产妇	3		
操作质量 (7分)			操作流程正确	2		
			操作手法正确	2		
			20分钟内完成操作(从脐部娩出至胎头娩出不超过8分钟)	3		
人文关怀 (8分)			态度和蔼,语气温和	2		
			尊重产妇,重视与产妇的沟通	3		
			操作中关爱产妇,尽量减轻产妇的痛苦	3		

(张荔旗)

实训八　人工剥离胎盘术

实训目标

1. 熟悉人工剥离胎盘术的适应证、禁忌证。
2. 学会人工剥离胎盘术的手术配合。

案例情景

产妇 G_4P_1，予 2021 年 2 月 14 日晨 7:00 顺娩一活婴，宫缩好，恶露正常。产妇体温 36.5 ℃，脉搏 88 次/分，呼吸 20 次/分，血压 110/65 mmHg，7:30 仍未娩出胎盘。请助产士为其进行人工剥离胎盘术。

一、目的

用手剥离并取出滞留于子宫腔内的胎盘，减少产后出血。

二、评估

1. **产妇评估**　了解产妇孕产史、生殖道感染史、手术史、此次分娩经过，评估阴道出血情况、生命体征、凝血功能及心理状况。

2. **软产道评估**　评估产妇软产道、宫缩强度、宫颈口扩张情况及阴道出血情况（如胎儿娩出 30 分钟内，活动性出血＞200 mL）。

3. **评估胎盘附着部位及胎盘是否有剥离征象**：(1) 子宫收缩变硬，子宫呈球形；(2) 阴道口外露脐带自行延长；(3) 阴道少量出血；(4) 用手掌尺侧按压产妇耻骨联合上方子宫下段处，外露于阴道口的脐带不再回缩。

三、准备

1. **助产士准备**　接生助产士重新洗手，更换手术衣及手套。

2. **产妇准备**　产妇排空膀胱，安置在产床上，已进入第三产程。

3. **环境准备**　产房按手术室的无菌要求标准设置，室温保持在 26～28 ℃，相对湿度为 55％～65％，注意保暖，必要时屏风遮挡。

4. **物品准备**　手术衣 1 件，无菌手套 1 副，导尿包 1 包，刮宫包 1 包，宫颈检查包 1 包，无齿长镊 2 把及干棉球或长棉签若干，0.5％碘伏溶液，弯盘 1 个，阿托品 0.5 mg 及哌替啶 50 mg，5 mL 注射器 2 支，缩宫素 1 支，麦角新碱 1 支，急救药品等。

四、步骤

1. **操作准备**　核实评估产程进展情况，备齐用物。

2. **核对解释**　核对身份腕带信息，住院号、姓名。告知产妇胎盘未在 30 分钟内娩出或阴道活动性出血＞200 mL，如果继续等待可能会出现产后大量出血，因此，需要行人工剥离胎盘术，解释操作过程，关心、安慰产妇，减轻其恐惧及焦虑感，取得产妇配合。

3. **安置体位**　产妇取膀胱截石位，导尿排空膀胱，重新消毒外阴，铺巾。

4. 术者按外科洗手法刷手、洗手，穿手术衣，戴无菌手套。若为原接生者则重新洗手，更换手术衣及无菌手套即可。嘱台下助产士递上 5 mL 注射器 2 支，检查密闭无误后分别抽吸好阿托品和缩宫素备用。

5. 通常不需要麻醉。当宫颈内口较紧、手不能伸入宫腔时，可肌注阿托品 0.5 mg 及哌替啶 50 mg。

6. 术者站在产妇两腿之间,左手轻拉脐带,右手五指并拢呈圆锥形沿脐带慢慢进入宫腔,探查胎盘附着部位,找到胎盘边缘,手背贴着子宫壁,四指并拢,以手掌的尺侧缘慢慢插入胎盘与子宫壁之间,将胎盘从边缘部开始与宫壁剥离,直至整个胎盘全部从子宫壁剥离。

7. 助手协助按压宫底　左手紧握腹部子宫底并向下按压宫体,使剥离的胎盘娩出。

8. 胎盘全部剥离后,右手手掌握住胎盘,左手牵拉脐带协助胎盘娩出(图 1-4-8-1),取出后立即静脉推注缩宫素 10 U。

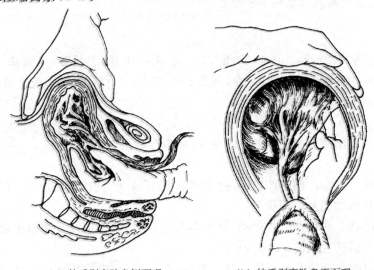

（a）徒手剥离胎盘侧面观　　　　（b）徒手剥离胎盘正面观

图 1-4-8-1　徒手剥离胎盘侧面观及正面观

9. 仔细检查胎盘和胎膜的完整性,如有缺损,应再次将手伸入宫腔,取出残留组织或用干纱布擦拭宫腔,必要时钳夹胎膜或执行刮宫术刮出残留胎盘组织。

10. 检查宫颈　仔细检查宫颈情况,使用两把卵圆钳交替夹住子宫颈,沿宫颈检查一周,查看是否有裂伤,如有裂伤>0.5 cm,给予缝合;若裂伤<0.5 cm,伤口出血也应给予缝合止血。

11. 操作后处理

(1) 整理用物及清理污物,整理产床,清洗双手。

(2) 填写分娩记录。

(3) 产妇在产房内继续观察 2 小时,注意生命体征、子宫收缩情况、宫底高度、阴道出血量及颜色、膀胱充盈情况。根据情况进行母婴早接触、早吸吮。

(4) 产妇送回病房后的宣教:嘱产妇注意休息;注意阴道流血量、腹痛情况,如有异常情况及时报告医生;4 小时内排尿一次(请家属协助,不可独自一人行动);指导产妇保持会阴清洁干燥,及时更换会阴垫,便后及时清洗;加强营养,以恢复体力。

五、注意事项

1. 禁止强行牵拉脐带,胎盘未剥离前避免强行牵拉脐带,造成脐带断裂或子宫内翻。

2. 术前应备血,失血较多,一般情况较差者应迅速输血。

3. 严格执行无菌操作规程,动作应轻柔,切忌强行剥离或用手抓挖宫腔,以免损伤子宫。如发现胎盘与子宫壁之间无明显界限不能分离者,应考虑为植入性胎盘,应立即停止操作,不可强行剥离。

4. 徒手剥离应尽量一次完成,手不可反复进出宫腔,以减少感染机会。

5. 宫口闭合 操作者手通过宫颈口困难时,可能宫颈口已经回缩,禁止强行进入,以免造成宫颈裂伤。

6. 仔细检查宫颈 手剥胎盘后常规检查宫颈是否裂伤,若裂伤<0.5 cm,伤口不出血可以不缝合,如裂伤较大或有活动性出血应立即缝合。

7. 术后注意观察有无体温升高、阴道分泌物异常等,必要时按医嘱给予抗生素。

六、自我评价

1. 是否明确人工剥离胎盘术术前的评估及准备工作。

2. 人工剥离胎盘术的操作流程及手法是否正确。

3. 是否注意与产妇交流,态度是否和蔼,动作是否轻柔。

4. 是否注意保暖,检查过程中是否注意尊重关爱产妇。

七、思考题

1. 实施人工剥离胎盘术的产妇应采取什么体位?

2. 实施人工剥离胎盘术的产妇需要排空膀胱吗?

3. 实施人工剥离胎盘术的手法是什么?

人工剥离胎盘术评分标准

班级：_____　学号：_____　姓名：_____　得分：_____

项目			考核内容	分值 （100分）	得分	备注
职业素养 （5分）			着装规范，仪表端庄	2		
			报告班级、姓名、操作项目	1		
			语言清晰，态度和蔼	2		
操作步骤 （80分）	评估 （10分）		产妇情况	2		
			软产道情况	3		
			胎盘剥离征象	3		
			环境是否符合操作要求	2		
	准备 （10分）		助产士准备：重新洗手，更换无菌手术衣及手套	2		
			环境准备：整洁明亮，无菌，温度、湿度适宜	2		
			用物准备：备齐用物，放置有序	3		
			产妇准备：产妇排空膀胱，安置在产床上，已进入第三产程	3		
	实施 （55分）	核对解释 （5分）	核对产妇身份信息、手腕带	2		
			解释操作目的、过程	3		
		安置体位 （6分）	取膀胱截石位	2		
			导尿排空膀胱	2		
			重新消毒外阴，铺巾	2		
		实施 （34分）	术者按外科洗手法洗手，穿手术衣，戴无菌手套；若为原接生者则重新洗手，更换手术衣及手套即可	5		
			抽吸好药物备用			
			术者站在产妇两腿之间，左手轻拉脐带	5		
			右手五指并拢呈锥状沿脐带慢慢伸入宫腔			
			探查胎盘附着部位，找到胎盘边缘	5		
			手背贴着子宫壁，四指并拢，以手掌的尺侧缘慢慢插入胎盘与子宫壁之间，将胎盘从边缘部开始与宫壁剥离，直至整个胎盘全部从子宫壁剥离	5		
			助手在腹部按压子宫底配合	3		
			胎盘全部剥离后，右手手掌握住胎盘，左手牵拉脐带协助胎盘娩出	4		
			取出后立即静脉推注缩宫素10 U	3		
			仔细检查胎盘和胎膜是否完整，必要时行刮宫术	4		
		操作后处理 （10分）	检查宫颈软产道有无裂伤，必要时予以缝合	2		
			整理用物及清理污物，整理产床，清洗双手	2		
			填写分娩记录	2		
			产妇在产房内继续观察2小时，注意生命体征、子宫收缩情况、宫底高度、阴道出血量及颜色、膀胱充盈情况。根据情况进行母婴早接触、早吸吮	2		
			产妇送回病房后的宣教	2		
	评价 （5分）		胎盘胎膜娩出是否完整	2		
			阴道出血是否减少	3		

续表

项目	考核内容	分值 (100分)	得分	备注
操作质量 (7分)	操作流程正确	2		
	动作轻巧、迅速、准确,未损伤子宫	2		
	严格无菌操作,15分钟内完成操作	3		
人文关怀 (8分)	态度和蔼,语气温和	2		
	尊重产妇,重视与产妇的沟通	3		
	操作中关爱产妇,尽量减轻产妇的痛苦	3		

(郭剑红)

第五节   产褥期照护技能

实训一   产后会阴评估及照护

┃实训目标┃
　　1.掌握产后会阴评估及健康教育的内容。
　　2.掌握产后会阴的常规照护。
　　3.学会产后会阴异常情况的处理。

案例情景
　　李女士,初产妇,25岁,足月妊娠,经会阴侧切产下一活男婴,3000 g。产后第3天,生命体征正常,恶露量适中,色鲜红,无异味,会阴伤口红肿,有压痛,无脓液渗出。对该产妇该如何进行照护?

一、目的
　　1.保持产后会阴的清洁、干燥、舒适。
　　2.促使产后会阴伤口的愈合。
　　3.防止产后生殖道的上行性感染。

二、评估
　　1.产妇产后身体状况、自理能力。
　　2.产妇心理反应及合作程度。
　　3.产后休养室环境是否清洁、安静、通风,室内温度、光线是否适宜。

三、准备
　　1.助产士准备　着装规范,修剪指甲,清洁双手,戴口罩。
　　2.产妇准备　了解产后会阴评估的目的和意义,并了解如何配合操作。嘱产妇排空膀胱。
　　3.环境准备　休养室清洁安静,空气新鲜,光线适宜,调节室温在22～24 ℃,湿度适宜。
　　4.物品准备
　　(1)所用物品:推车,病床,护理人模型,屏风或床帘,无菌持物钳1把,无菌镊子2把,无菌敷料罐,无菌棉球罐,治疗碗2个,弯盘1个,冲洗壶,0.5%碘伏,38～42 ℃ 1∶5000高锰酸钾冲洗溶液,一次性会阴垫,便盆,洗手液,必要时备50%硫酸镁、95%乙醇。
　　(2)准备用物:①用无菌持物钳从盛放小治疗碗的无菌敷料罐中取出2个小治疗碗和2把无菌镊子,用无菌持物钳依次从无菌敷料罐中取出若干个干棉球,分别放入2个治疗碗中,往其中1个治疗碗内倒入适量的0.5%碘伏浸湿棉球。②取冲洗壶装上38～42 ℃ 1∶5000高锰酸钾冲洗溶液。

四、步骤
　　1.操作准备　衣帽整洁,洗手,备齐用物并放置于推车上,推车至病床边。操作者站在产妇右侧。

2.核对解释　核对住院号、姓名,向产妇简要解释会阴评估的目的和过程,取得产妇配合。

3.保护产妇隐私　围好屏风或拉上床帘,让无关人员暂时离开。

4.产妇体位　协助产妇脱去对侧裤腿盖于近侧,对侧用棉被盖好,双下肢屈曲张开,充分暴露会阴部,嘱产妇抬高臀部,置一次性会阴垫于臀下,将便盆放在臀下垫巾上。

5.会阴评估　会阴有无水肿、疼痛、红肿;切口有无渗血、红肿、硬结及脓性分泌物等感染征象,恶露情况(量、颜色、有无异味等)。

6.常规护理　每日 2 次,左手持装有 38~42 ℃ 1:5000 高锰酸钾溶液的冲洗壶,试液温;右手持无菌镊子夹持无菌棉球,边冲洗边擦拭会阴,冲净血迹,顺序为自上而下、由内向外(阴阜、小阴唇、大阴唇、会阴体、大腿内上 1/3、肛门,当冲到切口时应更换镊子和棉球),再用无菌干棉球由内到外擦干切口及会阴(或直接用 0.5%碘伏棉球按消毒顺序擦洗会阴),切口单独用碘伏棉球擦洗消毒。撤去便盆及会阴垫,换上干净会阴垫或卫生巾,协助产妇穿好裤子。

7.异常情况及其处理　切口疼痛剧烈,有渗血、红肿、硬结及脓性分泌物等感染征象,或产妇有肛门坠胀感,应及时报告医师,清除阴道壁及会阴部的血肿;必要时拆线,彻底清创、引流、换药;会阴切口肿胀伴疼痛明显者,24 小时内可用 95%乙醇纱布湿敷或冷敷,24 小时后可用 50%硫酸镁纱布湿热敷或用红外线照射;若遇切口愈合不佳,可在产后 7~10 天起给予 1:5000 高锰酸钾溶液坐浴。

8.健康教育　嘱产妇勤换卫生巾,排便后用温水清洗,保持会阴部清洁干燥。嘱产妇向会阴切口对侧卧位(健侧卧位)。

9.拆线时间　视缝合方式而定,一般 3~5 天拆线。

10.整理床单位及用品,洗手,记录。

五、注意事项

1.注意保护产妇的隐私,天冷时注意保暖。

2.冲洗水温为 38~42 ℃,以产妇感到舒适为宜。

3.注意无菌操作,冲洗时需要更换棉球时,需用另一把无菌镊将棉球从治疗碗中取出。

4.擦洗肛门的棉球及镊子不应再用。

5.冲洗后的余液需及时倾倒,不得留至下次,水壶每周消毒 2 次。

6.操作时注意观察产妇的反应及会阴情况,发现异常及时报告医师。

六、自我评价

1.是否掌握会阴评估及健康教育的内容。

2.会阴擦洗的演示是否正确。

3.是否注意保护产妇的隐私、保暖及无菌操作。

4.是否注意与产妇沟通,是否正确指导产妇配合。

5.能否说出产后会阴异常情况及其处理方法。

6.是否关爱产妇。

七、思考题

1.产后会阴评估的内容有哪些?

2.产后引起会阴切口疼痛的原因有哪些?

产后会阴评估及照护评分标准

班级：＿＿＿＿＿　学号：＿＿＿＿＿　姓名：＿＿＿＿＿　得分：＿＿＿＿＿

项目		考核内容		分值 （100分）	得分	备注
职业素养 （5分）		报告班级、姓名、操作项目		1		
		着装规范，仪表端庄		2		
		举止沉着，语言表达清晰		2		
操作步骤 （80分）	评估 （5分）	环境是否符合操作要求		2		
		产妇产后身体状况、心理状况、合作程度		3		
	准备 （5分）	助产士准备：着装规范，修剪指甲，洗手，戴口罩		1		
		产妇准备：了解如何配合操作，排空膀胱		1		
		环境准备：温度、湿度、光线适宜		1		
		用物准备：备齐用物，放置有序		2		
	实施 （65分）	核对解释 （5分）	核对住院号、姓名	2		
			向产妇简要解释产后会阴评估的目的和意义，取得产妇配合	3		
		保护隐私 （5分）	屏风或床帘遮挡	5		
		产妇体位 （5分）	体位安置方法正确	5		
		会阴评估 （5分）	评估内容正确	5		
		常规护理 （20分）	冲洗：用物、水温、冲洗顺序	8		
			擦洗顺序，注意无菌操作	7		
			切口的护理	5		
		异常情况及其处理 （10分）	会阴异常情况的表现（口述）	5		
			处理（口述）	5		
		健康教育 （5分）	嘱产妇勤换卫生巾	1		
			大便后用温水清洗，保持会阴部清洁	2		
			嘱产妇健侧卧位	2		
		拆线时间 （5分）	切口一般3～5天拆线	5		
		整理用物 （5分）	整理床单位及用品，洗手，记录	5		
	评价 （5分）	询问产妇感觉		3		
		征求产妇意见		2		
操作质量 （7分）		操作态度严肃认真，动作轻柔		2		
		操作程序正确		2		
		15分钟内完成操作		3		
人文关怀 （8分）		态度和蔼，语气温和		2		
		尊重产妇，重视与产妇的沟通		3		
		注意保暖，注意产妇的舒适与安全		3		

（谢梅芳）

实训二 产后子宫复旧的评估

> **I 实训目标 I**
> 1. 掌握产后子宫复旧评估及健康教育的内容。
> 2. 掌握产后子宫复旧的检查方法。
> 3. 学会子宫复旧异常情况的处理。

案例情景

王女士,初产妇,26 岁,足月妊娠,经会阴侧切产下一活男婴,3300 g。产后第 3 天发热达 39 ℃,宫底脐下一横指,宫体有压痛,下腹壁无反跳痛,恶露混浊,稍有异味。该产妇最可能的诊断是什么?该如何处理?

一、目的

评估产后子宫复旧情况,及时发现影响子宫复旧的因素。

二、评估

1. 产妇产后身体状况。

2. 产妇心理反应及合作程度。

3. 产后休养室环境是否清洁、安静、通风,室内温度、光线是否适宜。

三、准备

1. 助产士准备 着装规范,修剪指甲,清洁双手,戴口罩。

2. 产妇准备 了解子宫复旧评估的目的和意义,并了解如何配合操作。嘱产妇排空膀胱。

3. 环境准备 休养室清洁安静,空气新鲜,光线适宜,调节室温在 22~24 ℃,湿度适宜。

4. 物品准备 病床、护理人模型、屏风或床帘、聚血盆或产妇专用护理垫。

四、步骤

1. 操作准备 衣帽整洁,洗手,备齐用物,携至病床边,操作者站在产妇右侧。

2. 核对解释 核对住院号、姓名,向产妇简要解释子宫复旧评估的目的和过程,取得产妇配合。

3. 保护产妇隐私 围好屏风或拉上床帘,让无关人员暂时离开。

4. 产妇体位 产妇取仰卧位,协助产妇脱去裤子,双下肢屈曲张开,暴露会阴部,臀下垫上聚血盆或产妇专用护理垫。

5. 产后 2 小时内的评估 于产后即刻、30 分钟、1 小时、2 小时各观察 1 次子宫收缩、宫底高度、阴道出血情况及膀胱充盈情况,每次观察均应按压宫底,以免血块积压影响子宫收缩,更换会阴垫。胎盘娩出后,子宫迅速收缩,子宫圆而硬,宫底在脐平或脐下一横指。出血量达 300 mL 应报告医生,遵医嘱抽血、交叉配血。

6. 双胎、羊水过多、妊娠合并心脏病等的产妇产后应用沙袋按压腹部,按压时间遵医嘱。

7. 送回病区前应按摩子宫,统计产后 2 小时出血量,记录离开产房时间,与病区护士详细交接。

8. 回病区后 2 小时内严密观察宫缩情况及阴道出血量,每半小时按摩子宫 1 次,共 4 次。

9. 每日的评估　每日同一时间在排空膀胱后测量子宫底高度,检查其是否按子宫复旧规律下降(产后第 1 日略上升至脐平,以后每日下降 1～2 cm,产后 10 天子宫降入骨盆腔内,下腹部触不到宫底),同时观察恶露的量、颜色、气味。

10. 异常情况及其处理　子宫复旧太慢需考虑是否有胎盘胎膜残留,及时排空膀胱,按摩腹部(子宫底部),并遵医嘱给予子宫收缩剂;若恶露有异味,常提示有感染的可能,配合医师做好血和组织培养标本的采集及抗生素的应用。

11. 健康教育

(1) 产后当天,禁止用热水袋外敷止痛,以免子宫肌肉松弛造成出血过多。

(2) 鼓励产妇产后尽早解小便,以免膀胱过度充盈影响子宫缩复。

(3) 鼓励产妇适当运动:经阴道分娩的产妇,产后 6～12 小时即可起床轻微活动,于产后第 2 日可在室内走动或做产褥期保健操,行会阴侧切或剖宫产的产妇,可适当推迟活动时间。

(4) 饮食指导:避免食用辛、辣、冷等食物,多食水果、蔬菜,防止便秘影响子宫收缩。

12. 整理用物归位,清洁双手,记录。

五、注意事项

1. 注意保护产妇的隐私,天冷时注意保暖。

2. 用物准备要齐全。

3. 操作时注意与产妇交流,随时观察产妇的反应。

4. 产后出现宫缩痛属于正常现象,如疼痛剧烈,遵医嘱给予止痛药。

六、自我评价

1. 是否掌握子宫复旧评估及健康教育的内容。

2. 子宫复旧检查的演示是否正确。

3. 是否注意保护产妇的隐私、保暖及安全。

4. 是否注意与产妇沟通,是否正确指导产妇配合。

5. 能否说出子宫复旧异常情况及其处理方法。

6. 是否关爱产妇。

七、思考题

1. 凡产褥期体温升高均为生殖道感染吗?

2. 引起产后子宫收缩不良的原因有哪些?

产后子宫复旧的评估评分标准

班级：_____ 学号：_____ 姓名：_____ 得分：_____

项目		考核内容	分值(100分)	得分	备注
职业素养(5分)	报告班级、姓名、操作项目		1		
	着装规范，仪表端庄		2		
	举止沉着，语言表达清晰		2		
操作步骤(80分)	评估(5分)	环境是否符合操作要求	2		
		产妇产后身体状况、心理状况、合作程度	3		
	准备(5分)	助产士准备：着装规范，修剪指甲，洗手，戴口罩	1		
		产妇准备：了解如何配合操作，排空膀胱	1		
		环境准备：温度、湿度、光线适宜	1		
		用物准备：备齐用物，放置有序	2		
	实施(65分)	核对解释(3分) 核对住院号、姓名	1		
		核对解释(3分) 向产妇简要解释子宫复旧评估的目的和意义，取得产妇配合	2		
		保护隐私(2分) 屏风或床帘遮挡	2		
		产妇体位(3分) 产妇取仰卧位，协助产妇脱去裤子，双下肢屈曲张开，暴露会阴部，臀下垫上聚血盆或产妇专用护理垫	3		
		产后2小时内的评估(10分) 评估时间	5		
		产后2小时内的评估(10分) 评估内容	5		
		双胎、羊水过多、妊娠合并心脏病等的产妇产后应用沙袋按压腹部	2		
		送回病区前应按摩子宫，统计产后2小时出血量，记录离开产房时间，与病区护士详细交接	2		
		回病区后2小时内严密观察宫缩情况及阴道出血量，每半小时按摩子宫1次，共4次	3		
		每日的评估(20分) 每日同一时间在排空膀胱后评估	5		
		每日的评估(20分) 测量子宫底高度，检查其是否按子宫复旧规律下降	5		
		每日的评估(20分) 子宫复旧规律	5		
		每日的评估(20分) 同时观察恶露的量、颜色、气味	5		
		异常情况及其处理(10分) 子宫复旧异常情况：复旧太慢或恶露异常	2		
		异常情况及其处理(10分) 原因	4		
		异常情况及其处理(10分) 处理	4		
		健康教育(5分) 产后当天，禁止用热水袋外敷止痛，以免子宫肌肉松弛造成出血过多	2		
		健康教育(5分) 鼓励产妇产后尽早解小便，以免膀胱过度充盈影响子宫缩复	1		
		健康教育(5分) 鼓励产妇适当运动	1		
		健康教育(5分) 饮食指导	1		

项目			考核内容	分值 (100分)	得分	备注
操作步骤 (80分)	实施 (65分)	整理用物 (5分)	整理用物归位,清洁双手、记录	5		
	评价 (5分)	询问产妇感觉		3		
		征求产妇意见		2		
操作质量 (7分)	操作态度严肃认真,动作轻柔			2		
	操作程序正确			2		
	15分钟内完成操作			3		
人文关怀 (8分)	态度和蔼,语气温和			2		
	尊重产妇,重视与产妇的沟通			3		
	注意保暖,注意产妇的舒适与安全			3		

(谢梅芳)

实训三　产后盆底康复训练

| 实训目标 |

1. 掌握产后盆底康复训练的目的。
2. 掌握产后盆底康复训练的操作步骤。
3. 学会为产妇正确进行产后盆底康复训练的指导。
4. 学会关心、爱护、体贴产妇。

案例情景

产妇，女，34 岁，G_2P_2，2020 年 12 月 31 日顺产分娩一女婴，宝宝体重 3360 g。既往健康，目前产后 60 天，近期发现咳嗽，大笑时有小便溢出，妇科检查发现阴道松弛，阴道前壁中度膨出，盆底表面肌电评估诊断：中度压力性尿失禁。对该产妇应采取哪些护理措施？

一、目的

1. 促进妊娠和分娩过程损伤的神经和肌肉得到恢复，从而改善远期盆底状况。

2. 及时干预治疗盆底功能障碍性疾病，降低因解剖结构改变和年龄增长而发生盆底功能障碍性疾病概率。

3. 促进血液循环，增加盆底肌肉的强度、耐力和支持力，缓解肌肉异常的高张力，恢复肌肉弹性，增强神经反射能力。

二、评估

1. 评估会阴有无伤口、伤口愈合情况（有无红肿、硬结、触痛或压痛）、会阴体弹性情况、阴道口是否松弛等。

2. 评估宫颈、子宫复旧情况、肛门括约肌有无受损等。

3. 评估阴道分泌物情况（看化验报告单）。

4. 评估产妇心理状态，是否能够接受产后盆底康复训练。

三、准备

1. 助产士准备　着装规范，衣帽整洁，修剪指甲，清洁双手，戴口罩。

2. 产妇准备　排空膀胱，着宽松棉质衣服。

3. 环境准备　环境整洁安静，空气新鲜，光线适宜，调节室温在 22～24 ℃，湿度适宜，必要时屏风遮挡。

4. 物品准备　阴道康复器（5 个型号阴道哑铃）、润滑膏、神经肌肉电刺激治疗仪、治疗探头（1 个）、电极片（2 片）、屏风（床帘）。

四、操作步骤

1. 盆底肌（Kegel）训练

（1）核对解释：核对产妇住院号、姓名，向产妇解释 Kegel 训练的目的、内容，取得产妇配合，嘱产妇排空膀胱。

（2）操作者站在产妇右侧，协助产妇取平卧位，稍分开双腿。

（3）指导产妇交替收缩、放松尿道、阴道、肛门，体会憋尿感觉；嘱产妇吸气时用力收缩尿道、阴道、肛门，保持盆底肌肉持续收缩 5 秒，呼气缓慢放松 5～10 秒，循环进行以上动作，熟练后可取任何姿势训练。

(4)告知产妇 15~20 分钟/次,2 次/d,连续锻炼 12 周。

(5)询问产妇训练感觉,有无不适,是否掌握。

(6)整理床单位,洗手,做好记录。

2.阴道康复器(阴道哑铃)训练(健康宣教,家中训练)

(1)指导产妇分娩后 42 天以后才可使用,因为子宫恢复到生育之前的状态一般需要 42 天以上。

(2)指导产妇训练前排空膀胱,清洗双手、阴道哑铃(可用中性洗涤剂清洗干净),选择 1 号哑铃开始,涂抹少量润滑液,下蹲或卧床时将哑铃塞入阴道 2~2.5 cm 深,绳子拖在阴道外,收缩阴道夹持哑铃,站立起进行收缩和放松运动。先开始慢肌运动:收缩 10 s,放松 10 s,1 次 15~20 min,1 天 1 次,做 10 次不脱落;然后做快肌运动:收缩 2~3 s,放松 2~3 s,1 次 15~20 min,1 天 1 次,做 5 次不脱落;然后模拟生活中的情景:做 6 个动作(咳嗽、打喷嚏、大笑、搬重物、跑步、上下楼梯),遵循循序渐进原则,逐步加大动作幅度,每个动作做 2~3 min,不脱落即为已经做完全部指定动作。如果能够轻松地控制并完成所有动作,说明盆底肌力已上升,可换下一个更重哑铃继续训练。每个哑铃需重复同样的动作,一直到第 5 号哑铃。(说明:5 个型号阴道哑铃形状和体积相同,质量 22~70 g,以 12 g 等差数列递增。)

(3)取出哑铃:采取仰卧位或蹲位,用手拉阴道外哑铃的绳子,将阴道哑铃取出即可。

(4)指导产妇长期坚持训练,训练过程中若有阴道疼痛或盆腔酸痛等不适,立即停止训练并及时就医。

3.电刺激生物反馈盆底肌训练(应用神经肌肉电刺激治疗仪)

(1)核对解释:核对产妇住院号、姓名,向产妇解释电刺激生物反馈盆底肌训练的目的、内容,取得产妇配合;嘱产妇排空膀胱;拉上床帘或用屏风遮挡,保护产妇的隐私。

(2)操作者站在产妇右侧,协助产妇脱掉裤子,暴露会阴,指导其保持 30°半卧位,大腿稍分开,自然放松。

(3)先将压力探头电极圆环置入患者阴道内,确保电极两侧金属导电材料紧贴阴道壁两侧。

(4)另一端连接于治疗仪上,依据患者耐受程度调整参数,电刺激频率控制在 10~80 Hz,强度设置为 10~30 mA,脉冲宽度在 32~745 μs 之间,由低到高逐渐递增,以感觉肌肉强力收缩、伴有跳动感而不疼痛为准。

(5)治疗期间多询问产妇的感受,有无不适,频率、强度是否合适。

(6)将电脑显示屏显示图像信号信息反馈给患者,并依据生物反馈仪给出压力波型对患者进行指导,以循序渐进为原则,行盆底肌肉一类纤维和二类纤维收缩训练。

(7)训练时间 20~40 min/次,2~3 次/周,一疗程 12 次。

(8)完成每次治疗后,嘱产妇回家后可每天进行 Kegel 训练、阴道康复器训练。

(9)告知产妇治疗结束根据主观症状和客观评估的变化来评价疗效,决定是否需进行第二疗程。

(10)整理床单位,洗手,做好记录。

五、注意事项

1.产后恶霸未净、月经期或阴道出血、炎症等不可进行阴道康复器训练、电刺激生物反馈 Kegel 训练。

2.进行 Kegel 训练、阴道康复器训练时注意不要用腰腹和臀部的力量收缩放松。

3.肌力过差不可使用阴道康复器训练,建议盆底肌肌力大于等于 2 级后再使用阴道康复器训练。

4.训练过程中指导产妇保持心情放松,不可过度紧张焦虑;保证合理的营养搭配、充足的睡眠,并根据自身身体条件循序渐进地训练治疗,从而更有利于肌肉弹性的恢复。

5.电刺激生物反馈盆底肌训练禁忌证:有精神及心理障碍;痴呆、癫痫等神经系统疾病;合并恶性肿瘤;泌尿生殖道活动性感染;安装心脏起搏器;伤口感染或有手术瘢痕裂开风险等。

六、自我评价

1.是否掌握产后盆底康复训练的目的、评估、注意事项。

2.产后盆底康复训练操作步骤是否正确。

3.产妇是否掌握盆底康复训练方法并正确运用。

4.是否注意与产妇的交流,态度是否和蔼。

七、思考题

1.产后盆底康复训练的目的、评估、注意事项是什么?

2.电刺激生物反馈盆底肌训练中,如何应用神经肌肉电刺激治疗仪?

产后盆底康复训练评分标准

班级：_____　　学号：_____　　姓名：_____　　得分：_____

项目	考核内容			分值 (100分)	得分	备注
职业素养 (5分)	着装规范，仪表端庄			2		
	报告班级、姓名、操作项目			1		
	语言清晰，态度和蔼			2		
操作步骤 (80分)	评估 (10分)	评估会阴有无伤口、伤口愈合情况、会阴体弹性情况、阴道口是否松弛等		3		
		评估宫颈、子宫复旧情况、肛门括约肌有无受损等		2		
		评估阴道分泌物情况(看化验报告单)		2		
		评估产妇心理状态，是否能够接受产后盆底康复训练		3		
	准备 (10分)	助产士准备：着装规范，衣帽整洁，修剪指甲，清洁双手，戴口罩		2		
		产妇准备：排空膀胱，着宽松衣服		2		
		环境准备：环境整洁安静，空气新鲜，光线适宜，调节室温在 22～24 ℃，湿度适宜，必要时屏风遮挡		3		
		物品准备：阴道康复器(5 个型号阴道哑铃)、润滑膏、神经肌肉电刺激治疗仪、治疗探头(1 个)、电极片(2 片)、屏风(床帘)		3		
	实施 (55分)	盆底肌 (Kegel) 训练(15分)	核对解释：核对产妇住院号、姓名，向产妇解释 Kegel 训练的目的、内容，取得产妇配合，嘱产妇排空膀胱	3		
			操作者站在产妇右侧，协助产妇取平卧位，稍分开双腿	1		
			指导产妇交替收缩、放松尿道、阴道、肛门，体会憋尿感觉；嘱产妇吸气时用力收缩尿道、阴道、肛门，保持盆底肌肉持续收缩 5 s，呼气缓慢放松 5～10 s，循环进行以上动作，熟练后可取任何姿势训练	5		
			告知产妇15～20 min/次，2 次/d，连续锻炼 12 周	3		
			询问产妇训练感觉，有无不适，是否掌握	2		
			整理床单位，洗手，做好记录	1		
		阴道康复器 (阴道哑铃) 训练(15分)	指导产妇分娩后 42 天以后才可使用，因为子宫恢复到生育之前的状态一般需要 42 天以上	2		
			指导产妇训练前排空膀胱，清洗双手、阴道哑铃(可用中性洗涤剂清洗干净)，选择 1 号哑铃开始，涂抹少量润滑液，下蹲或卧床时将哑铃塞入阴道 2～2.5 cm 深，绳子拖在阴道外，收缩阴道夹持哑铃，站立起进行收缩和放松运动。先开始慢肌运动：收缩 10 s，放松 10 s，1 次15～20 min，1 天 1 次，做 10 次不脱落；然后做快肌运动：收缩 2～3 s，放松 2～3 s，1 次 15～20 min，1 天 1次，做 5 次不脱落；然后模拟生活中的情景：做 6 个动作(咳嗽、打喷嚏、大笑、搬重物、跑步、上下楼梯)，遵循循序渐进原则，逐步加大动作幅度，每个动作做 2～3 min，不脱落即为已经做完全部指定动作。如果能够轻松地控制并完成所有动作，说明盆底肌肌力已上升，可换下一个更重哑铃继续训练。每个哑铃需重复同样的动作，一直到第 5 号哑铃	10		

续表

项目			考核内容	分值 (100分)	得分	备注
操作步骤 (80分)	实施 (55分)	阴道康复器 (阴道哑铃) 训练(15分)	取出哑铃:采取仰卧位或蹲位,用手拉阴道外哑铃的绳子,将阴道哑铃取出即可	1		
			指导产妇长期坚持训练,训练过程中若有阴道疼痛或盆腔酸痛等不适,立即停止训练并及时就医	2		
		电刺激生物反馈盆底肌训练(25分)	核对解释:核对产妇住院号、姓名,向产妇解释电刺激生物反馈盆底肌训练的目的、内容,取得产妇配合;嘱产妇排空膀胱;拉上床帘或用屏风遮挡,保护患者的隐私	3		
			操作者站在产妇右侧,协助产妇脱掉裤子,暴露会阴,指导其保持30°半卧位,大腿稍分开,自然放松	2		
			先将压力探头电极圆环置入患者阴道内,确保电极两侧金属导电材料紧贴阴道壁两侧	3		
			另一端连接于治疗仪上,依据患者耐受程度调整参数,电刺激频率控制在 10～80 Hz,强度设置为 10～30 mA,脉冲宽度在 32～745 μs 之间,由低到高逐渐递增,以感觉肌肉强力收缩、伴有跳动感而不疼痛为准	3		
			治疗期间多询问产妇的感受,有无不适,频率、强度是否合适	2		
			将电脑显示屏显示图像信号信息反馈给患者,并依据生物反馈仪给出压力波型对患者进行指导,以循序渐进为原则,行盆底肌肉一类纤维和二类纤维收缩训练	3		
			训练时间 20～40 min/次,2～3 次/周,一疗程 12 次	2		
			完成每次治疗后,嘱产妇回家后可每天进行 Kegel 训练、阴道康复器训练	3		
			告知产妇治疗结束根据主观症状和客观评估的变化来评价疗效,决定是否需进行第二疗程	3		
			整理床单位,洗手,做好记录	1		
	评价 (5分)		是否掌握产后盆底康复训练的目的、评估、注意事项	2		
			产后盆底康复训练操作步骤是否正确	1		
			产妇是否掌握盆底康复训练方法并正确运用	1		
			是否注意与产妇的交流,态度是否和蔼	1		
操作质量 (7分)			操作流程正确	2		
			操作熟练	2		
			20分钟内完成操作	3		
人文关怀 (8分)			态度和蔼,语气温和	2		
			尊重产妇,重视与产妇的沟通	3		
			有爱心,耐心,注意保护产妇的隐私	3		

(廖　丽)

实训四　会阴湿热敷

┃实训目标┃

1. 掌握会阴湿热敷的目的。
2. 掌握会阴湿热敷的常用药物和操作步骤。
3. 学会为产妇正确进行会阴湿热敷的操作。
4. 学会关心、爱护、体贴产妇。

案例情景

产妇朱女士,于 2020 年 12 月 25 日 15:00 在会阴侧切下产钳助产娩出一男婴,体重 4.2 kg,侧切处及会阴体水肿,请助产士遵医嘱予以会阴湿热敷。

一、目的

1. 促进血液循环,加速局部新陈代谢,增强白细胞的吞噬功能,刺激局部组织的生长和修复,从而达到消炎、消肿,促进伤口愈合的目的。常用于会阴水肿、陈旧性血肿、伤口硬结及早期感染等情况。

2. 降低神经末梢的兴奋性,缓解局部疼痛。

二、评估

1. 询问产妇有无会阴肿胀、疼痛及行走困难等症状。
2. 检查会阴有无水肿、血肿,会阴伤口有无硬结及早期感染等征象。

三、准备

1. 护士准备　着装规范,衣帽整洁,修剪指甲,清洁双手,戴口罩。

2. 产妇准备　排空膀胱。

3. 环境准备　环境整洁安静,空气新鲜,光线适宜,调节室温在 22～24 ℃,湿度适宜。请家属暂时离开病房,拉上床帘或屏风遮挡。

4. 物品准备　会阴侧切模型,推车,会阴擦洗盘 1 个,治疗巾或一次性会阴垫 1 块,棉垫 1 个,消毒纱布块若干,消毒弯盘 1 个,长镊子 4 把,碘伏棉球若干置于无菌治疗碗中,凡士林纱布若干,50%硫酸镁溶液煮沸后放凉至 41～48 ℃或 95%酒精(不能加热或煮沸),热水袋 1 个,一次性手套,屏风等。

四、步骤

1. 操作准备　衣帽整洁,洗手,戴口罩,备齐用物,携至床旁,操作者站在产妇右侧。

2. 核对解释　核对产妇住院号、姓名,解释操作目的和操作步骤,取得产妇的配合。

3. 安置体位　嘱产妇排空膀胱,拉上床帘或围好屏风,协助产妇脱出一边裤子盖于另一侧大腿上,取屈膝仰卧位,暴露外阴,注意保暖。

4. 消毒会阴　臀下垫一次性会阴垫,戴一次性手套,用长镊子夹取碘伏棉球(注意按无菌操作用两把镊子传递棉球,夹取和擦洗的镊子分开),按会阴消毒顺序分别擦洗会阴伤口→小阴唇→大阴唇→阴阜→左右大腿内上 1/3→会阴部→肛门,擦洗 3 遍,清除会阴局部污垢,污染棉球绕过无菌区域放在弯盘内,干纱布擦干后弃去镊子。

5. 湿热敷　盖上一薄层凡士林纱布,用长镊子夹取敷布(干纱布)在加热的溶液(一般为 41～48 ℃)中浸湿,抖开敷布将水滴在对侧腕部试液温,以不烫手为宜,用长镊子稍拧干后敷在患处,再盖上棉垫保温。每次热敷的面积为病灶范围的 2 倍。每 3～5 分钟更换一次热敷垫,也可放热水袋于棉垫外以延长更换热敷垫的时间。每次热敷 15～30 分钟,每日 2～3 次。

6.操作后处理热敷完毕,更换新的会阴垫,整理床单位,清洁双手,协助产妇取舒适卧位。做好记录。

请扫码观看教学视频:

会阴湿热敷

五、注意事项

1.操作时态度认真,动作敏捷,程序清晰,严格遵守无菌操作,关心、尊重产妇。

2.会阴湿热敷的温度不宜过高,以免烫伤,对休克、虚脱、昏迷及术后感觉不灵敏者尤应警惕。

3.每次会阴湿热敷的面积为病灶范围的 2 倍。

4.在热敷过程中,随时评价热敷效果,注意观察皮肤颜色,询问产妇感受,并为产妇提供必要的生活护理。

六、自我评价

1.是否明确会阴湿热敷的准备工作。

2.会阴湿热敷的操作程序是否正确。

3.操作过程中是否注意保暖,是否保护产妇的隐私。

4.操作过程中是否注意与产妇交流,是否关心、体贴产妇。

七、思考题

1.会阴湿热敷的目的是什么?

2.会阴湿热敷的常用药物有哪些?

3.会阴湿热敷药液的温度是多少?

4.会阴湿热敷过程中热敷垫如何保温?

5.会阴湿热敷的注意事项有哪些?

会阴湿热敷评分标准

班级：_____ 学号：_____ 姓名：_____ 得分：_____

项目		考核内容	分值(100分)	得分	备注
职业素养(5分)		着装规范,仪表端庄	2		
		报告班级、姓名、操作项目	1		
		语言清晰,态度和蔼,语气温和	2		
操作步骤(80分)	评估(5分)	观察有无会阴肿胀、阴道出血、疼痛及行走困难等症状	2		
		检查会阴有无水肿、血肿,会阴伤口有无硬结及早期感染等	3		
	准备(5分)	助产士准备:衣帽整洁,修剪指甲,洗手,戴口罩	1		
		环境准备:调节室温,光线适宜,屏风遮挡	1		
		用物准备:用物备齐,放置有序	2		
		产妇准备:排空膀胱	1		
	实施(65分)	核对解释(5分) 核对产妇住院号和姓名,确保准确无误	2		
		解释操作目的和操作方法	3		
		安置体位(5分) 操作者站在产妇右侧	2		
		嘱产妇排空膀胱后取屈膝仰卧位,暴露外阴,注意保暖,保护隐私	3		
		会阴擦洗(10分) 臀下垫橡皮单、治疗巾或一次性会阴垫	2		
		用长镊子夹取碘伏棉球按会阴消毒顺序擦洗会阴	8		
		湿热敷(40分) 盖上凡士林纱布	5		
		将纱布在加热的溶液中浸湿,温度一般为41~48 ℃,抖开敷布将水滴在对侧腕部试液温,以不烫手为宜,用长镊子稍拧干后敷在患处,再盖上棉垫保温,每次热敷的面积为病灶范围的2倍	15		
		每3~5分钟更换热敷垫一次,也可放热水袋于棉垫外以延长更换热敷垫的时间,一次热敷15~30分钟,每日2~3次	15		
		在热敷过程中,随时评价热敷效果,观察局部皮肤的颜色,询问产妇感受,为产妇提供必要的生活护理	5		
		操作后处理(5分) 更换新的会阴垫,整理床单位	3		
		协助产妇取舒适卧位,做好记录	2		
	评价(5分)	询问产妇感觉	3		
		征求产妇意见	2		
操作质量(7分)		操作流程正确	2		
		操作认真,动作熟练	2		
		20分钟内完成操作	3		
人文关怀(8分)		态度和蔼,语气温和	2		
		尊重产妇,重视与产妇的沟通	3		
		注意保暖,注意产妇的舒适与安全	3		

(陈亚凡)

实训五　会阴红外线照射

┃实训目标┃

1. 掌握会阴红外线照射的目的和操作步骤。
2. 能独立完成会阴红外线照射的物品准备。
3. 能按操作程序独立完成会阴红外线照射的操作。
4. 学会关心、爱护、体贴产妇。

案例情景

产妇陈女士,阴道顺产后第三天行会阴切口拆线,伤口硬结及有触痛,遵医嘱予会阴红外线照射。

一、目的

1. 利用红外线的热作用,使局部血管扩张、血液循环加快,加速炎性产物/血块的吸收及消散,具有局部抗感染、消肿的作用。常用于会阴水肿、陈旧性血肿、伤口硬结及早期感染等产妇。

2. 红外线热作用还可降低神经末梢的兴奋性,减轻局部疼痛。

二、评估

1. 观察有无会阴肿胀,询问有无疼痛及行走困难等症状。
2. 检查会阴有无水肿、血肿,会阴伤口有无硬结及早期感染等征象。
3. 评估产妇意识、活动能力、对热的敏感性和耐受性,有无感觉迟钝、障碍等。

三、准备

1. 护士准备　着装规范,衣帽整洁,修剪指甲,洗手,戴口罩。
2. 产妇准备　排空膀胱。
3. 环境准备　环境整洁安静,光线适宜,调节室温在 22～24 ℃,湿度适宜。请家属暂时离开病房,拉上床帘或屏风遮挡。
4. 物品准备　会阴侧切模型、红外线烤灯 1 个、一次性会阴垫 1 块、腿套一副、屏风等。

四、步骤

1. 操作准备　衣帽整洁,洗手,备齐用物,携至床旁,操作者站在产妇右侧。
2. 核对解释　核对产妇住院号、姓名,解释操作目的和操作步骤,取得产妇的配合。
3. 安置体位　嘱产妇排空膀胱,拉上床帘或围好屏风,产妇取屈膝仰卧位,暴露外阴,臀下垫一次性会阴垫,为产妇套上腿套,注意保暖。
4. 调节照射距离　将灯头移至距离会阴部 30～50 cm 处,打开开关试温(用操作者前臂内侧试温度),根据产妇感觉再次调节灯距。
5. 询问产妇感受,观察局部皮肤情况和产妇反应(烤灯的热从斜上方或侧方辐射到照射部位)。照射过程中,护士每 15 分钟巡视产妇一次,专人负责,治疗结束后方可离开。
6. 照射时间　每次照射时间为 20～30 分钟,每日照射 2 次。
7. 操作后处理　照射完毕后,撤去用物,更换新的会阴垫,整理床单位,协助产妇取舒适卧位,向产妇说明照射情况,交代注意事项。
8. 洗手,整理用物归位,做好记录。

五、注意事项

1. 照射治疗前,向产妇讲明注意事项,嘱产妇不要随意移动身体,以免发生烫伤。

2. 照射过程中,应加强巡视,注意产妇有无头晕、心悸等现象,会阴局部皮肤有无发红、水泡、灼痛等异常现象,必要时停止照射。

3. 严格掌握照射距离及照射时间,照射距离为 30~50 cm,每次照射时间为 20~30 分钟,每日照射 2 次。

4. 随时评价会阴红外线照射的效果,并为产妇提供必要的生活护理。

六、自我评价

1. 是否明确会阴红外线照射的准备工作。

2. 会阴红外线照射的距离和时间是否正确。

3. 操作过程中是否注意保暖,是否保护产妇的隐私。

4. 操作过程中是否注意与产妇的交流,是否关心、体贴产妇。

七、思考题

1. 会阴红外线照射的目的是什么?

2. 会阴红外线照射的照射距离是多少?

3. 会阴红外线照射每次多长时间?

4. 会阴红外线照射的注意事项有哪些?

会阴红外线照射评分标准

班级：_____   学号：_____   姓名：_____   得分：_____

项目	考核内容			分值 (100分)	得分	备注
职业素养 (5分)	着装规范,仪表端庄			2		
	报告班级、姓名、操作项目			1		
	语言清晰,态度和蔼,语气温和			2		
操作步骤 (80分)	评估 (5分)		观察有无会阴肿胀,询问有无疼痛及行走困难等症状	2		
			检查会阴有无水肿、血肿,会阴伤口有无硬结及早期感染等,评估产妇意识、活动能力、对热的敏感性和耐受性,有无感觉迟钝、障碍等	3		
	准备 (5分)		护士准备:衣帽整洁,修剪指甲,洗手,戴口罩	1		
			环境准备:调节室温、光线适宜,屏风遮挡	1		
			用物准备:用物备齐,放置有序	2		
			产妇准备:排空膀胱	1		
	实施 (65分)	核对解释 (5分)	核对产妇住院号和姓名,确保准确无误	2		
			解释操作目的和操作方法	3		
		安置体位 (5分)	操作者站在产妇右侧	2		
			产妇排空膀胱后取屈膝仰卧位,暴露外阴	3		
		照射前 (10分)	给产妇臀下垫一次性会阴垫	2		
			给产妇套上腿套	4		
			向产妇讲明注意事项,嘱产妇不要随意移动身体,以免发生烫伤	4		
		照射 (40分)	调节照射距离,将灯头移至距离会阴30～50 cm处,打开开关试温	10		
			根据产妇感觉再次调节灯距,询问产妇感受,观察局部皮肤颜色和产妇反应	5		
			每次照射时间为20～30分钟	5		
			照射过程中,每15分钟巡视一次,专人负责,注意产妇有无头晕、心悸等现象,有异常及时停止照射	10		
			照射过程中随时评价照射的效果,观察会阴局部皮肤有无发红、水泡、灼痛等异常现象,为产妇提供必要的生活护理	10		
		照射后 (5分)	向产妇说明照射情况,交代注意事项	2		
			更换新的会阴垫,整理床单位	1		
			协助产妇取舒适卧位,洗手,整理用物,做好记录	2		
	评价 (5分)		询问产妇感觉	3		
			征求产妇意见	2		

项目	考核内容	分值 （100分）	得分	备注
操作质量 （7分）	操作流程正确	2		
	操作熟练	2		
	15分钟内完成操作	3		
人文关怀 （8分）	态度和蔼，语气温和	2		
	尊重产妇，重视与产妇的沟通	3		
	注意保暖，注意产妇的舒适与安全，注意保护隐私	3		

（陈亚凡）

实训六　母乳喂养及乳房照护

> **| 实训目标 |**
> 1. 能准确评估产妇乳房情况,掌握母乳喂养技术。
> 2. 掌握哺乳前后乳房护理方法。
> 3. 具有指导产妇进行母乳喂养和进行乳房护理的能力。

案例情景

王女士,28 岁,G_1P_0,足月妊娠,经阴道顺产一活女婴 3100 g,Apgar 评分 8—9—10。产后第 2 天,助产士应该如何对王小红进行产后乳房评估和护理? 如何对产妇及家属进行母乳喂养、乳房照护、产后康复的指导?

一、目的

1. 刺激泌乳反射,促进乳汁分泌。

2. 促进产妇乳腺管通畅,减轻乳胀引起的不适。

3. 增加乳头的韧性,避免乳头皲裂,提高母乳喂养的质量。

4. 产妇掌握哺乳时母婴的正确体位,做到有效哺乳。

二、评估

1. 了解产妇的分娩方式、分娩过程及新生儿早接触、早哺乳情况,评估产妇身体恢复情况,是否存在并发症。

2. 乳房评估　双侧乳房是否对称,充盈度如何,有无泌乳、有无红肿、有无硬块。

3. 乳头评估　是否存在乳头内陷、扁平。

4. 新生儿日龄、体重、出生时 Apgar 评分,观察是否有吸吮反射。

5. 产妇掌握母乳喂养技巧程度(不是所有产妇都不会母乳喂养)。

6. 产妇对母乳喂养的认知、接受、掌握程度。

三、准备

1. 助产士准备　仪表端庄,着装规范,修剪指甲,清洁双手,戴口罩。

2. 婴儿准备　为其更换清洁尿布,臀部护理。

3. 产妇准备　取舒适体位。

3. 环境准备　环境整洁安静,空气新鲜,光线柔和,调节室温在 22～24 ℃,湿度适宜,私密性好。

4. 物品准备　乳房模型、婴儿模型、清洁毛巾 1 条、温开水 1 壶、脸盆 1 个,必要时备屏风。

四、步骤

1. 操作准备　衣帽整洁,洗手,备齐用物,携至床旁,拉上床帘或屏风遮挡。

2. 核对解释　核对母儿住院号、姓名。

3. 宣教　讲解母乳喂养的好处,哺乳的时间、要求,产妇的休息、饮食、活动指导,以及哺乳前母婴准备。

4. 评估乳房　协助产妇取舒适的体位,如坐位、侧卧位,洗净双手,暴露乳房,先视诊再触诊,评估乳房有无乳胀,用温开水毛巾清洗乳头、乳晕后,观察乳房有无炎症:乳房发胀、变硬、疼痛,局部潮红,腋下淋巴结压痛等。

5.清洁热敷乳房　一手托起乳房,另一手用温水毛巾由乳头开始,由中央向外画圈式擦洗整个乳房,再反复擦洗乳头数次后用植物油去除乳头痂皮。将毛巾泡热水拧干后环绕包住乳房,露出乳头,湿热敷乳房 3～5 分钟,视需要更换热水,以保持热度(热度以产妇的感受而定)。

6.按摩乳房

(1)双手涂上润肤油,拇指与四指分开,水平按摩乳房 5 次(图 1-5-6-1)。

(2)双手拇指与四指分开,与水平成 45°处(手掌中心相当于位于 4 点半和 10 点半处)按摩乳房 5 次,换另一侧(手掌中心相当于位于 1 点半和 7 点半处)(图 1-5-6-2)按摩乳房 5 次。

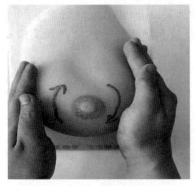
图 1-5-6-1　水平按摩乳房

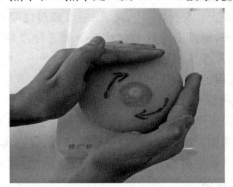
图 1-5-6-2　45°按摩乳房

(3)沿乳房周围,由乳房基底部至乳晕,螺旋式按摩乳房(图 1-5-6-3),左右各 5 次。

(4)由乳房基底沿乳腺管走行呈螺旋状推压到乳晕(图 1-5-6-4),再直行到乳头。

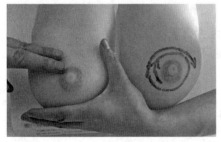
图 1-5-6-3　螺旋按摩乳房

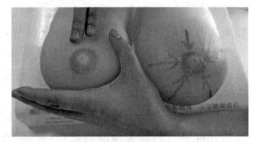
图 1-5-6-4　按摩乳腺管

(5)用毛巾擦干乳头和乳房。

7.哺乳体位　协助母亲和婴儿取舒适的体位,如侧卧式、摇篮式、橄榄球式或交叉式等。体位舒适,全身肌肉放松,有利于乳汁排出。

(1)侧卧式:母亲放松而舒适地侧躺着,头枕在枕头的边缘,婴儿取侧卧位,母亲的手臂放在上方枕头旁,不要放在婴儿的头部,要让婴儿的头可以自由转动。母亲要注意避免乳房堵住婴儿的鼻孔。

(2)摇篮式:类似于横抱法,母亲用哺乳乳房一侧的胳膊抱住婴儿,让婴儿的头枕在臂弯处,另一只手托住婴儿的臀部,让婴儿的腹部紧贴母亲的身体,母亲也可以借助枕头来帮助托起婴儿的身体。母亲坐位时也可以垫高哺乳侧的脚使婴儿成半侧卧位。

(3)橄榄球式:类似于抱橄榄球,让婴儿处在母亲身体的一侧,母亲利用枕头把婴儿垫高,用整个手臂托住婴儿的身体,用手掌及手腕托住婴儿的头,或是用手臂及手肘轻轻地将婴儿夹在腋下,婴儿的脚就在母亲的腰际或背后。

（4）交叉式:母亲用乳房对侧的胳膊抱住婴儿,前臂托住婴儿的身体,母亲的手在婴儿耳朵或更低一点的位置托住婴儿的头,可用枕头等来帮助托起婴儿的身体。哺乳时可用同侧的手托起乳房并将乳头送到婴儿嘴里。

8. 指导母亲采用正确的哺乳姿势

（1）婴儿的头和身体成一直线。

（2）婴儿的身体面对并贴近母亲身体。

（3）母亲抱紧婴儿,一手托儿臀,同一手臂搂儿身,使婴儿的头和颈得到支撑。

（4）母儿必须紧密相贴,婴儿的脸朝向乳房,鼻头对着乳头,下颌碰到乳房。

（5）母亲面对婴儿,保持与婴儿的目光交流,并观察婴儿吸吮情况。

9. 指导母亲另一手托乳房的方法

（1）将大拇指和其余四指分开。

（2）用大拇指放在婴儿鼻子齐平的乳房上侧。

（3）食指至小指四指并拢,紧贴在乳房下的胸壁上,用食指支撑乳房基底部,尽可能将乳房支撑到自然高度。

（4）用拇指轻压乳房上部,改善乳房形态,易于婴儿含接。

（5）拇指和食指均应位于乳晕上方,不要离乳头太近。

10. 帮助婴儿正确含接乳头的方法

（1）母亲用乳头碰触婴儿的嘴唇,诱发婴儿觅食反射,当婴儿把嘴张大、舌向下的瞬间,托起乳头,协助婴儿大口地把乳头及大部分乳晕含入口内。此时婴儿下唇向外翻,舌成勺状,环绕乳头,含接时可见到上方的乳晕比下方多,能看到婴儿慢而深地吸吮,有时会出现暂停,并听到吞咽的声音。

（2）母亲一手扶住乳房,防止乳房堵塞婴儿鼻孔,影响呼吸。

（3）防止婴儿的头因过度后仰而影响吞咽。

11. 哺乳结束后,用食指轻轻向下按压婴儿下颌,取出乳头,避免在口腔负压的情况下硬拉出乳头而导致乳头疼痛或破损。

12. 哺乳后,挤出少许乳汁,均匀涂在乳头和乳晕上,可预防乳头皲裂。

13. 哺乳结束后,将婴儿竖着抱起,让婴儿趴在母亲肩部,轻拍背部 1～2 分钟,排出胃内空气,以防吐奶。

14. 操作后处理

（1）协助母婴取舒适的姿势,交代注意事项。

（2）整理用物,清洁双手。

（3）记录。

五、注意事项

1. 建议母婴同室,早开奶,做到按需哺乳。哺乳的时间和频次取决于婴儿的需要和母亲奶胀的情况。

2. 哺乳前为婴儿更换清洁尿布。哺乳时注意母儿的保暖,并保护母亲的隐私。

3. 婴儿吸吮时,要防止其鼻部被乳房压迫,防止头部与颈部过度伸展造成吞咽困难。

4. 乳汁较少时,吸空一侧乳房再吸另一侧;乳汁较多时,每次可吸一侧乳房,下次再吸另一侧,两侧乳房轮流交替喂哺。

5.患有乳腺炎时可酌情哺乳;若乳房肿胀,可用吸奶器吸出乳汁。

6.哺乳期间母亲应佩戴合适的棉质胸罩,以起支托乳房和改善乳房血液循环的作用。

7.切忌用肥皂、酒精等刺激性物品清洗乳房,以免引起局部皮肤干燥、皲裂。

8.不要随便给新生儿添加水及其他饮料。

9.母亲在哺乳期间慎用药物。

六、自我评价

1.是否学会乳房评估、清洁热敷及按摩,是否明确母乳喂养前的准备工作。

2.哺乳前后乳房护理的方法是否正确。

3.产妇哺乳的姿势是否正确。

4.产妇是否做到有效哺乳。

5.是否注意保暖,减少暴露,注意保护隐私。

6.产妇是否通过语言和非语言方式与新生儿进行情感交流。

七、思考题

1.可以用肥皂清洗乳房吗？为什么？

2.哺乳结束后,如何防止婴儿吐奶？

3.哺乳结束后,如何取出乳头？为什么？

4.如何指导产妇采取正确的哺乳姿势？

母乳喂养及乳房照护评分标准

班级：_____　学号：_____　姓名：_____　得分：_____

项目	考核内容			分值 (100分)	得分	备注
职业素养 (5分)	着装规范,仪表端庄			2		
	报告班级、姓名、操作项目			1		
	语言清晰,态度和蔼			2		
操作步骤 (80分)	评估 (10分)	了解产妇的分娩方式、分娩过程及新生儿早接触、早哺乳情况,评估产妇身体恢复情况,是否存在并发症		2		
		乳房及乳头评估:双侧乳房是否对称,充盈度如何,有无泌乳、有无红肿、有无硬块,乳头是否存在内陷、扁平		3		
		新生儿日龄、体重、出生时 Apgar 评分,观察是否有吸吮反射		2		
		产妇掌握母乳喂养技巧程度,产妇对母乳喂养的认知、接受、掌握程度,母乳是否充足		2		
		环境是否符合操作要求		1		
	准备 (10分)	助产士准备:仪表端庄,着装规范,修剪指甲,清洁双手		2		
		婴儿准备:排空大小便,更换清洁尿布,臀部护理		2		
		产妇准备:取舒适体位,坐位或侧卧位		2		
		环境准备:整洁、安静,温湿度适宜,光线柔和,私密性好		2		
		物品准备:备齐用物,放置有序		2		
	实施 (55分)	核对解释 (2分)	核对母婴住院号和姓名,讲解母乳喂养的时间及准备	2		
		乳房准备 (9分)	评估乳房、乳汁分泌情况,观察乳房有无炎症	3		
			用温开水毛巾清洗乳头、乳晕后,湿热敷乳房3～5分钟	3		
			按摩乳房	3		
		哺乳体位 (4分)	协助取母亲和婴儿均感舒适的体位,如侧卧式、摇篮式、橄榄球式或交叉式等	4		
		哺乳姿势 (8分)	婴儿的头和身体呈一直线,婴儿的身体面对并贴近母亲身体	2		
			母亲抱紧婴儿,一手托儿臀,同一手臂搂儿身,使婴儿的头和颈得到支撑	2		
			母儿必须紧密相贴,婴儿的脸朝向乳房,鼻头对着乳头,下颌碰到乳房	2		
			母亲面对婴儿,保持与婴儿的目光交流,并观察婴儿吸吮情况	2		
		手托乳房的 方法(10分)	将大拇指和其余四指分开	2		
			用大拇指放在婴儿鼻子齐平的乳房上侧	2		
			食指至小指四指并拢,紧贴在乳房下的胸壁上,用食指支撑乳房基底部,尽可能将乳房支撑到自然高度	2		
			用拇指轻压乳房上部,改善乳房形态,易于婴儿含接	2		
			拇指和食指均应位于乳晕上方,不要离乳头太近	2		

续表

项目			考核内容	分值 (100分)	得分	备注
操作步骤 (80分)	实施 (55分)	婴儿正确含 接乳头的 方法(10分)	母亲用乳头碰触婴儿的嘴唇,诱发婴儿觅食反射	2		
			当婴儿把嘴张大、舌向下的瞬间托起乳头	2		
			协助婴儿大口地把乳头及大部分乳晕含入口内	2		
			母亲一手扶住乳房,防止乳房堵塞婴儿鼻孔	2		
			防止婴儿的头因过度后仰而影响吞咽	2		
		取出乳头 (2分)	哺乳结束后,用食指轻轻向下按压婴儿下颌,取出乳头,避免硬拉出造成乳头损伤	2		
		防止吐奶 (5分)	哺乳结束后,将婴儿竖着抱起,轻拍背部1~2分钟	3		
			排出胃内空气,以防吐奶	2		
		操作后处理 (5分)	协助母婴取舒适的姿势	1		
			交代注意事项	2		
			整理用物,清洁双手	1		
			记录	1		
	评价 (5分)		询问产妇感觉	2		
			观察婴儿吸吮力、吞咽声音	3		
操作质量 (7分)			操作流程正确	2		
			操作熟练	2		
			20分钟内完成操作	3		
人文关怀 (8分)			态度和蔼,语气温和	2		
			尊重产妇,重视与产妇的沟通	3		
			有爱心,耐心,注意保暖,避免过度暴露产妇和新生儿	3		

(谢梅芳)

实训七　挤奶指导

1.掌握挤奶操作的目的和注意事项。

2.掌握挤奶操作的正确手法和操作流程。

3.学会正确挤奶并能指导产妇自行挤奶。

案例情景

宋女士,28 岁,2021 年 3 月 10 日 11:09 顺产分娩一足月男婴,重 3000 g,母亲有先天性乳头凹陷。男婴出生无特殊情况,现一般情况良好,无异常发现。现产后第 3 天,产妇自觉奶胀,请指导协助该产妇挤奶用于喂哺婴儿。

一、目的

1.保持母亲正常泌乳,减轻乳房肿胀,防止乳汁淤积,保持乳腺管通畅。

2.预防产妇出现奶胀、发热、乳腺炎等并发症。

二、评估

1.评估产妇　(1)全身评估;(2)乳房情况:乳房的类型,乳汁的质和量,乳房有无红肿、硬块、肿胀,乳头有无皲裂等;(3)对用手挤奶的知识和技能的认知情况。

2.评估新生儿　出生情况、喂养情况,是否母婴分离。

三、准备

1.操作者准备　着装规范,修剪指甲,清洁双手,戴好口罩、帽子。

2.产妇准备　洗净双手。

3.环境准备　环境安静,温暖,整洁,舒适,并用屏风遮挡保护隐私。

4.物品准备　乳房模型、大口消毒容器 1 个(用于盛挤出来的奶)、清洁毛巾 1 条、脸盆 1个、温开水 1 壶。

四、步骤

1.操作准备　衣帽整洁,洗手,备齐用物,携至床旁,操作者站在产妇右侧。

2.核对解释　核对产妇住院号、姓名,向产妇解释挤奶的目的和操作步骤,以取得产妇的配合。

3.安置体位　协助产妇取舒适的体位,坐位或站位均可。

4.指导产妇彻底洗净双手,先用温热水清洁乳房,然后用热毛巾温热敷双侧乳房 3～5 分钟。

5.指导按摩乳房

(1)螺旋式按摩:一手拇指与其余四指分开,于乳房下端"C"字形托住乳房,另一手小鱼际按顺时针方向螺旋式按摩乳房,在每一个按摩点按摩数秒再移至另一按摩点,从乳房外侧以环形渐渐按摩至乳晕。

(2)用整个手掌从底部向乳头尖轻轻拍打乳房。

6.指导挤奶

(1)身体微向前倾,用手轻轻晃动乳房。

(2)将大口径、干净的盛奶容器靠近乳房,用手将乳房托起,乳头对着容器开口。

（3）操作者一手托住乳房，拇指放在上方乳晕处，食指放在下方乳晕处，距离乳头根部2～3 cm的位置，二指相对，其他手指托住乳房，围成"C"字形，注意不要以虎口整个抓住乳房（图1-5-7-1）。拇指和食指在乳晕周边不断变换位置，将所有乳汁彻底排空。

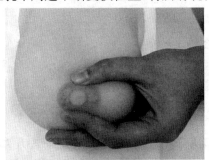

图1-5-7-1　挤奶手法

（4）拇指及食指向胸壁方向轻轻下压、挤、松，反复一压一放，手指固定不滑动。不可压得太深、太重，否则会引起乳腺管阻塞。挤压的压力应作用在拇指及食指间乳晕下方的乳窦上。若乳房较大，用手指将乳头先提挺一下，再重复上述步骤。

（5）下压后，手指向乳头方向推动，用手指的指腹在乳房上滚动，印一个指纹的感觉，将乳汁挤出来。

（5）依各个方向按照同样方法压、挤乳晕，使乳房内每一个乳窦的乳汁都被挤出。

（6）一侧乳房挤压3～5分钟，待乳汁少了，挤压另一侧乳房，如此数次，为挤出足够的乳汁，持续时间应以20～30分钟为宜。

7.记录　询问母亲感受，整理物品，洗手并做好记录。

五、注意事项

1.挤奶时，注意室内温度要适宜，注意保暖，不要过于暴露。

2.按摩时力量要适度，切忌用力过猛。

3.挤压乳晕的手指不应有滑动或摩擦式动作，不要挤压乳头。

4.选择大口容器为好，每次尽量将乳汁挤干净。

5.挤出的乳汁保存在冰箱内，于24小时内喂哺新生儿。

六、自我评价

1.是否明确挤奶前的准备工作。

2.挤奶的操作流程是否正确。

3.挤奶的手法是否正确。

4.挤奶是否有效。

5.是否注意保暖和保护产妇的隐私，减少暴露。

七、思考题

1.为挤出足够的乳汁，挤奶时间应以多长为宜？

2.挤奶的适应证是什么？

挤奶指导评分标准

班级：_____　　学号：_____　　姓名：_____　　得分：_____

项目	考核内容			分值 （100分）	得分	备注
职业素养 （5分）	着装规范，仪表端庄			2		
	报告班级、姓名、操作项目			1		
	语言清晰，态度和蔼			2		
操作步骤 （80分）	评估 （5分）	了解乳房肿胀程度、乳头情况、产妇配合程度		2		
		了解新生儿喂养情况，是否母婴分离		2		
		环境是否符合操作要求		1		
	准备 （5分）	操作者准备：衣帽整洁，修剪指甲，洗手，戴口罩		1		
		产妇准备：洗净双手		1		
		环境准备：安静，温暖，整洁，舒适，并用屏风适当遮挡		2		
		用物准备：备齐用物，放置有序		1		
	实施 （65分）	核对解释 （5分）	核对住院号、姓名，向产妇解释挤奶目的，以取得配合	5		
		嘱产妇排空膀胱后，协助产妇取舒适体位		5		
		将热毛巾敷一侧乳房3～5分钟后，一手置于乳房下托起乳房，另一手以小鱼际按顺时针方向螺旋式按摩乳房		5		
		将集奶容器靠近乳房		2		
		将拇指及食指放在乳晕上下方距乳头根部2 cm处，二指相对，其他手指托住乳房		10		
		拇指及食指向胸壁方向轻轻压、挤、松，不可压得太深、太重		5		
		压力应作用在拇指及食指间乳晕下方的乳窦上		5		
		依各个方向按照同样方法压、挤乳晕		10		
		一侧乳房挤压3～5分钟，待乳汁少了，挤压另一侧乳房，如此数次，持续时间应以20～30分钟为宜		15		
		整理物品，洗手并做好记录		3		
	评价 （5分）	询问产妇感受		5		
操作质量 （7分）	操作程序规范、熟练			2		
	流程正确，护患配合			2		
	15分钟内完成操作			3		
人文关怀 （8分）	动作轻柔，语气柔和，沟通有效			4		
	注意保暖，避免过度暴露，保护隐私			4		

（林雪琴）

实训八　乳头平坦与凹陷的护理

┃实训目标┃

　　1.掌握乳头平坦和凹陷的常规护理技术和注意事项。

　　2.学会正确护理乳房。

案例情景

　　宋女士,28 岁,于 2021 年 3 月 10 日上午 11:09 顺产分娩一足月男婴,体重 3250 g,母亲有先天性乳头凹陷。男婴出生无特殊情况,现一般情况良好,无异常发现。现产后第 2 天,请为该产妇凹陷的乳头进行护理训练,使其能正常母乳喂养。

一、目的

　　1.在孕前及产后,对平坦或凹陷的乳头进行专业的伸展牵拉护理训练,使乳头凸出,为产后能正常母乳喂养做准备。

　　2.新生儿生理需要得到满足,无哭闹。

二、评估

　　1.评估产妇　(1)全身评估;(2)乳房情况:乳房的类型,乳头平坦或凹陷的程度,乳房有无红肿、硬块、肿胀,乳头有无皲裂等;(3)乳汁的质和量。

　　2.评估产妇的心理状况,有无担忧、自卑等,对乳头平坦和凹陷常规护理知识和技能的认知情况,以及配合程度。

　　3.评估环境是否符合操作要求。

三、准备

　　1.护士准备　仪表端庄,着装整洁,剪指甲,洗手,戴口罩。

　　2.产妇及家属准备　洗净双手。

　　3.环境准备　环境安静,温暖,整洁,舒适,并用床帘或屏风遮挡保护隐私。

　　4.物品准备　乳房模型、清洁毛巾、温开水、屏风。

四、步骤

　　1.操作准备　衣帽整洁,洗手,备齐用物,携至床旁,操作者站在产妇右侧。

　　2.核对解释　核对产妇住院号、姓名,向产妇及家属解释操作的目的和操作步骤,以取得产妇的配合。

　　3.安置体位　嘱产妇彻底洗净双手后,协助产妇取舒适的体位。

　　4.用温热水清洁和湿热敷乳房。

　　5.霍夫曼乳头伸展运动

　　(1)将两拇指平行放在乳头两侧,慢慢由乳头向两侧拉开,牵拉乳晕及皮下组织,使乳头向外凸出。

　　(2)将拇指分别放在乳头上下两侧,由乳头上下纵行拉开。

　　(3)重复上述步骤多次,使乳头凸出,再用食指和拇指捏住乳头轻轻向外牵拉数次,促使长乳头形成。

　　(4)在牵拉同时用拇指或食指轻轻按摩乳头,每次 5～10 分钟,每天早、中、晚共 3 次。

　　(5)牵拉练习后,用温水洗净乳头。

6.询问产妇感受,交代注意事项,整理用物,洗手并做好记录。

五、注意事项

1.应及早发现乳头凹陷,及早进行牵拉运动,在孕前及产后进行,为产后哺乳做准备,但在怀孕后,尤其在中、晚期妊娠时有导致早产的可能,不宜进行。

2.哺乳前,先用温热毛巾敷乳房乳头 3～5 分钟。

3.新生儿饥饿时先吸扁平或内陷明显的一侧乳头,尽量不喂养其他奶制品。

4.要注意母亲的心理护理,要多鼓励母亲,向母亲提供相关知识,增加其对母乳喂养的信心。

5.对乳头凹陷较深者可用吸奶器吸引乳头,然后再用手牵拉数次,直到纠正为止。

6.对乳头完全埋于乳晕下方者,可选用医用硅胶制成、质地柔软、呈半弧形的乳头保护器,婴儿借助乳头保护器吸吮,对内陷的乳头进行负压吸引,使乳头乳晕向外牵拉。

六、自我评价

1.是否明确操作前的准备工作。

2.操作流程是否正确。

3.操作方法是否正确。

4.是否注意保护隐私。

七、思考题

1.乳头平坦和凹陷护理技术的目的是什么?

2.乳头平坦和凹陷护理技术的注意事项有哪些?

乳头平坦与凹陷的护理技术评分标准

班级：_____　学号：_____　姓名：_____　得分：_____

项目	考核内容		分值 (100分)	得分	备注
职业素养 (5分)	着装规范，仪表端庄		2		
	报告班级、姓名、操作项目		1		
	语言清晰，态度和蔼		2		
操作步骤 (80分)	评估 (10分)	评估产妇：(1) 全身评估；(2) 乳房情况：乳房的类型，乳头平坦或凹陷的程度，乳房有无红肿、硬块、肿胀，乳头有无皲裂等；(3) 乳汁的质和量	5		
		了解产妇的心理状况，有无担忧、自卑等，以及配合程度	2		
		环境是否符合操作要求	3		
	准备 (15分)	护士准备：仪表端庄，着装整洁，剪指甲，洗手，戴口罩	5		
		产妇及家属准备：洗净双手	3		
		环境准备：环境安静，温暖，整洁，舒适，并用床帘或屏风遮挡保护隐私	5		
		用物准备：备齐用物，放置有序	2		
	实施 (50分)	核对解释，嘱产妇彻底洗净双手后，协助产妇取舒适体位	3		
		协助清洁及温热敷乳房	5		
		将两拇指平行放在乳头两侧，慢慢由乳头向两侧拉开	5		
		将拇指分别放在乳头上下两侧，由乳头上下纵行拉开	5		
		重复上述步骤，使乳头凸出	5		
		用食指和拇指捏住乳头轻轻向外牵拉数次，促使长乳头形成	5		
		牵拉乳头时用拇指或食指轻轻按摩乳头	5		
		指导每次操作持续5～10分钟，每天3次	5		
		结束时再用温水洗净乳头	2		
	操作后处理 (10分)	交代注意事项	5		
		整理用物、洗手、做好记录	5		
	评价 (5分)	询问产妇感受	5		
操作质量 (7分)	操作程序规范、熟练		2		
	流程正确，护患配合		2		
	15分钟内完成操作		3		
人文关怀 (8分)	动作轻柔，语气柔和，沟通有效		4		
	注意保暖，避免过度暴露，保护隐私		4		

（林雪琴）

第六节　新生儿照护技能

实训一　新生儿 Apgar 评分

┌─ **实训目标** ───┐
1. 掌握新生儿 Apgar 评分的目的及临床意义。
2. 掌握新生儿 Apgar 评分的方法。
└──┘

案例导入

黄女士,29 岁,G_2P_1,孕前产检均正常。于 2021 年 3 月 20 日(孕 39^{+6} 周)12:35 自阴道顺产分娩一男婴,请助产士为该婴儿进行 Apgar 评分。

一、目的

通过新生儿 Apgar 评分方法了解新生儿健康状况,制定相应的护理措施。

二、评估

1. 产房环境是否安全,室内温度、光线是否适宜。

2. 新生儿辐射台是否已预热(必要时)。

三、准备

1. 助产士准备　着装规范,修剪指甲,戴口罩、手术帽,洗手,戴一次性橡胶手套。

2. 环境准备　产房按要求标准设置,环境清洁,调节室内温度 24～26 ℃,光线充足,必要时新生儿辐射台预热(根据新生儿胎龄设置预热温度),注意保暖。

3. 物品准备　新生儿模型、新生儿辐射台(必要时)、无菌大毛巾、听诊器。

四、步骤

1. 操作准备　衣帽整洁,洗手,戴一次性橡胶手套,备齐用物,必要时预热新生儿辐射台。

2. 接新生儿　双手摊开无菌大毛巾从接生者手中接过新生儿,放在妈妈胸腹部,注意不污染接生者。

3. 擦干保暖　迅速用大毛巾将其全身擦干,注意褶皱处,保暖。让新生儿头偏向一侧裸体趴在妈妈胸腹部,同时(出生后 1 分钟内)进行 Apgar 评分(表 1-6-1-1),8～10 分属正常新生儿,4～7 分轻度窒息,0～3 分重度窒息。≤7 分者应进行新生儿窒息抢救。

表 1-6-1-1　新生儿 Apgar 评分标准

体征	评分标准			评分	
	0	1	2	1分钟	5分钟
皮肤颜色	青紫或苍白	身体红,四肢青紫	全身红		
心率/(次/分)	无	<100	>100		
弹足底或插鼻反应	无反应	有些动作,如皱眉	哭,喷嚏		
肌张力	松弛	四肢略屈曲	四肢活动		
呼吸	无	慢,不规则	正常,哭声响		

8～10 为正常,4～7 分为轻度窒息,0～3 分为重度窒息。分别于生后 1 分钟、5 分钟和 10 分钟进行,如婴儿需复苏,15、20 分钟仍需评分。1 分钟评分仅是窒息诊断和分度的依据,5 分钟及 10 分钟评分有助于判断复苏效果及预后。

五、注意事项

1. 与接生者交接新生儿时,避免污染接生者。

2. 操作过程中动作轻柔,避免损伤新生儿;抱移新生儿时注意安全,避免滑脱。

3. 操作过程中注意新生儿保暖及评分时间。

六、自我评价

1. 确保新生儿安全,严格无菌操作。

2. 尊重新生儿,体现人文关怀。

3. 评分准确无误。

七、思考题

1. 新生儿 Apgar 评分的目的是什么?

2. 如何进行新生儿 Apgar 评分?

3. 新生儿 Apgar 评分标准是什么?

新生儿 Apgar 评分评分标准

班级：＿＿＿＿＿　　学号：＿＿＿＿＿　　姓名：＿＿＿＿＿　　得分：＿＿＿＿＿

项目	考核内容			分值 (100分)	得分	备注
职业素养 (5分)	着装规范,仪表端庄			2		
	报告班级、姓名、操作项目			1		
	语言清晰,态度和蔼			2		
操作步骤 (80分)	准备 (10分)	操作者准备:衣帽整洁,洗手,戴手套		3		
		环境准备:操作区域安全、宽敞、明亮,温湿度适宜		3		
		用物准备:用物备齐,放置有序		4		
	实施 (65分)	评估 (10分)	调节室内温度24~26 ℃,光线充足	5		
			必要时新生儿辐射台预热	5		
		抚触 (20分)	双手摊开无菌大毛巾从接生者手中接过新生儿,放在妈妈胸腹部,注意不污染接生者	10		
			立即用大毛巾将其全身擦干,注意褶皱处,保暖	5		
			让新生儿头偏向一侧裸体趴在妈妈胸腹部	5		
		评分 (30分)	出生后1分钟内进行 Apgar 评分,评分正确	10		
			出生后5分钟内进行 Apgar 评分,评分正确	10		
			出生后10分钟内进行 Apgar 评分,评分正确	10		
		操作后 (5分)	做好记录,整理	5		
	评价 (5分)	确保新生儿安全,严格无菌操作		5		
操作质量 (10分)	操作流程正确,动作规范			5		
	操作态度认真,动作轻柔、熟练			5		
人文关怀 (5分)	注意新生儿安全			5		

(李彩凤)

实训二   新生儿沐浴

┃实训目标┃

1. 掌握新生儿沐浴的方法和注意事项。
2. 学会判断新生儿全身皮肤是否正常。
3. 学会正确护理新生儿脐部。

案例导入

黄女士,29岁,G_2P_1,孕前产检均正常。于2021年3月20日(孕39^{+6}周)12:35自阴道顺产分娩一男婴,哭声响亮,身长52 cm,体重4050 g,Apgar评分10—10—10,羊水清,约500 mL,脐带长约50 cm,无绕颈。现新生儿出生后第2天,神清,全身皮肤红,请助产士为该新生儿进行沐浴。

一、目的

1. 通过沐浴可为新生儿清洁皮肤,清除胎脂,促进舒适,预防感染。
2. 通过沐浴可活动新生儿四肢,促进血液循环,利于新生儿生长发育。
3. 通过沐浴利于观察新生儿的全身肢体活动及皮肤情况。

二、评估

1. 了解新生儿的出生情况,评估新生儿的生命体征、进食、大小便等一般状况。
2. 评估新生儿全身肢体活动、皮肤是否正常、脐部情况。

三、准备

1. 操作者准备   着装规范,修剪指甲,清洁双手,戴好口罩、帽子,穿好橡皮围裙。
2. 新生儿准备   喂奶后1小时,或两次喂奶之间。
3. 环境准备   调节室内温度26～28 ℃,避免对流风,调节水温38～42 ℃,灯光柔和,播放轻音乐。
4. 物品准备

(1)新生儿模型、沐浴操作台、沐浴装置(车)或浴盆、无刺激性洗发沐浴液、大毛巾1条、小方巾2块、纸尿裤、干净衣服、包被。

(2)柔湿巾、抽纸巾、爽身粉、护臀霜、石蜡油、2%碘酊、75%酒精、消毒棉签、脐带卷(或一次性脐带包)等。

(3)新生儿电子秤、记录本、笔,必要时备制霉菌素甘油、2%苏打水。

四、步骤

1. 操作准备   衣帽整洁,洗手,备齐用物,携至床旁,放置妥当。
2. 核对解释   核对母儿住院号、姓名、标识牌和腕带(新生儿双腕带),向家属解释沐浴的目的和过程。
3. 铺开包被,摆好干净衣服、纸尿裤。
4. 脱衣观察   操作者站在新生儿的右侧。

(1)松解包布,脱去衣服,核对胸部标识和双手腕带信息,观察全身皮肤情况。

(2)观察新生儿头部有无血肿,口腔、耳后、颈部皮肤是否有异常。

(3)解开尿布,观察大小便情况和臀部皮肤,有大便者用湿巾清洁臀部。有大小便异常者立即报告医师。

（4）将脱下的新生儿衣服包裹臀腹部。

5.用大毛巾包裹新生儿。

6.擦洗面部 用右手手背试水温,将小方巾在水中浸湿后挤干,依次擦洗双眼(由内眦到外眦擦拭,用毛巾的一面擦拭一侧眼睛,换方巾的另一侧擦拭另一侧眼睛);然后擦洗面部,顺序是额部→鼻翼→面部→下颌,最后擦洗双耳,擦耳时由内向外。

7.洗头部 左前臂环抱起新生儿,将新生儿双下肢挟于操作者左侧腋下,左手托着新生儿头颈部,拇指和中指分别将新生儿双耳郭向前反折,堵住外耳道,防止水流入耳内。右手先用水弄湿头发,挤少许洗发液于手上揉搓均匀后涂在新生儿头部,清洗头、颈、耳后,然后用水洗掉泡沫,擦干头发。

8.洗全身 解开大毛巾,去除尿布,右手试水温,将新生儿颈部枕于操作者左侧肘部,操作者左手握住新生儿左上臂,右手握住其双足,抱起婴儿放于沐浴垫上,用小方巾沾温水洗擦全身皮肤,挤少许沐浴露于手上揉搓均匀后依次洗颈部→腋下→上肢→手→胸→腹→下肢→脚→腹股沟→会阴;左右手交接使新生儿俯卧在操作者的右前臂,右手握住新生儿的左上臂,左手同法洗新生儿后颈、背部、臀部。特别注意清洗皮肤皱褶处,观察肢体活动情况,注意全身皮肤有无异常情况。

9.洗毕,用大毛巾包裹全身,吸干水分,移去湿毛巾。

10.脐部护理 用棉签蘸75%酒精常规消毒脐部。脐部若潮湿、有分泌物时应用2%碘酊、75%酒精涂脐部进行消毒处理,必要时报告医师。

请扫码观看教学视频:

新生儿脐部护理技术

11.必要时棉签蘸鞣酸软膏擦臀部,预防红臀。

12.沐浴后处理

（1）为新生儿称体重。

（2）为新生儿垫上纸尿裤,穿好衣服,包好包布,注意核对新生儿胸部标识和双手腕带信息。

（2）抱婴儿交给家属,再次核对无误。

（3）向家属说明沐浴情况,交代注意事项。

（4）整理沐浴用物,清洗双手。

（5）记录新生儿体重、皮肤颜色及大小便情况。

五、注意事项

1.每日沐浴前应观察脐带残端是否干燥,有无分泌物,脐轮有无红肿。脐部有异常者不宜沐浴。

2.新生儿出生后体温未稳定前不宜沐浴。

3.沐浴应在喂奶后1小时进行,以防止哭闹或溢奶。

4.为每个新生儿沐浴前后操作者均应洗手,避免交叉感染。

5.动作稳重、轻快,勿滑脱,勿使水进入新生儿的眼、耳、口、鼻内。

6.注意保暖,注意观察新生儿的反应及全身皮肤有无异常,尤其注意腋下、腹股沟、颈下皱褶处情况,观察口腔是否正常。

7.注意室温和水温,以免着凉及皮肤烫伤。

8.胎脂厚或结痂者不宜强行洗去,可涂润肤油后次日再洗。

9.洗面部时禁用肥皂水或沐浴液。颈下扑爽身粉时要用手掌遮盖婴儿口鼻,防止粉末吸入呼吸道;女婴腹股沟扑爽身粉时,用手掌遮盖外阴防止粉末进入阴道。

10.在沐浴室沐浴时认真做好查对制度,预防抱错婴儿。

11.新生儿眼睛发红、肿胀、分泌物多时应报告医生,必要时作涂片检测淋菌。

12.新生儿口腔黏膜娇嫩,不宜擦洗,以免造成损伤引起感染,如有白色念珠菌感染,于新生儿哺乳后4小时涂制霉菌素甘油。

13.预防交叉感染,做到一婴一巾一沐浴塑料袋或一盆。

六、自我评价

1.是否明确沐浴前的准备工作。

2.沐浴的操作流程是否正确。

3.沐浴操作的手法是否让新生儿有安全感。

4.脐带护理的方法是否正确。

5.是否注意保暖,减少暴露。

6.是否通过语言和非语言方式与新生儿进行情感交流。

七、思考题

1.沐浴的室温与水温分别是多少?

2.新生儿喂奶后1小时进行沐浴的原因是什么?

3.新生儿沐浴后应该如何护理脐带?

新生儿沐浴评分标准

班级：_____　学号：_____　姓名：_____　得分：_____

项目	考核内容			分值 (100分)	得分	备注
职业素养 (5分)	着装规范，仪表端庄			2		
	报告班级、姓名、操作项目			1		
	语言清晰，态度和蔼			2		
操作步骤 (80分)	评估 (5分)	了解新生儿出生情况以及生命体征		2		
		了解新生儿全身肢体活动及皮肤是否正常、脐带情况		2		
		环境是否符合操作要求		1		
	准备 (5分)	助产士准备：着装规范，修剪指甲，清洁双手，戴好口罩、帽子，穿好橡皮围裙		1		
		新生儿准备：进食后1小时或两次喂奶之间		1		
		环境准备：安静，调节室内温度，调节水温，灯光柔和		2		
		用物准备：备齐用物，放置有序		1		
	实施 (65分)	核对解释 (5分)	与家属核对标识和腕带，向家属解释沐浴的目的和过程	5		
		铺开包被，摆好干净衣服、纸尿裤		5		
		操作者站在新生儿的右侧，脱衣观察，解开尿布，清洁臀部		5		
		用脱下的衣服包裹新生儿		2		
		擦洗面部		5		
		洗头部		5		
		洗全身		8		
		洗毕，用大毛巾包裹全身，吸干水分，皮肤皱褶处涂爽身粉		5		
		脐部护理		5		
		沐浴后处理 (15分)	为新生儿称体重，垫上纸尿裤，穿好衣服，包好包布，注意核对新生儿胸部标识和双手腕带信息	5		
			抱婴儿给家属，再次核对无误	3		
			向家属说明沐浴情况，交代注意事项	2		
			整理沐浴用物，清洗双手	2		
			记录新生儿体重、皮肤颜色及大小便情况	3		
		沐浴注意事项		5		
	评价 (5分)	观察新生儿的反应		3		
		征求母亲意见		2		
操作质量 (7分)	操作程序规范、熟练，流程正确			2		
	安全防护到位，新生儿全身清洁无损伤，家属满意			2		
	15分钟内完成操作			3		
人文关怀 (8分)	动作轻巧，语气柔和			2		
	尊重新生儿，通过语言和非语言方式与新生儿进行情感交流			3		
	注意保暖，避免过度暴露，保护隐私			3		

（林雪琴）

实训三　新生儿抚触

> **┃实训目标┃**
> 1. 掌握新生儿抚触的方法和注意事项。
> 2. 学会为新生儿更换体位。
> 3. 学会为新生儿更换纸尿裤、穿脱衣服。

案例导入

黄女士,29岁,G_2P_1,孕前产检均正常。于2021年3月20日(孕39^{+6}周)12:35自阴道顺产分娩一男婴,哭声响亮,身长52 cm,体重4050 g,Apgar评分10—10—10,羊水清,约500 mL,脐带长约50 cm,无绕颈。现新生儿出生后第2天,神清,全身皮肤红,请助产士为该新生儿进行抚触。

一、目的

1. 通过抚触能促进新生儿的血液循环和新陈代谢,增强机体的免疫力,提高应激能力。

2. 通过抚触能改善新生儿呼吸系统、循环系统、消化系统的功能,有利于生长发育。

3. 通过抚触能使新生儿情绪稳定,改善睡眠,并促进母子间情感交流,有助于母性的唤起。

二、评估

1. 了解新生儿出生情况和生命体征。

2. 了解新生儿进食、大小便状况、全身皮肤的完整性、健康状况。

3. 家长的合作程度。

三、准备

1. **操作者准备**　着装规范,取下手表、戒指等饰物,修剪指甲,清洁并温暖双手。

2. **新生儿准备**　出生1日后、午睡后、在两次喂奶之间、洗澡后。

3. **环境准备**　清洁、温馨,灯光柔和,调节室内温度26～28 ℃,避免对流风,播放一些舒缓的音乐作背景。

4. **物品准备**　抚触桌、棉垫、浴巾、新生儿模型、纸尿裤、更换的衣物、包布、婴儿润肤油和柔湿巾、抽纸巾、2％碘酊、75％酒精、棉签、高度适宜的椅子。

四、步骤

1. **操作准备**　衣帽整洁,洗手,备齐用物,将新生儿抱入抚触室,放置于抚触台上。操作者位于新生儿足端面向新生儿。

2. **核对解释**　核对新生儿住院号、姓名、标识牌和双手腕带信息,向家属解释抚触的目的和过程。

3. **脱衣观察**

(1) 松解包布,脱去衣服,观察全身皮肤情况。

(2) 观察新生儿头部有无血肿、口腔、耳后、颈部皮肤是否有异常。

(3) 解开尿布,观察大小便性状和臀部皮肤,有大小便异常者立即报告医师,必要时清洁臀部。

(4) 将新生儿放在干净的浴巾上,注意保暖。

4.抚触体位　一般是先仰卧后俯卧。

5.抚触顺序　头面部→胸部→腹部→上肢→下肢→背部→臀部。每一个动作重复做4～6次。操作者在手掌中倒适量婴儿润肤油,将手搓热,倒油时注意避开婴儿。

(1) 头面部抚触(图1-6-3-1):① 前额:操作者两手拇指指腹从新生儿前额眉心沿眉骨向两侧推压;② 下颌:两手拇指从下颌部中央(避开下唇)向两侧耳垂方向往外推压,画出一个微笑的形状;③ 头部:用一手托住婴儿的头部,另一手五指并拢,从婴儿一侧发际向上、向后到耳后乳突处画一个半圆,并慢慢缩小半圆范围,用同样的方法抚触婴儿另一侧头部。

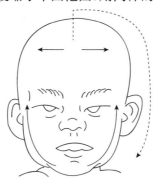

图1-6-3-1　新生儿头部抚触

(2) 胸部抚触(图1-6-3-2):双手放在新生儿的两侧外下肋缘,先是右手中指和无名指由新生儿的左侧肋缘向对侧上方滑向其右肩部,复原,然后左手同法由右侧肋缘滑向新生儿的左肩部,复原。在胸部画成一个大的交叉,循环数次。抚触时应避开乳头。

(3) 腹部抚触(图1-6-3-3):以脐部为中心,两手依次从新生儿的右下腹向上腹再向左下腹移动(呈顺时针方向画半圆),即从升结肠→横结肠→降结肠,两手交叉进行,注意避开脐部和膀胱区,目的是把排泄物推向结肠。可做"I LOVE YOU"亲情体验:右手从婴儿腹部的左上侧滑向左下腹(似"I"形),然后从婴儿腹部的右上侧水平滑向左上腹,再滑向左下腹(似倒"L"形),最后从婴儿腹部的右下侧以顺时针方向滑向左下腹(似倒"U"形),边操作边对婴儿说"I LOVE YOU",进行情感交流。

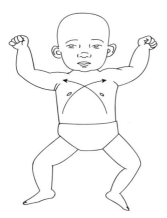

图1-6-3-2　新生儿胸部抚触

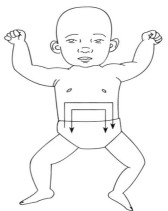

图1-6-3-3　新生儿腹部抚触

(4) 上肢的抚触(图1-6-3-4):① 手臂:用一只手先捏住婴儿的一只胳膊,从上臂到手腕从外向内轻轻挤捏,另一只手从上臂到手腕从内向外轻轻挤捏,两手交替进行。双手夹住小手臂,上下搓滚。用同样手法抚触宝宝的另一只手。② 手掌:用双手拇指以倒"八"字形从宝宝手掌心至手指方向推压。③ 手指：用拇指、食指、中指轻拔拈宝宝的每个手指。④ 手背：用双手轻轻抚摸宝宝的手背，用同样的手法抚触宝宝的另一只手。这个动作可以增强手臂和手的灵活反应，增加运动协调功能。

(5) 下肢的抚触（图1-6-3-5）：方法同手臂，从婴儿的大腿开始轻轻挤捏至膝、小腿，然后按摩脚踝、小脚及脚趾。这个动作可增强腿和脚的灵活反应，增加运动协调功能。

(6) 背部抚触（图1-6-3-6）：将新生儿俯卧在床上，双手置于头部两侧，注意将其头偏向一侧，使其呼吸顺畅。操作者双手平放婴儿背部，以脊椎为中分线，用双手指尖轻轻从脊柱向两侧按摩，由上至下。最后一手五指并拢从枕后部、中指沿脊柱向下拉至臀裂处，两手交替进行。

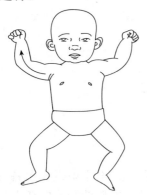 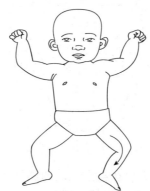 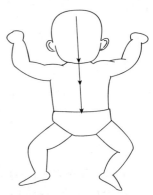

图1-6-3-4　新生儿上肢抚触　　　　图1-6-3-5　新生儿下肢抚触　　　　图1-6-3-6　新生儿背部抚触

(7) 臀部抚触：用双手轻轻揉搓小屁股。

6. 脐部护理　用棉签蘸75%酒精常规消毒脐部。脐部若潮湿、有分泌物时应用2%碘酊、75%酒精涂脐部进行消毒处理，必要时报告医师。

7. 抚触后处理

(1) 为新生儿垫上纸尿裤，穿好衣服，包好包布，注意核对新生儿胸部标识和手腕带信息。

(2) 再次核对无误后交给家属。

(3) 向家属说明抚触情况，交代注意事项。

(4) 整理用物，疑是感染者的用物如浴巾、衣物用后装入黄色垃圾袋内送洗，清洗双手。

五、注意事项

1. 窒息抢救、观察期新生儿、颅内出血、皮下出血等有特殊情况的新生儿暂停抚触。

2. 进行抚触按摩时，应避开新生儿疲劳、饥饿、太饱或烦躁时，最好在沐浴后进行，应确保抚触中不受外界干扰。

3. 动作轻巧连贯，抚触手法要轻，然后逐渐加力，让婴儿慢慢适应，以婴儿舒适为宜。不要强迫婴儿保持固定姿势，抚触过程注意观察婴儿面色并注意保暖。

4. 每个抚触动作可重复做4～6次，抚触时间从5分钟开始，以后逐渐延长到15～20分钟，每日1～3次。抚触过程中观察新生儿的反应，如果哭闹、饥饿，应暂停或减少抚触时间。抚触过程要注意用温柔的语气跟婴儿交流。

5. 胸部抚触时避开双侧乳头，腹部抚触时避开脐部和膀胱，四肢抚触时，如果新生儿四肢弯曲，不要强迫其伸直，以免关节脱位。

6.新生儿的脐痂未脱落时,腹部不要进行按摩,等脐痂脱落后再按摩。

7.抚触过程应保持手的润滑,婴儿润肤油不能接触新生儿的眼睛及嘴巴,也不能直接倒在新生儿的身上,应倒在手中稍加揉搓后进行抚触。

六、自我评价

1.是否明确抚触前的准备工作。

2.抚触的操作流程是否正确。

3.抚触的方法是否正确。

4.是否注意保暖。

5.是否心情愉悦,满怀爱意地去抚触新生儿。

6.是否通过语言和非语言方式与新生儿进行情感交流。

七、思考题

1.新生儿抚触的目的是什么?

2.新生儿抚触应选择什么时机?

3.新生儿抚触的注意事项有哪些?

新生儿抚触评分标准

班级：_____ 学号：_____ 姓名：_____ 得分：_____

项目	考核内容			分值(100分)	得分	备注
职业素养(5分)	着装规范,仪表端庄			2		
	报告班级、姓名、操作项目			1		
	语言清晰,态度和蔼			2		
操作步骤(80分)	评估(5分)	了解新生儿出生情况以及生命体征		2		
		了解新生儿进食、皮肤的完整性、健康情况		2		
		环境是否符合操作要求,家长的合作程度		1		
	准备(5分)	助产士准备:衣帽整洁,取下手表、戒指等饰物,修剪指甲,洗手		1		
		新生儿准备:出生1日后,在两次喂奶之间,安静状态		1		
		环境准备:安静、温馨,调节室内温度26～28℃,播放舒缓音乐		2		
		用物准备:备齐用物,放置有序		1		
	实施(65分)	核对解释	新生儿抱入抚触室,放置于抚触台上,核对胸牌和腕带,解释抚触的目的和过程	2		
		解开新生儿的衣物,观察全身情况,解开尿布,观察大小便性状和臀部皮肤,必要时清洁臀部。将新生儿放在干净的浴巾上,注意保暖		3		
		安置体位:先仰卧后俯卧		5		
		抚触者位于新生儿的足底部,面向新生儿		5		
		头面部抚触		5		
		胸部抚触		5		
		腹部抚触		5		
		上肢抚触		5		
		下肢抚触		5		
		背部抚触		3		
		臀部抚触		1		
		脐部护理		1		
		为新生儿垫上纸尿裤,穿好衣服,包好包布		5		
		操作后处理(15分)	核对新生儿胸部标识和手腕带信息	5		
			再次核对无误后交给家属	5		
			向家属说明抚触情况,交代注意事项	3		
			整理用物,疑是感染者的用物如浴巾、衣物用后装入黄色垃圾袋内送洗,清洗双手	2		
	评价(5分)	观察新生儿的反应		3		
		征求母亲意见		2		
操作质量(7分)	操作熟练,流程正确,动作轻柔规范			2		
	新生儿安全舒适,家属满意,能掌握基本要领			2		
	总的抚触时间为15～20分钟			3		
人文关怀(8分)	动作连贯,语气柔和,一旦婴儿哭得厉害应停止抚触			2		
	抚触动作不宜太轻或太重,尊重婴儿,通过语言和非语言方式与新生儿进行情感交流			3		
	不要强迫婴儿保持固定姿势,抚触过程注意观察婴儿面色并注意保暖			3		

（林雪琴）

实训四　新生儿预防接种

▎实训目标▎

1.掌握新生儿预防接种的目的和意义。

2.掌握新生儿预防接种的适应证和禁忌证。

3.掌握新生儿预防接种的护理操作。

案例导入

足月新生儿,于2020年12月10日7:00出生,Apgar评分9—10—10,体温36.5 ℃,体重3200 g,大便1次,小便1次。2020年12月10日10:00,神清,体温36.8 ℃,大便3次,小便2次。胆红素测定:额1.0 mg/dL,胸0.8 mg/dL,腹1.2 mg/dL。请助产士为该新生儿进行新生儿预防接种。

一、目的

1.通过接种疫苗使新生儿获得相应传染病的免疫力,是传染病免疫预防的具体实施。

2.通过给新生儿注射卡介苗,预防结核杆菌感染引起的结核病。

3.通过给新生儿注射乙型肝炎疫苗和乙型肝炎免疫球蛋白,阻断HBsAg阳性母亲的母婴传播。

二、评估

1.详细询问新生儿出生情况,评估新生儿的一般状况、体温、生命体征等。

2.新生儿注射部位的皮肤状况,有无炎症、损伤、瘢痕、硬结、皮肤病等。

3.备物环境按无菌操作要求,注射环境整洁安静,光线适宜。

三、准备

1.护士准备　着装整齐,戴口罩,修剪指甲,洗手。

2.新生儿准备　新生儿家属了解预防接种的目的、过程和注意事项,并了解如何配合操作。

3.环境准备　整洁、安静,温度、湿度、光线适宜,符合无菌要求。

4.物品准备　注射模型,注射盘,无菌持物镊罐,无菌纱布,无菌棉签,75%酒精,砂轮,弯盘,免洗手消毒液,开瓶器,1 mL注射器,药液(如结核菌素、乙型肝炎疫苗、乙型肝炎免疫球蛋白),注射本。

四、步骤

1.操作准备　着装整齐,戴口罩,洗手,熟悉接种药物的用法及药理作用。备齐用物,嘱家属将新生儿抱至注射室。

2.核对解释　询问家属母亲的住院号、姓名,并核对新生儿双腕标上的母亲住院号、姓名、出生时间,向家属简要解释操作目的和步骤,取得家属的配合。

3.查看验证

(1)查对儿童预防接种证,核实要接种的疫苗种类。

(2)查看新生儿健康状况,排除接种禁忌证。

(3)检查疫苗名称、规格、剂量、批号、有效期及生产单位,并做好登记。

(4)查看疫苗包装、生产日期、有效期;检查安瓿有无破裂;疫苗是否浑浊污染;冻干疫苗有无菌苗溶解等现象;一次性注射器外包装有无漏气,查看生产日期和有效期。

（5）在接种疫苗前请监护人验证接种的疫苗种类、有效期、接种部位、接种途径等，抽好药液备用。

4.将新生儿安放在婴儿注射床上，暴露新生儿注射部位，如为上臂三角肌则暴露上臂至肩部，嘱家属一手环抱新生儿，一手握住新生儿同侧肘关节。

附1：卡介苗的接种（皮内注射法）

1.接种时间　出生24小时后。

2.选择注射部位　左上臂三角肌下端外缘。

3.用75%酒精消毒接种部位皮肤，直径＞5 cm，待干，再次查对已抽好药液的针筒并排尽空气。

4.一手绷紧局部皮肤，一手平持注射器，针头斜面向上，与皮肤成5°刺入皮内。待针头斜面完全进入皮内后，放平注射器，固定针栓，注入药液0.1 mL，使局部隆起呈半球状直径约2～3毫米的皮丘。注射完毕，迅速拔出针头。用棉签轻压注射部位，勿按摩注射部位。

5.再次查对，安置新生儿。观察新生儿30分钟，看有无接种反应。

6.清理用物，洗手并记录。

7.健康教育　新生儿出生后未能接种卡介苗者，可在3个月内补种。向其父母详细说明接种卡介苗的作用与接种后的反应，出现异常及时就诊。

（1）接种后正常反应：卡介苗接种后2～3周，局部出现红肿硬结，继之中间出现脓疱或溃疡，约2～3个月，待脓痂脱落后留下一永久性圆形疤痕。

（2）接种后异常反应：卡介苗接种后局部出现红肿、脓疱、严重溃疡，腋下淋巴结肿大，甚至形成脓肿，应进一步检查。

请扫码观看教学视频：

新生儿卡介苗接种

附2：乙肝疫苗的接种（肌内注射法）

1.主动免疫　HBsAg阴性母亲所生的新生儿，于出生后24小时内、1个月、6个月各接种一次疫苗。

2.联合免疫　HBsAg阳性母亲所生的新生儿，应在出生时采用特异性高效价免疫球蛋白HBIG（乙型肝炎免疫球蛋白）和乙型肝炎疫苗联合免疫，然后1个月和6个月时再分别接种一次乙肝疫苗。

3.接种时间　出生后尽早接种（尽量在24小时内）。

4.选择注射部位　右上臂三角肌中部或大腿前部外侧肌肉。

5.用75%酒精消毒接种部位皮肤，直径＞5 cm，待干，再次查对已抽好药液的针筒并排尽空气。

6.一手绷紧局部皮肤，一手持注射器，食指固定针栓，针头斜面向上，与皮肤成45°～60°，快速将针梗的1/2～2/3刺入三角肌内。松开绷皮肤的手，抽动活塞，如无回血，缓慢推注药液。

7.注射完毕，用干棉签轻压针刺处，快速拔针后按压片刻至不出血为止。

8.再次查对，安置新生儿。观察新生儿30分钟，看有无接种反应。

9. 清理用物,洗手并记录。

10. 健康教育

(1) 交代注射后的注意事项及可能出现的反应,如出现异常及时就诊。交代第 2 次、第 3 次接种时间和接种地点。

(2) 乙肝疫苗接种后一般没有反应,个别有局部轻度红肿、疼痛症状,很快会消退。

(3) 新生儿在其出生 12 小时内注射 HBIG 和乙型肝炎疫苗后,可接受 HBsAg 阳性母亲哺乳。

(4) 在周岁时复查免疫情况,免疫成功者,3～5 年加强,失败者应重复基础免疫。

请扫码观看教学视频:

新生儿乙肝疫苗接种

五、注意事项

1. 严格执行查对制度和无菌操作原则,严格遵守消毒隔离原则。

2. 严格遵守无菌操作规程,接种用具须一人一针一筒,用毕后先消毒后清洁处理。

3. 同时接种 2 种疫苗时,不可在同侧手臂接种。卡介苗一般接种在左侧上臂。

4. 注射部位、剂量、操作方法等应做到准确无误。

5. 早产儿或低体重儿,体温在 37.5 ℃以上的新生儿,以及有其他疾病者暂缓接种,对疑有先天性免疫缺陷的新生儿绝对禁忌接种疫苗。

6. 卡介苗应保存在阴凉处(2～8 ℃),接种前需先振荡菌苗使之均匀,安瓿打开应在半小时内用完,不可在阳光直射下接种,否则影响效果。

7. 卡介苗接种时忌用碘酊消毒,以免影响对局部反应的观察。

8. 卡介苗接种时注意进针的角度和深度,以针头斜面全部进入皮内即可,严禁皮下注射或肌内注射,防止引起经久不愈的深部寒性脓肿。

9. 卡介苗接种拔针后切勿按揉皮丘或揉擦局部以免引起菌苗漏出。

10. 卡介苗为低度毒性活结核杆菌,多余的菌苗应焚烧之,不可乱丢。

11. 卡介苗接种者如在 3 个月以上,接种前应先做结核菌素试验(1∶2000),阴性才能接种,只接种一次。

六、自我评价

1. 是否掌握新生儿预防接种的目的和注意事项。

2. 是否掌握新生儿预防接种的适应证和禁忌证。

3. 是否准确掌握新生儿预防接种的注射部位、剂量、操作方法。

4. 新生儿预防接种的操作程序是否正确。

5. 是否注意无菌操作,操作动作是否规范、熟练。

6. 操作后是否做好健康教育。

七、思考题

1. 新生儿疑有脐部感染,医嘱口服抗生素,这时可以进行预防接种吗?

2. 为了减轻注射局部的疼痛,利于药液的吸收,肌内注射还有其他技巧吗?

3. 卡介苗接种时如果进针角度过大会导致什么严重的后果?

新生儿预防接种评分标准

班级：_____　　学号：_____　　姓名：_____　　得分：_____

项目	考核内容			分值 （100分）	得分	备注
职业素养 （5分）	报告班级、姓名、操作项目			1		
	着装整洁，仪表端庄			2		
	举止沉着，语言表达清晰			2		
操作步骤 （80分）	评估 （3分）	环境是否符合操作要求		1		
		新生儿出生情况、身体状况及注射部位的皮肤情况		2		
	准备 （5分）	助产士准备：衣帽整洁，洗手，戴口罩		1		
		环境准备：备物环境符合无菌要求，注射环境温度、光线适宜		2		
		用物准备：备齐用物，放置有序		2		
	实施 （70分）	核对解释 （2分）	核对住院号、姓名（至少两种身份识别方法、双腕标）	1		
			向新生儿父母简要解释预防接种的目的和意义，取得父母配合	1		
		查看验证 （10分）	查对儿童预防接种证，核实要接种的疫苗种类	2		
			查看新生儿健康状况，排除接种禁忌证	2		
			检查疫苗名称、规格、剂量、批号、有效期及生产单位，并做好登记	2		
			查看疫苗包装、生产日期、有效期；检查安瓿有无破裂；疫苗是否浑浊污染；冻干疫苗有无菌苗溶解等现象；一次性注射器外包装有无漏气，查看生产日期和有效期	2		
			在接种疫苗前请监护人验证接种的疫苗种类、有效期、接种部位、接种途径等，抽好药液备用	2		
		新生儿体位 （3分）	体位安置方法正确	3		
		卡介苗接种 （25分）	注射时间	5		注射方法错误本项不得分
			注射部位	5		
			再次查对	5		
			注射操作	5		
			健康教育	5		
		乙肝疫苗接种 （20分）	主动免疫	4		注射方法错误本项不得分
			联合免疫	4		
			注射部位	4		
			注射操作	4		
			健康教育	4		

续表

项目			考核内容	分值 (100分)	得分	备注
操作步骤 (80分)	实施 (70分)	注意事项 (6分)	预防接种的注意事项	2		
			卡介苗接种的注意事项	4		
		操作后处理 (4分)	向新生儿父母说明接种情况,交代注意事项	3		
			整理用物,清洗双手,做好相关记录	1		
	评价 (2分)	婴儿反应情况		1		
		注射部位情况		1		
操作质量 (7分)	操作态度严肃认真,动作轻柔			2		
	操作程序正确			2		
	15分钟内完成操作			3		
人文关怀 (8分)	态度和蔼,语气温和			4		
	关心爱护新生儿			4		

(李彩凤)

实训五   新生儿足底血采集

▎实训目标▎

1.掌握新生儿足底血采集的目的和时机。

2.掌握新生儿足底血采集的方法和注意事项。

案例导入

新生儿,男,出生后第3天,胎龄39周,剖宫产,出生体重3650 g,出生后Apgar评分为9—10—10分。请为该新生儿做足底血采集进行新生儿筛查。

一、目的

通过采集新生儿足底血进行新生儿疾病筛查,做到早期发现、早期确诊、早期治疗新生儿疾病。新生儿疾病主要是红细胞葡萄糖-6-磷酸脱氢酶(G6PD)缺乏症、苯丙酮尿症和先天性甲状腺功能减低症。这些疾病是严重影响新生儿体格、智力发育的先天性、遗传性疾病,应尽早诊断,及早合理治疗。

二、评估

1.产妇评估   对新生儿疾病筛查的认识和心理反应。

2.新生儿评估   出生日数、进食次数、体重、一般情况(病重、输血制品、换血者暂时不做)。

3.环境评估   安静整洁,温暖舒适。

三、准备

1.助产士准备   着装规范整洁,洗手,戴口罩。

2.物品准备   治疗盘、一次性采血针、75%酒精、棉签、采血卡及支架、一次性橡胶无菌手套、锐器盒。

3.新生儿准备   出生72小时后,7天之内,并充分哺乳(6次以上)。

四、步骤

1.操作准备   着装整齐,洗手,戴口罩,备齐用物,嘱家属将新生儿抱至注射室。

2.核对解释   询问家属母亲的住院号、姓名并核对新生儿双腕标上的母亲住院号、姓名、出生时间,向家属简要解释操作目的和步骤,取得家属的配合。

3.填写采血卡   认真填写采血卡,做到字迹清晰,登记完整。卡片内容包括采血单位、母亲姓名、住院号、居住地址、联系电话、新生儿性别、胎龄、出生体重、出生日期及采血日期等,核对采血卡与登记本。

4.助产士洗手后戴上一次性无菌手套,按摩或热敷新生儿足跟,用75%酒精消毒足跟内或外侧缘皮肤,直径>3 cm,待干。

5.左手轻轻握住新生儿的脚,将采血部位皮肤绷紧,右手持一次性采血针在足跟采血部位穿刺,深度<3 mm,让血液自然流出,用无菌干棉签拭去第一滴血,从第二滴血开始取样。

6.在穿刺部位周围轻微挤压、放松,再挤压、放松,待血滴足够大时,将滤纸片正面轻微接触血滴,勿触及足跟皮肤,使血自然吸入并渗透至滤纸背面,确保滤纸正反两面血斑渗透均匀。连续采集3个血斑,每个血斑直径>8 mm,不可在同一部位的血斑上重复滴入血液。完成之后将新生儿足部抬高并用干棉签轻压采血部位止血,按压5~10分钟直至不再流血,勿揉,交代家属 24 小时内不要洗澡。

7.将血片悬空平置,自然晾干至深褐色,避免阳光及紫外线照射、烘烤,避免挥发性化学物质等污染。将检查合格的滤纸干血片置于塑料袋内,保存在 2～8 ℃的冰箱中,在规定时间内将滤纸干血片递送至新生儿疾病筛查实验室检测机构。

8.操作后处理　整理用物,洗手,做好记录,向家属交代注意事项。

五、注意事项

1.采血针必须一人一针。

2.正常采血时间为新生儿出生 72 小时之后,7 日之内,并充分哺乳。对于各种原因(早产儿、低体重儿、正在治疗疾病的新生儿、提前出院者等)的新生儿,采血时间一般不超过出生后 20 日。

3.合格滤纸干血片应当符合以下条件:至少 3 个血斑,血滴自然渗透;每个血斑直径 >8 mm,滤纸正反面血斑渗透一致;血斑无污染;血斑无渗血环。

4.滤纸干血片应在采集后 5 个工作日内递送,3 天内必须到达筛查检测机构。

六、自我评价

1.操作是否熟练,手法是否正确。

2.采血部位是否正确。

3.新生儿是否痛苦小。

4.治疗性沟通有效,家长是否感到安全和满意。

5.采血卡片及登记册是否登记完整。

七、思考题

1.新生儿足底血采集的最佳时机是什么?

2.如何评价采集的血斑质量?

新生儿足底血采集评分标准

班级：_____   学号：_____   姓名：_____   得分：_____

项目	考核内容		分值(100分)	得分	备注
职业素养(5分)		报告班级、姓名、操作项目	2		
		着装整洁，仪表端庄	1		
		语言表达清晰	2		
操作步骤(80分)	评估(5分)	新生儿的出生日数、进食次数、体重、一般情况(病重、输血制品、换血暂时不做)	3		
		对新生儿疾病筛查的认识和心理反应	2		
	准备(10分)	助产士准备：衣帽整洁，洗手，戴口罩	2		
		用物准备：治疗盘、一次性采血针、75%酒精、棉签、采血卡及支架、一次性橡胶无菌手套、锐器盒	4		
		新生儿准备：出生72小时后，7天之内，并充分哺乳(6次以上)	4		
	实施(60分)	操作准备：着装整齐，洗手，戴口罩，备齐用物，嘱家属将新生儿抱至注射室	2		
		核对解释：询问家属母亲的住院号、姓名并核对新生儿双腕标上的母亲住院号、姓名、出生时间，向家属简要解释操作目的和步骤，取得家属的配合	3		
		填写采血卡：认真填写采血卡，做到字迹清晰，登记完整。卡片内容包括采血单位、母亲姓名、住院号、居住地址、联系电话、新生儿性别、胎龄、出生体重、出生日期及采血日期等，核对采血卡与登记本	10		
		助产士洗手后戴上一次性无菌手套，按摩或热敷新生儿足跟，用75%酒精消毒足跟内或外侧缘皮肤，直径>3 cm，待干	5		
		左手轻轻握住新生儿的脚，将采血部位皮肤绷紧，右手持一次性采血针在足跟采血部位穿刺，深度<3 mm，让血液自然流出，用无菌干棉签拭去第一滴血，从第二滴血开始取样	10		
		滤纸片正面轻触血滴，确保滤纸正反面血斑渗透均匀	5		
		采集3个血斑，每个血斑直径>8 mm	5		
		将新生儿足部抬高并用干棉签轻压采血部位止血，按压5～10分钟直至不再流血，勿揉，交代家属24小时内不要洗澡	5		
		血片悬空平置，自然晾干至深褐色	5		
		将滤纸干血片装于塑料袋内，2～8 ℃冰箱保存，规定时间内递送至相应检测机构	5		
		操作后处理：整理用物，洗手，做好记录，向家属交代注意事项	5		
	评价(5分)	新生儿痛苦小	2		
		采集的血片质量合格	3		
操作质量(7分)		操作方法及流程正确	2		
		采血卡片及登记册记录完整	3		
		15分钟内完成操作	2		
人文关怀(8分)		态度和蔼，与家长沟通有效	4		
		动作轻柔，关心爱护新生儿	4		

(李真真)

实训六　新生儿听力筛查

┃实训目标┃

1. 掌握新生儿听力筛查的目的。
2. 掌握新生儿听力筛查的方法。
3. 了解新生儿听力筛查初筛未通过的处理方法。

案例导入

新生儿,女,出生后第 2 天,胎龄 38^{+5} 周,阴道顺产,体重 3600 g,出生后 Apgar 评分为 9—10—10 分。请为该新生儿进行听力筛查。

一、目的

使用客观生理学方法和主观测试方法,对所有活产出生的新生儿进行听力筛查,尽早发现有听力障碍的新生儿,在其语言发育的关键年龄段之前实施适当的干预,使其语言发育不受损害。

新生儿听力筛查是通过耳声发射、自动听力脑反应和声阻抗等电生理学技术,在新生儿出生后自然睡眠或安静状态下进行的客观、快速和无创的检查。

二、评估

1. 产妇评估　对新生儿听力筛查的认识和心理反应。
2. 新生儿评估　出生天数、体重、一般情况。
3. 环境评估　安静整洁,温暖舒适。

三、准备

1. 助产士准备　经过听力筛查技能培训,着装整齐,洗手,戴口罩。
2. 物品准备　听力筛查设备及计算机、新生儿资料登记表、测试报告单、听力筛查复查通知书、听力筛查补查通知书、筛查知情同意书、筛查数据统计表。
3. 新生儿准备　出生后 24～48 小时进行,新生儿处于自然睡眠状态或尿布干爽、哺乳后的安静状态。
4. 环境准备　相对安静的专用房间,噪声小,远离电梯或干扰设备,背景噪声≤45 dB(A)。

四、步骤

1. 操作准备　着装整齐,洗手,戴口罩,备齐用物,嘱家属将新生儿抱至听力筛查室。
2. 核对解释　询问家属母亲的住院号、姓名并核对新生儿双腕标上的母亲住院号、姓名、出生时间,向家属简要解释操作目的和步骤,取得家属的配合。
3. 安置体位　助产士温暖双手,新生儿取仰卧位头偏向一侧,检查侧耳朵朝上,也可以由家长抱在怀里进行测试。
4. 检查并清洁新生儿外耳道,以消除耳道积液造成传音障碍的因素,降低假阳性率。
5. 根据耳道大小选择型号合适的耳塞。
6. 放置耳塞　轻轻将耳郭向下再向后方牵拉,使耳道变直,将探头紧密置于外耳道外 1/3 处,其尖端小孔要正对鼓膜,勿使可置换的弹性部分遮盖麦克风和扬声器。
7. 两耳分别进行测试。仪器自行显示测试结果,如未通过,需重复 2～3 次测试。
8. 筛查结果记录　结果应使用"通过"(pass)或"未通过"(refer),不能使用"正常"或"不正常"。

9.操作后处理　整理用物归位,洗手,记录,向家属说明检查结果并交代注意事项。

五、注意事项

1.筛查通过仅意味着此次筛查未发现异常,还有出现迟发型听力损害的可能,需要跟新生儿家长有效沟通。

2.初筛未通过者42天内进行复筛,仍未通过者转听力检测中心。告知有高危因素的新生儿家长,即使通过筛查仍应注意观察听力变化,3年内每6个月随访一次。

3.筛查人员操作中应注意预防交叉感染。

六、自我评价

1.操作是否熟练,手法是否正确。

2.新生儿是否痛苦小。

3.是否能正确判断筛查结果。

4.治疗性沟通有效,家长是否感到安全和满意。

七、思考题

1.新生儿听力筛查时的体位是什么?

2.新生儿听力筛查初筛未通过应如何处理?

新生儿听力筛查评分标准

班级：_____　学号：_____　姓名：_____　得分：_____

项目		考核内容	分值 (100分)	得分	备注
职业素养 (5分)		报告班级、姓名、操作项目	2		
		着装整洁，仪表端庄	1		
		语言表达清晰	2		
操作步骤 (80分)	评估 (5分)	新生儿出生日数、体重、一般情况等	3		
		家长对新生儿听力筛查的认识和心理反应	2		
	准备 (10分)	助产士准备：经过听力筛查技能培训，衣帽整洁，洗手，戴口罩，温暖双手	3		
		用物准备：备齐用物	3		
		新生儿准备：生后24～48小时，处于自然睡眠状态或尿布干爽、哺乳后的安静状态	2		
		环境准备：相对安静的专用房间，噪声小，远离电梯或干扰设备，背景噪声≤45 dB(A)	2		
	实施 (60分)	操作准备：着装整齐，洗手，戴口罩，备齐用物，嘱家属将新生儿抱至听力筛查室	5		
		核对解释：询问家属母亲的住院号、姓名并核对新生儿双腕标上的母亲住院号、姓名、出生时间，向家属简要解释操作目的和步骤，取得家属的配合	5		
		安置体位：助产士温暖双手，新生儿取仰卧位头偏向一侧，检查侧耳朵朝上，也可以由家长抱在怀里进行测试	5		
		检查并清洁新生儿外耳道	5		
		根据耳道大小选择型号合适的耳塞	5		
		正确放置耳塞：轻轻将耳郭向下再向后方牵拉，使耳道变直，将探头紧密置于外耳道外三分之一处，其尖端小孔要正对鼓膜，勿使可置换的弹性部分遮盖麦克风和扬声器	10		
		两耳分别进行测试，如未通过，需重复2～3次测试	10		
		筛查结果分析及记录	10		
		操作后处理：整理用物归位，洗手，记录，向家属说明检查结果并交代注意事项	5		
	评价 (5分)	新生儿痛苦小	2		
		正确判断筛查结果	3		
操作质量 (7分)		掌握操作方法及流程正确，各医疗资料完整	3		
		操作熟练，动作轻柔	2		
		15分钟内完成操作	2		
人文关怀 (8分)		态度和蔼，语气柔和，与家长沟通有效	4		
		关心爱护新生儿	4		

（李真真）

实训七　新生儿暖箱的使用

┃ **实训目标** ┃
1. 掌握新生儿入、出暖箱的条件。
2. 掌握正确使用暖箱的方法。
3. 掌握暖箱使用时的注意事项。

案例导入

早产儿,胎龄32周,出生体重1.6 kg,出生后2小时,体温35.5 ℃,心率90次/分,呼吸20次/分,不规则,Apgar评分6分,曾出现呼吸暂停,经积极抢救后,心率、呼吸恢复正常。请护士遵医嘱予以置入暖箱。

一、目的

暖箱的使用适用于出生体重在2000 g以下者,高危或异常新生儿,如新生儿硬肿症、体温不升患儿等。
1. 为患儿提供适宜的温度和湿度环境,维持体温稳定。
2. 提高早产儿的成活率。

二、评估

1. 患儿的孕周、日龄、出生体重、病情、有无并发症等。
2. 向家长解释暖箱使用的目的、注意事项及配合要点。

三、准备

1. 护士准备　衣帽整洁,洗手,戴口罩。
2. 用物准备　(1)暖箱、床单、尿布、蒸馏水、治疗卡。(2)暖箱内外清洁消毒,锁紧整机脚轮,接通电源,检查暖箱性能是否完好,水槽内加蒸馏水至上下水位之间。(3)预热暖箱,一般根据患儿出生体重、日龄调节箱温(见表1-6-7-1),箱内湿度应维持在55%～65%,对于早产超低体重儿湿度要求可遵照医嘱适当调高。
3. 环境准备　清洁、安静,足月儿室温维持在22～24 ℃,早产儿室温维持在24～26 ℃。暖箱避免放置在阳光直射、有对流风或取暖设备附近。
4. 患儿准备　核对患儿双腕带等信息,患儿穿单衣,裹尿布。

表1-6-7-1　不同体重早产儿温箱的温度

体重/g	35 ℃	34 ℃	33 ℃	32 ℃
1000	初生10天内	10天以后	3周以内	5周以后
1500	—	初生10天内	10天以后	4周以后
2000	—	初生2天内	2天以后	3周以后
>2500	—	—	初生2天内	2天以后

四、步骤

1. 入箱

(1)箱温已达预设温、湿度时,将患儿置入暖箱,取舒适体位。要求:身体呈中位,床头抬高,下颌微收靠近身躯,颈部保持正中,肩部、髋关节内收,膝关节自然弯曲。可使用自制的鸟巢或床单卷围住或包裹新生儿,并取侧卧位或俯卧位。记录入箱时间及温度。

（2）为提高保暖效果,可在暖箱外加盖温箱保暖罩,早产超低体重儿戴帽子,穿袜子。另外,更换床单、包被需提前预热。

（3）定时监测患儿体温:每小时测体温一次,体温稳定后每 4 小时测一次。记录箱温和患儿体温。

（4）观察患儿一般情况,如神志、面色、呼吸、反应、吸吮力等。

（5）定时向水槽内加水。

2.出箱

（1）患儿出暖箱条件:① 患儿体重达 2000 g 或以上,体温正常。② 在不加热的暖箱内,室温维持在 24～26 ℃时,患儿能保持正常体温。③ 患儿在暖箱内生活了 1 个月以上,体重虽不到 2000 g,但一般情况良好。

（2）核对患儿身份信息,将患儿抱出暖箱,穿上预热好的衣服、包被,抱回病床,与家属进行交接,交代注意事项。

3.整理

整理用物。切断电源,倒掉水槽内的水,撤下床上用品,清洁、消毒暖箱。洗手,记录。

五、注意事项

1.掌握温箱性能,严格执行操作规程,保证绝对安全使用。使用中随时观察使用效果,如温箱发出报警信号,应及时查找原因并予以处理,必要时切断电源,请专业人员进行维修。

2.正确使用皮肤温度传感器。患儿取仰卧位,探头置于患儿剑突与肚脐之间,避开肝脏部位;患儿俯卧位,应将探头置于患儿背部,最好是肾脏位置。切记,不要将皮肤温度传感器置于患儿身体的下方。

3.严禁骤然提高温箱温度,以免患儿体温突然上升造成不良后果。

4.除测量体重外,一切护理操作应尽量在箱内进行,并尽量减少开门次数和时间,以免箱内温度波动。如需长时间操作,应将患儿抱至新生儿复苏抢救台进行。

5.接触患儿前,必须洗手,防止交叉感染。

6.保持温箱的清洁,每天清洁消毒温箱,并更换蒸馏水;如遇奶渍、葡萄糖等污渍应随时擦去;机箱下面的空气净化垫按设备说明书定期更换;每周更换温箱一次并彻底消毒;使用过程中定期进行细菌检测。

六、自我评价

1.新生儿体温维持在正常范围,肢端温暖。

2.新生儿在暖箱中无烫伤、无冻伤、无皮肤擦伤发生。

七、思考题

1.不同出生体重早产儿温箱的温湿度参数应如何设定?

2.新生儿入、出暖箱的条件是什么?

3.暖箱发出报警信号,可能原因有哪些? 应如何进行排查?

新生儿暖箱的使用评分标准

班级：_____　　学号：_____　　姓名：_____　　得分：_____

项目			考核内容	分值 (100 分)	得分	备注
职业素养 (5 分)			报告班级、姓名、操作项目	2		
			着装整洁，仪表端庄	1		
			语言表达清晰	2		
操作步骤 (80 分)	评估 (5 分)		患儿的孕周、日龄、出生体重、病情、有无并发症等	3		
			向家长解释暖箱使用的目的和方法、配合要点	2		
	准备 (20 分)		人员准备：衣帽整洁，洗手，戴口罩	2		
			环境准备：清洁、安静，足月儿室温维持在 22~24 ℃，早产儿室温维持在 24~26 ℃。暖箱避免放置在阳光直射、有对流风或取暖设备附近	4		
			用物准备：备齐用物，检查暖箱，用前清洁消毒，接通电源，调节预热箱温，加水	10		
			患儿准备：核对，穿单衣，裹尿布，物品齐全	4		
	实施 (45 分)	入箱 (25 分)	患儿置入暖箱内，安置体位，记录入箱时间	10		操作中不注意保护患儿该项不得分
			定时测体温，记录体温	5		
			观察患儿一般情况	5		
			定时观察暖箱性能，定期向水槽内加水	5		
		出箱 (13 分)	患儿达到出箱条件	9		
			核对患儿身份信息，抱出暖箱，包好，抱回病床，与家属交接，交代注意事项	4		
		整理 (7 分)	整理用物，切断电源，倒掉水槽内的水，撤下床上用品，清洁、消毒暖箱	5		
			洗手，记录	2		
	评价 (10 分)		患儿体温维持在正常范围	5		
			患儿无烫伤、无冻伤、无皮肤擦伤	5		
操作质量 (7 分)			遵守操作原则	2		
			掌握入、出温箱条件	3		
			15 分钟内完成操作	2		
人文关怀 (8 分)			态度和蔼，与家长沟通有效	4		
			关心爱护新生儿	4		

（李真真）

实训八 新生儿蓝光箱的使用

> **┃实训目标┃**
> 1. 了解光照疗法的原理、适应证及副作用。
> 2. 掌握正确使用蓝光箱的方法。
> 3. 掌握蓝光箱使用的注意事项。

案例导入

王女士之女,胎龄 38 周,生后第 2 天出现皮肤黄染,逐渐加重,无陶土样大便。查经皮胆红素:额 17.1 mg/dL,胸 19.9 mg/dL,腹 14.6 mg/dL。肝功能示:总胆红素 270.0 μmol/L,直接胆红素 4.1 μmol/L,间接胆红素 265.9 μmol/L。请护士遵医嘱置患儿于蓝光箱内进行光照疗法。

一、目的

光照疗法是通过波长 420~470 nm 的蓝色荧光照射新生儿的皮肤,可使血清及照射部位皮肤的脂溶性未结合胆红素转变成水溶性的异构体,经胆汁及尿排出体外,以降低血清未结合胆红素的含量,达到治疗目的。

应用光照疗法,治疗新生儿高胆红素血症,降低血清未结合胆红素浓度。

二、评估

1. 评估患儿 临床诊断、胎龄、日龄、体重、体温、皮肤情况、黄疸范围及程度、胆红素检查结果、患儿的合作程度、有无其他治疗等。

2. 向家长解释光照疗法的目的、注意事项及配合要点,根据患儿的黄疸值向患儿家属解释照射时间。

三、准备

1. 护士准备 衣帽整洁,洗手,戴口罩。

2. 用物准备 (1)蓝光箱、遮光眼罩、尿布、胶布、手套、蒸馏水。(2)蓝光箱内外清洁消毒,接通电源,检查蓝光箱性能是否完好,湿化器水箱内加蒸馏水。(3)蓝光箱需预热至适中温、湿度(详见第六节"实训七 新生儿暖箱的使用")。

3. 环境准备 清洁、安静。

4. 患儿准备 (1)核对患儿身份信息,脱去患儿衣裤,全身裸露。(2)清洁皮肤,剪短指甲。(3)佩戴遮光眼罩,用长条尿布遮盖会阴部、肛门部。

四、步骤

1. 入箱

(1)箱温已达到预设温、湿度时,将患儿置入蓝光箱中,灯管距离患儿为 33~50 cm。记录开始照射时间。

(2)更换体位:单面蓝光箱每 2 小时翻身 1 次,可以仰卧、俯卧、侧卧交替。

(3)定时监测患儿体温:每小时测体温一次。

(4)严密观察病情:观察患儿生命征、精神状况、大小便、黄疸进展程度、皮肤受损、不良反应等。

2.出箱

（1）核对患儿身份信息，抱出患儿，摘去眼罩，检查皮肤情况，并穿好衣服。

（2）抱回病床，与家属交接，并交代注意事项。

3.整理

整理用物。切断电源，清洁、消毒蓝光箱。洗手，记录出箱时间及灯管使用时间。

五、注意事项

1.患儿入箱前需进行皮肤清洁，禁忌在皮肤上涂粉剂或油剂。

2.光疗过程中随时观察患儿眼罩、会阴遮盖物有无脱落，注意皮肤有无破损。每天检查眼睛，并更换眼罩。

3.患儿光疗时，如体温高于 37.8 ℃ 或低于 35 ℃，应暂时停止光疗。

4.严密观察病情　（1）经皮测胆红素值或检测血清胆红素变化，以判断疗效；（2）观察患儿生命体征、精神状况、吸吮能力、哭声变化及有无呼吸暂停、惊厥等；（3）注意黄疸的部位、程度及其变化；（4）注意大小便颜色与性状；（5）监测光照疗法的不良反应，包括发热、腹泻、皮疹、核黄素缺乏、低钙血症、青铜症等，若有异常须及时与医生联系，及时进行处理。

5.保持灯管及反射板清洁，并及时更换灯管　每天应清洁灯箱及反射板，灯管应按照设备说明书定期更换。

6.蓝光箱的维护与保养　光疗结束后，关好电源插座，将湿化器水箱内水倒尽，做好整机的清洗、消毒工作，有机玻璃制品忌用酒精擦洗。光疗箱应放置在干净，温、湿度变化较小，无阳光直射的场所。

六、自我评价

1.新生儿皮肤均匀受光。

2.新生儿在蓝光箱中无皮肤擦伤发生。

七、思考题

1.光疗过程中，蓝光箱出现报警应如何处理？

2.光照疗法的不良反应有哪些？其中哪个最常见？

新生儿蓝光箱的使用评分标准

班级：_____　学号：_____　姓名：_____　得分：_____

项目	考核内容			分值（100分）	得分	备注
职业素养（5分）	报告班级、姓名、操作项目			2		
	着装整洁，仪表端庄			1		
	语言表达清晰			2		
操作步骤（80分）	评估（5分）	患儿皮肤黄染情况等		3		
		向家长解释蓝光照射的目的和方法、配合要点		2		
	准备（20分）	人员准备：衣帽整洁，洗手，戴口罩		4		
		环境准备：整洁、安全		2		
		用物准备：备齐用物，检查蓝光箱，用前清洁消毒，接通电源，调节预热箱温，加水		10		
		患儿准备：核对，全身裸露，剪短指甲，裹尿布，物品齐全		4		
	实施（45分）	入箱（28分）	患儿置入蓝光箱内，记录开始照射时间	10		操作中不注意保护患儿该项不得分
			按时更换体位	6		
			定时测体温	6		
			观察生命征、疗效及不良反应	6		
		出箱（12分）	核对患儿身份信息，抱出蓝光箱，包好，抱回病床，与家属交接，交代注意事项	4		
			出箱后清洁消毒箱体内外	8		
		整理（5分）	整理用物	3		
			洗手，记录	2		
	评价（10分）	新生儿皮肤均匀受光		5		
		新生儿在蓝光箱中无皮肤擦伤发生		5		
操作质量（7分）	遵守操作原则			3		
	监测光照疗法的不良反应			2		
	15分钟内完成操作			2		
人文关怀（8分）	态度和蔼，与家长沟通有效			4		
	关心爱护新生儿			4		

（李真真）

实训九　新生儿辐射台的使用

| 实训目标 |
1. 掌握新生儿辐射台的使用方法。
2. 学会辐射台温度控制模式的选择。
3. 掌握新生儿皮肤温度控制值的设置。

案例导入

患儿李某,男,出生后第 5 天,系 G_1P_1、孕 39^{+1} 周剖宫产娩出,出生体重 3500 g。因发现精神反应差、体温不升、不吃奶 1 天余,加重半天入院,脐轮红肿,脐窝可见脓性分泌物。请护士遵医嘱将患儿置于辐射台上进行护理。

一、目的

方便抢救危重患儿和需要快速复温者。可将患儿皮肤温度调节控制在 36~37 ℃。

二、评估

1. 患儿的孕周、日龄、出生体重、体温、病情、有无并发症等。

2. 向家长解释辐射台使用的目的、注意事项,取得患儿家属的理解和配合。

三、准备

1. 护士准备　衣帽整洁,洗手,戴口罩。

2. 用物准备　(1) 辐射台、床单、尿布。(2) 辐射台内外清洁消毒,锁紧整机脚轮,接通电源。(3) 打开辐射台前端的控制仪电源开关,自动进入预热模式,预热辐射台。

3. 环境准备　清洁、安静,室温维持在 22~26 ℃。

4. 患儿准备　核对患儿双手腕带等身份信息,患儿脱衣,裹尿布。

四、步骤

1. 选择温度控制模式

(1) 辐射台在预热模式下运行约 30 min 后必须改为"肤温模式"。根据新生儿的体重、胎龄、日龄设置合适的温度,维持新生儿的肤温在 36~37 ℃,仪器进行自动加热。

(2) 改变温度控制模式时,按"设置"键,再按"模式"键进入温度控制模式(预热、手控、肤温)的选择,选定后按"设置"键即可。

① 预热模式:适用于新生儿不在辐射台上,需要迅速提高床温。系统按预定的程序输出热量,运行 20 min 后,系统按 70% 加热比例输出热量,约 30 min 后按 30% 加热比例输出热量直至模式改变,因此,此模式不适宜保持新生儿体温。

② 手控模式:辐射台按设定的加热比例固定输出热量的模式,用于对新生儿做短时间处理、急救或低体温的复温。系统默认加热输出比例为 30%。在设置状态下,可通过加键或减键对加热输出比例进行调整。当加热输出比例>30%时,设备每隔 15 min 会发出一次报警。

③ 肤温模式:使新生儿皮肤温度自动维持在设定温度值的运行模式。在此模式下,系统根据皮肤温度传感器监测到的体温与设置温度之间的差异来自动调节热量输出,使新生儿的热平衡得以维持。运行该模式用于保持新生儿的体温稳定。

2.将患儿置于辐射台

（1）脱去新生儿衣物，包好尿布，放在辐射台中央，不用被褥包盖，以免影响新生儿吸收热量。

（2）将肤温传感器插入肤温传感器插座，将金属面用胶布固定在新生儿剑突与脐部连线的中点处。

（3）若需修改设置温度按设置键，按加键、减键进行温度调节。

（4）摇动床倾角操纵柄，调节好新生儿头高所需角度，盖上四周挡板，防止新生儿坠床。

（5）清理用物，洗手，记录。

3.结束使用

每次使用结束后，患儿抱出辐射台，包好。切断电源，再用84消毒液擦拭、清洁挡板及机器表面，更换床单备用。

五、注意事项

1.使用辐射台的护士必须经过专门的培训，熟悉辐射台的使用操作。

2.正确安放好肤温传感器，并经常巡视防止脱落。若有脱落，仪器将无法准确监控婴儿皮肤温度，易发生烫伤，肤温传感器不得作为直肠温度计使用。

3.婴儿放在床上时应保证床挡板全部关上，使用时必须锁紧脚轮，以防仪器移动。在手控模式下及挡板翻下时，护士不得离开，以免对新生儿造成伤害。

4.辐射台使用完毕应用84消毒液（500 mg/L）清洁四周有机玻璃挡板，婴儿床拆洗床垫。床挡板不能用酒精等有机溶剂擦洗，也不能在紫外线下直接照射，肤温传感器的皮肤接触头用3%过氧化氢棉球擦洗消毒。

5.长时间使用，应考虑新生儿脱水问题，需加适量水以蒸发或新生儿包裹聚乙烯薄膜。

6.仪器不正常时不得强行使用，需请专业人员维修。

六、自我评价

1.新生儿的体温是否在正常范围。

2.是否妥善固定肤温传感器。

3.是否正确设置肤温。

4.能否防止新生儿坠床。

七、思考题

1.如何选择温度控制模式（预热、手控、肤温）？

2.肤温传感器可放置于新生儿的哪些部位？

新生儿辐射台的使用评分标准

班级：＿＿＿＿＿　学号：＿＿＿＿＿　姓名：＿＿＿＿＿　得分：＿＿＿＿＿

项目	考核内容		分值(100分)	得分	备注
职业素养(5分)	报告班级、姓名、操作项目		2		
	着装整洁,仪表端庄		1		
	语言表达清晰		2		
操作步骤(80分)	评估(5分)	患儿情况	3		
		向家长解释,取得理解和配合	2		
	准备(10分)	人员准备:衣帽整洁,洗手,戴口罩	1		
		环境准备:清洁、安静,室温22～26 ℃	1		
		用物准备:备齐用物;辐射台清洁消毒,锁紧脚轮,接电源;开开关,预热辐射台	5		未妥善固定肤温传感器,四周挡板无升起本项不得分
		患儿准备:核对身份信息,脱衣,裹尿布	3		
	实施(60分)	选择温度控制模式(20分) 辐射台预热后选择肤温模式	15		
		选择温度控制模式(20分) 根据患儿情况调整温度	5		
		置于辐射台(35分) 核对患儿身份信息	5		
		置于辐射台(35分) 脱衣,包尿布	3		
		置于辐射台(35分) 置于辐射台中央	2		
		置于辐射台(35分) 连接并固定肤温传感器	10		
		置于辐射台(35分) 必要时修改设置温度	5		
		置于辐射台(35分) 调节床垫角度,升起四周挡板	5		
		置于辐射台(35分) 整理用物,洗手,记录	5		
		结束使用(5分) 患儿抱出辐射台,包好	2		
		结束使用(5分) 切断电源,消毒、清洁挡板及机器表面	2		
		结束使用(5分) 更换床单备用	1		
	评价(5分)	患儿的体温维持在正常范围	2		
		妥善固定肤温传感器	3		
操作质量(7分)	掌握操作方法		2		
	根据不同情况选择相应的温度控制模式		3		
	15分钟内完成操作		2		
人文关怀(8分)	态度和蔼,与家长沟通有效		4		
	关心爱护新生儿,防止坠床		4		

（李真真）

实训十　新生儿吸痰

┃实训目标┃

　　1.掌握新生儿吸痰的目的。
　　2.掌握新生儿吸痰的操作方法。
　　3.掌握新生儿吸痰的适应证及禁忌证。

　　案例情景

　　陈某,男婴,胎龄39^{+6}周,于2021年3月20日10:35自阴道顺产分娩出生,出生评分9—10—10,体重3200 g,无先天性心脏病等先天性疾病。15:40该婴喂养后出现面色发绀,口周青紫,听诊肺部有痰鸣音。请护士予以护理诊断并做相应护理。

　　一、目的

　　将呼吸道的分泌物或吸入物吸出,以有效清理呼吸道,保持呼吸道通畅,预防吸入性肺炎、肺不张、窒息等并发症。

　　二、评估

　　1.评估吸痰的指征,是否有面色发绀、SpO_2下降、呼吸困难、咳嗽咳痰情况,有无痰鸣音,是否有呕吐物吸入。

　　2.评估新生儿的基础疾病,如是否有先天性心脏病等,必要时给予氧气吸入。

　　3.评估新生儿口鼻腔是否通畅,有无鼻黏膜红肿破损,了解最近一次进食时间。

　　4.评估血气分析、胸部X线片等检查结果。

　　三、准备

　　1.护士准备　操作者着装整洁,洗手,戴口罩。

　　2.新生儿准备　新生儿去枕仰卧,必要时给予氧气吸入。

　　3.环境准备　安全、安静、清洁。

　　4.用物准备　吸痰管1根、一次性换药碗1个、生理盐水1瓶、无菌纱布2块、负压吸引装置1套、听诊器1副、无菌手套1副、污物桶1个。缺氧者备复苏器、吸氧等急救装置。

　　四、步骤

　　1.携用物至床旁,确认有效医嘱,核对新生儿身份信息。

　　2.向家长解释吸痰的目的,取得配合。

　　3.用听诊器听诊新生儿肺部,评估面色、呼吸频率、呼吸音、咳嗽、咳痰情况,使用正确手法叩背(病情允许情况下)。

　　4.打开吸引器开关,检查吸引器性能,检查各处连接是否紧密,调节负压,新生儿吸痰吸力为60～80 mmHg。开动吸引器,反折吸引管调试负压。

　　5.按无菌操作原则倒适量生理盐水至一次性换药碗中。

　　6.撕开吸痰管,戴无菌手套,将吸痰管取出缠绕在右手中,连接吸引管,左手拇指控制吸引阀门,试吸生理盐水。

　　7.以执笔式将吸痰管轻轻插入口腔(避免带吸力插入吸痰管),待吸痰管插至有阻力或新生儿出现咳嗽或恶心反射时,边吸引边退管,吸生理盐水冲洗吸痰管后,再吸鼻腔,每次吸引时间<15秒,吸引完毕后吸生理盐水冲洗吸引装置管道。必要时再次为患儿同法吸引。

8.分离并正确处理吸痰管,脱去手套弃去,关闭吸引装置。

9.用无菌纱布清洁新生儿口鼻、脸部,安置新生儿,整理床单位。向家属说明新生儿的一般情况,交代注意事项。

10.再次评估新生儿,洗手,记录分泌物性质及量。

请扫码观看教学视频:

新生儿吸痰

五、注意事项

1.根据指征按需吸痰,避免常规吸引。

2.正确叩背,新生儿取侧卧位,保持呼吸道通畅,面对操作者,操作者将五指并拢,手指关节微屈,手掌呈凹式,腕关节用力,用指腹与大小鱼际由下至上,自边缘到中央,有节律地叩拍新生儿背部,每次叩击抬高手 2.5～5.0 cm。叩击避开双肾部位,叩击频率 100～120 次/min,每次 1～2 min,叩击时应注意观察新生儿生命体征。有条件可使用机械排痰仪。早产儿除肺不张等特殊需要,不建议常规叩背。

3.选择管径大小合适的吸痰管 根据新生儿的胎龄、体重选择吸痰管型号,早产儿可选 6Fr,足月儿可选 8Fr。气管插管者从气管内吸痰时吸痰管外径为气管导管内径的 1/2～2/3 为宜。

4.缺氧 新生儿吸痰前可加大氧浓度或用复苏器加压呼吸。吸痰过程中密切观察新生儿面色、哭声,如出现面色发绀,应停止吸痰并给予高流量吸氧。气管内吸痰结束后给予高浓度吸氧至少 1 min,再逐渐降至基线水平。

5.新生儿吸痰吸力为 60～80 mmHg,不超过 100 mmHg。不宜反复刺激咽后部。

6.每次吸痰时间不超过 15 秒,吸痰管不宜插入过深,以免引起呕吐反射。吸痰过程中注意观察新生儿面色、呼吸情况,发现异常,立即停止吸引,待情况好转后再吸,直至吸净为止。

7.适应证 (1)新生儿吸入羊水、奶汁、呕吐物等的急救;(2)吞咽功能障碍,咳嗽无力,咳嗽反射迟钝或消失等患儿的呼吸道清理;(3)食道闭锁、肺炎等患儿呼吸道分泌物多时;(4)需要取痰液标本检验时。

8.禁忌证 单侧或双侧后鼻孔闭锁者应避免吸引闭锁侧的鼻孔。

六、自我评价

1.熟练、简洁地实施护理操作,显示良好临床知识、判断能力和技术,适当使用设备和资源。

2.确保新生儿安全,严格无菌操作。

3.尊重新生儿,体现人文关怀。

七、思考题

1.新生儿吸痰的目的是什么?

2.新生儿吸痰吸力是多少?

3.新生儿每次吸痰时间是多少?

4.新生儿吸痰应注意哪些事项?

新生儿吸痰评分标准

班级：_____　　学号：_____　　姓名：_____　　得分：_____

项目	考核内容			分值(100分)	得分	备注
职业素养(5分)	着装规范、仪表端庄			2		
	报告班级、姓名、操作项目			1		
	语言清晰、态度和蔼			2		
操作步骤(80分)	操作(5分)	操作者准备：衣帽整洁、洗手、戴口罩		1		
		新生儿准备：2 h 内避免进食，安静，取舒适体位		1		
		环境准备：操作区域安全、宽敞、明亮，温湿度适宜		1		
		用物准备：用物备齐，放置有序		2		
	实施(70分)	评估(10分)	评估吸痰的指征：是否有面色发绀、SpO_2 下降、呼吸困难、咳嗽咳痰情况，有无痰鸣音，是否有呕吐物吸入；评估血气分析、胸部 X 线片等检查结果	5		
			评估新生儿口鼻腔是否通畅，有无鼻黏膜红肿、破损；了解最近一次进食时间	3		
			评估新生儿的基础疾病，如是否有先天性心脏病等，必要时给予氧气吸入	2		
		核对解释(5分)	备齐物品，推车至床旁，核对新生儿信息及医嘱有效性	3		
			向新生儿家长解释，取得配合	2		
		叩背(5分)	正确叩背（病情允许情况下），有条件可使用机械排痰仪	5		
		检查(5分)	检查吸引器，开动吸引器，调节正确压力	5		
		吸痰(35分)	将生理盐水倒入一次性换药碗内，避免污染	3		
			撕开吸痰管、戴无菌手套，将吸痰管取出缠绕在右手中，连接吸引管，左手拇指控制吸引阀门，试吸生理盐水	7		
			吸痰管在无负压的情况下插入口腔，边吸边退，动作轻柔。吸痰过程注意观察患儿面色、呼吸情况，发现异常，立即停止吸引	8		
			吸生理盐水冲洗吸痰管	2		
			同法吸引鼻腔。每次吸引时间<15 秒，吸引完毕吸生理盐水冲洗吸引装置管道。必要时再次为患儿同法吸引	10		
			分离并正确处理吸痰管，脱去手套弃去，关闭吸引装置	3		
			用无菌纱布清洁新生儿口鼻、脸部	2		
		操作后处理(10分)	妥善安置新生儿，整理床单	2		
			向家属说明新生儿的一般情况，交代注意事项	2		
			整理用物，洗手	3		
			评价吸痰效果，记录分泌物性质、量	3		
		评价(5分)	确保新生儿安全，严格无菌操作	5		

续表

项目	考核内容	分值 （100分）	得分	备注
操作质量 （8分）	操作流程正确，动作规范	3		
	操作态度认真，动作轻柔、熟练	3		
	10分钟内完成操作	2		
人文关怀 （7分）	态度和蔼，与家长沟通有效	3		
	关心爱护新生儿，注意新生儿安全	4		

（李彩凤）

附 外科手术基本操作

操作一 外科洗手法

一、目的

1.清除指甲、手、前臂的污物和暂居菌。

2.化学消毒方法清除并杀灭双手和前臂的暂居菌和部分常居菌,将长居菌减少到最低。

3.抑制微生物的快速再生。

二、评估

1.环境清洁,符合操作要求。

2.洗手设备齐全:洗手池大小、高矮适宜,能防止洗手水溅出;水龙头开关应为脚踏式或感应式。

3.手消毒剂和干毛巾等灭菌在有效期内。

4.术者双手臂及双手皮肤完好,无破损、皮疹等异常情况。

三、准备

1.护士准备 换拖鞋,洗手,戴外科口罩及帽子(头发不露出帽外),脱去手上饰物并修剪指甲(无指甲油,去除甲缘下污垢)。

2.用物准备 灭菌刷、无菌小毛巾(置于无菌储物槽或感应器中)、抗菌洗手液或肥皂、外科手消毒液。

四、步骤

1.清洁双手及手臂

(1)洗手前,将衣袖卷至上臂上 1/3 处。

(2)取 3～5 mL 抗菌洗手液按"七步洗手法"揉擦双手及双手臂至干燥,搓洗时间不少于15 秒。

2.七步洗手法

(1)流动水下湿润双手、前臂至肘上 10 cm。

(2)取适量抗菌洗手液,掌心相对,手指并拢,相互搓揉。

(3)手心对手背沿指缝相互搓揉,交换进行。

(4)掌心相对,双手交叉,指缝相互搓揉。

(5)弯曲手指使关节在另一手掌心旋转搓揉,交换进行。

(6)一手握另一手大拇指旋转搓揉,交换进行。

(7)将五指指尖并拢放在另一手掌心旋转搓揉,交换进行。

(8)螺旋式擦洗手腕部、前臂,至肘上 10 cm,交换进行。

(9)流动水下彻底冲洗(保持手部高于肘部,避免污染)。

3.刷手、冲手

(1)取第一把灭菌刷,蘸取消毒液 3～5 mL。

(2)按以下顺序彻底刷洗:左手指尖、指甲下缘、指甲、甲沟→手指指掌、指内外侧、指间→指背→手掌→手背→手腕部→前臂→肘部→换至刷洗右手的指尖、指甲下缘、指甲、甲沟→手指指掌、指内外侧、指间→指背→手掌→手背→手腕部→前臂→肘部→肘上 10 cm→左手的肘部→肘上 10 cm。刷手应均匀一致,用力适当,从远向近,双手交替逐渐上行,不可留有空白区。每刷 1 遍用时 3 分钟左右。刷手时注意甲缘、甲沟、指腹等处。

（3）冲手：丢弃毛刷,用流水冲净手臂的肥皂泡沫。冲水时手高肘低位（双手抬高,手指朝上肘朝下）,让水从指尖流向肘部。注意肘部的水不可逆流回手部,并勿在肘后皮肤上遗留肥皂泡沫。

（4）再取两把无菌刷刷洗,方法同上。如此反复刷洗 3 遍,共约 10 分钟。

4.擦干

（1）范围、顺序：擦时注意应从手腕→肘→上臂,不可倒擦,抓巾的手不可接触小毛巾用过的部分。

（2）取消毒小毛巾 1 块。

（3）擦干双手后对折成三角形,置小毛巾于腕部并使三角形的底边朝上（近心端）,另一手抓住下垂两角拉紧、旋转,逐渐向上臂移动至肘上 10 cm,再将小毛巾翻折,用同样的方法擦干另一手臂。

（4）丢掉小毛巾。

5.速干手消毒剂擦手（可根据手消毒剂的使用说明安排取液量、揉搓时间及使用方法）

（1）取 2 mL 速干消毒剂于左手手掌心。

（2）右手指尖于左手掌心内擦洗。

（3）用消毒液均匀擦洗右手的手掌。

（4）擦洗右手臂至肘上 10 cm。

（5）再取 2 mL 速干消毒剂,同法重复(1)(2)(3)擦洗左手的指尖、手掌、手臂至肘上 10 cm。

（6）最后再取 2 mL 速干消毒剂：① 掌心相对,手指并拢,相互搓揉；② 手心对手背沿指缝相互搓揉,交换进行；③ 掌心相对双手交叉,指缝相互搓揉；④ 弯曲手指使关节在另一手掌心旋转搓揉,交换进行；⑤ 一手握另一手大拇指旋转搓揉,交换进行；⑥ 搓揉双手至腕部,直至消毒液干燥,再穿手术衣,戴无菌手套；⑦ 操作过程中,双手手臂半屈于胸前区,高不过肩,低不过腰,晾干。

请扫码观看教学视频：

外科洗手法

五、注意事项

1.不应戴假指甲、涂指甲油,保持指甲和指甲周围组织的清洁。

2.在整个手消毒过程中应保持双手位于胸前并高于肘部,使水由手部流向肘部。

3.注意擦拭时间,消毒液擦拭一遍至少 3 分钟,擦拭要稍用力。

4.手消毒完毕,曲肘至胸前,手指向上但不可超过肩部,不可触及其他有菌物品。

5.若无菌性手术完毕,手套未破,需进行另一台手术时,可不重新刷手,仅需取适量消毒剂涂抹双手和前臂,搓揉至干燥后再穿无菌手术衣,戴手套。若前一台为污染手术,接连施行下一台手术前应重新洗手。

（谢梅芳）

操作二 穿、脱无菌手术衣和戴、脱无菌手套

手臂消毒后,只能消除皮肤表面的细菌,任何洗手法都不能完全消灭藏在皮肤深处的细菌,在手术过程中,这些细菌会逐渐移到皮肤表面。因而,在手臂消毒后,必须穿无菌手术衣,戴无菌手套,方可进行手术,以减少伤口污染。若连续进行第二次手术时,应更换手套和手术衣,并再次用消毒液消毒手及前臂。

一、步骤

1. 穿无菌手术衣(附图 2-1)

(1) 手臂消毒后,取手术衣(从器械台上取出已消毒的手术衣,不得触及下面一件手术衣),退至宽敞处(远离手术台和其他人员),双手提起衣领两端,远离胸前,认清手术衣无菌面(正面),抖开手术衣,反面朝向自己。

(2) 将手术衣略向空中轻抛,双手及双臂顺势插入衣袖内,并略向前平行前伸,不可高举过肩。

(3) 巡回护士在身后协助拉起衣领两角(使穿衣者将手向前伸出衣袖),注意避免接触手术衣外面,并系好背部衣带。

(4) 穿上手术衣后,稍弯腰,使腰带悬空(避免手指在提腰带时接触手术衣),双手交叉分别提起对侧腰带中段(腰带不交叉),双手(交叉状)稍向后,将腰带递于巡回护士。

(5) 巡回护士从背后拎起腰带末端(手指避免接触穿衣者的手和手术衣正面),并在其背后系好腰带。

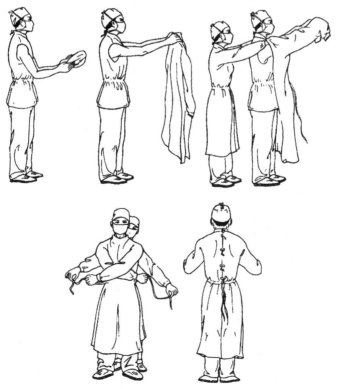

附图 2-1 穿无菌手术衣

2.戴无菌手套(环氧乙烷/辐射灭菌的干手套)(附图 2-2)

(1)取出手套夹内无菌滑石粉包,轻轻敷擦双手手掌、手背、指缝,使之干燥光滑。

(2)提起手套腕部翻折处,将手套取出,分辨清楚左右只,使手套左右拇指及掌心相对,先将一手插入手套内,对准手套内五指轻轻戴上。注意未戴手套的手不可触及手套外面(无菌面)。

(3)用已戴好手套的一手手指插入另一手手套的翻折部里面(注意大拇指外展避免接触后戴手套的手及其手套内面),协助后戴手套的手插入手套内,将手套轻轻戴上。双手对合交叉检查是否漏气,并调整手套位置使其与皮肤贴合。

(4)将手术衣袖口折叠,再将手套翻折部翻回,盖住手术衣螺纹袖口。注意已戴手套的手只能接触手套的外面(无菌面)。

(5)由巡回护士协助倒无菌生理盐水将手套上的滑石粉冲洗干净,以免滑石粉落入伤口。

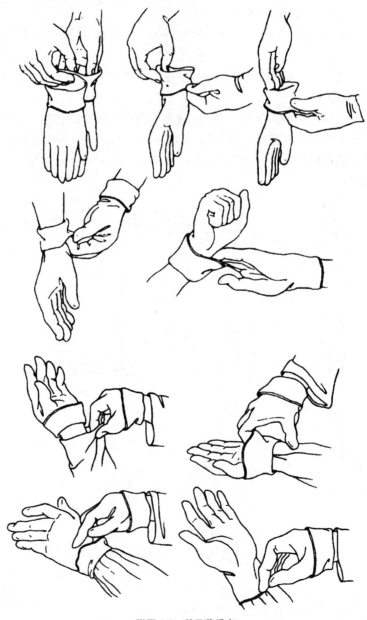

附图 2-2　戴无菌手套

3.连接手术更换手术衣及手套法

手术完毕如需进行另一台手术时,必须更换手术衣及手套。术后洗净手套上血迹,先脱手术衣,后脱手套,由巡回护士解开背带及领口带。

(1)脱手术衣法

① 他人帮助脱衣法:自己(术者)双手抱肘,由巡回护士将手术衣肩部向肘部翻转,然后再向手的方向扯脱,如此则手套的腕部就随之翻转于手上。

② 个人(术者自己)脱手术衣法:左手抓住右肩手术衣,自上向拉下,使衣袖翻向外。如法拉下左肩手术衣。脱下全部手术衣,使衣里外翻,保护手臂及洗手衣裤不被手术衣外面污染,最后脱下手术衣扔于污衣袋中。

(2)脱手套法

① 手套对手套法脱下第一只手套:用戴手套的手捏住另一手套腕部外面,翻转脱下,手套外面不要触及皮肤。

② 皮肤对皮肤法脱下第二只手套:用已脱手套的拇指伸入另一戴手套的手掌以下,并用其他各指协助,捏住内面边缘将手套向下翻转脱下,手部皮肤不接触手套的外面。

③ 亦可用右手伸入左手手套翻折部(左手套的外面),将左手手套脱至手掌部,再以左手拇指插入右手手套的翻折部(右手套的内面)脱去右手手套,最后用右手指在左手掌部(左手套的内面)推下左手手套。脱第一只手套时勿将手套全部脱去,留住部分以帮助脱另一只手套。

二、注意事项

1.穿无菌手术衣时,需在手术间找一宽敞的地方,避免手术衣正面接触物品或其他人员而被污染。

2.穿手术衣时,不得用未戴手套的手拉衣袖或接触手术衣的其他正面部位,以免污染。

3.穿上无菌手术衣、戴上无菌手套后,肩部以下、腰部以上、腋前线前、双上肢为无菌区。此时,手术人员的双手不可在此无菌区范围之外任意摆动,穿好手术衣后双手应屈肘举在胸前。

4.未戴手套的手不可接触手套外面,已戴手套的手不可接触未戴手套的手和非无菌物。戴手套时不可强拉手套,术中手套有破损或污染,应立即更换。

5.手术衣和手套都是灭菌物品,而手术人员手臂则是消毒水平,在操作时要严格按流程进行,注意无菌观念。其操作原则是消毒水平的手臂不能接触到灭菌水平的手术衣正面和手套外面,要切实保护好手术衣和手套的"灭菌水平"。

6.注意脱手套时手套外面不能接触皮肤,否则需重新刷手。

(谢梅芳)

操作三　外科打结法

打结的方法可分为单手打结法、双手打结法及器械打结法三种。本节主要介绍应用广泛的单手打结法和器械打结法。

1. 徒手单手打结法(附图 3-1)

简单、迅速,左右两手均可进行,应用广泛,但操作不当易成滑结。打结时,一手持线,另一手动打结,主要动作为拇、食、中三指。凡"持线""挑线""钩线"等动作必须运用手指末节近指端处,才能做到迅速有效。拉线作结时要注意线的方向。如用右手打结,右手所持的线要短些。

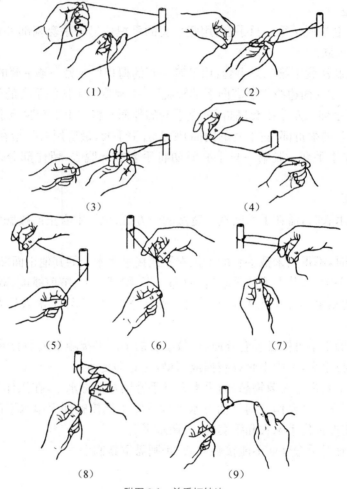

（1）　　　　　　（2）

（3）　　　　　　（4）

（5）　　　　　（6）　　　　　（7）

（8）　　　　　　（9）

附图 3-1　单手打结法

（1）左手持左线,右手拇指、食指持右线掌心向上的准备姿势。

（2）将左手线从上向下并列在右手手指上。

（3）用右手中指勾对手线后挑起本手线向上,再翻转向下勾出本手线。

（4）用右手拇指、中指夹线向左拉,左手向右交叉拉线。

（5）右手食指顶住本手线协助拉紧,完成第一道结。

（6）右手除食指外其他手指退至对手线右边准备打第二个半结。

（7）用右手食指压对手线勾本手线。

（8）右手食指向上挑出本手线。

（9）右手拇指和食指夹本手线拉出。

（10）左手向左，右手向右拉紧线完成方结（两个相反方向的单结重叠为一方结）的全过程。

2.持钳（持针器）打结法（附图3-2）

（1）左手持线、右手持钳压在线上的准备姿势。

（2）将钳头向上顺时针绕左手线，使左手线从下向上绕在钳子上。

（3）用钳子去夹线的另一头末端。

（4）两手分别向上下（左手向上，右手持钳向下）把线拉紧完成第一道结。

（5）右手持钳放在左手线下准备打第二道结。

（6）将钳头向上逆时针绕左手线，使左手线从上向下绕在钳子上。

（7）用钳去夹线的短头末端。

（8）左手转向下，右手转向上，两手分别向上下把线拉紧完成方结的全过程。

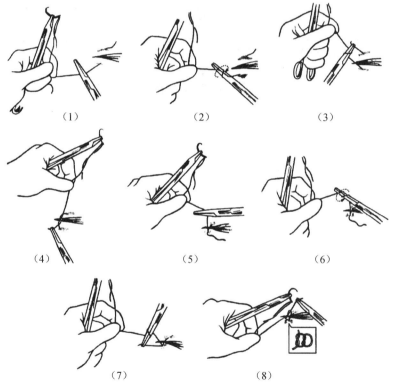

附图3-2　持钳打结法

3.持钳打结法拉紧组织的方法

在临床上，实际应用持钳打结法的过程中，第一道结打完后，常要在两线完全放松的情况下打第二道结。这样往往因组织张力作用，不易拉紧组织（附图3-3）。可以采用两种方法使第一道结不松弛。

（1）如为两人操作，可请另一术者以器械夹住第一道结，待第二道线拉紧后再放松。但这种配合有一定困难，不如下面的方法。

　　(2) 结袢法拉紧组织(附图 3-4)。先打一道方结,拉紧长头,使短头袢在长线上,靠组织的张力将两线紧固在一起(附图 3-5)。这种形式也称为"滑结"。但在这种情况下滑结产生了特殊的功效。继后再打两个一般方结加固之,形成袢、方二重结(附图 3-6)和袢、方、方三叠结(附图 3-7)。这种结袢法可以防止第一道结松弛。

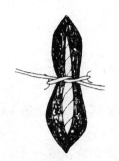

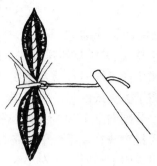

附图 3-3　组织张力致第一道结松弛　　　　　　附图 3-4　结袢法拉紧组织

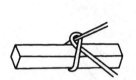

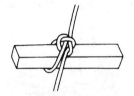

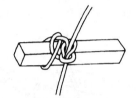

附图 3-5　袢结(滑结)　　　　附图 3-6　袢、方二重结　　　　附图 3-7　袢、方、方三重结

(谢梅芳)

操作四 常用缝合方法、剪线、拆线

一、常用手术器械的使用方法

1.手术剪

（1）组织剪：刀刃薄、锐利。主要用于剪开组织（包括脐带）。会阴切开剪是组织剪的一种，刀刃向上弯曲，与刀柄成一定角度，便于剪切会阴操作。

（2）线剪：多为直剪，又分剪线剪和拆线剪，前者用于剪断缝线、敷料、引流物等，后者用于拆除缝线。结构上组织剪的刃较薄，线剪的刃较钝厚，使用时不能用组织剪代替线剪，以免损坏刀刃，缩短剪刀的使用寿命。拆线剪的结构特点是一页钝凹，一页尖而直。

（3）正确地执剪：为拇指和无名指分别扣入剪刀柄的两环，中指放在无名指的剪刀柄上，食指压在轴节处起稳定和导向作用（附图4-1）。初学者执剪常犯错误是将中指扣入柄环（附图4-2），而这种错误的执剪方法不具有良好的三角形稳定作用，从而直接影响动作的稳定性。

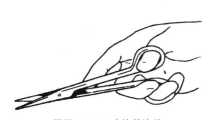
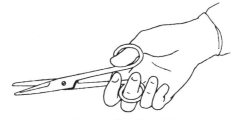

附图4-1 正确执剪姿势　　　　　　　　附图4-2 错误执剪姿势

2.手术镊

手术镊用以夹持或提取组织，便于缝合，也可用来夹持缝针或敷料等。其种类较多，有不同的长度，镊的尖端分为有齿和无齿（平镊）。

（1）有齿镊：前端有齿，齿分为粗齿与细齿。粗齿镊用于提起皮肤、皮下组织、筋膜等坚韧组织；细齿镊用于肌腱缝合、整形等精细手术，夹持牢固，但对组织有一定的损伤作用。

（2）无齿镊：亦称平镊或敷料镊、组织镊，前端平，其尖端无钩齿，分尖头和平头两种，用于夹持组织、脏器及敷料。浅部操作时用短镊，深部操作时用长镊。无齿镊对组织的损伤较轻，用于脆弱组织、脏器的夹持。尖头平镊用于神经、血管等精细组织的夹持。

（3）正确地执镊（执笔式）：姿势是拇指对食指与中指，把持两镊脚的中部（附图4-3），借助虎口作用让镊子成接近直立状，稳而适度地夹住组织。错误执镊（附图4-4）既影响操作的灵活性，又不易控制夹持力度大小。

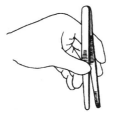
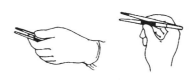

附图4-3 正确执镊姿势　　　　　　　附图4-4 错误执镊姿势

3.血管钳

血管钳也称止血钳，主要用于止血、钳夹脐带结扎用，还可用于牵引缝线，拔出缝针或代镊使用。代镊使用时不宜夹持皮肤、脏器及较脆弱的组织,切不可扣紧钳柄上的轮齿,以免损伤组织。用于止血时尖端应与组织垂直,夹住出血血管断端,尽量少夹附近组织。临床上血管钳种类很多,其结构特点是前端平滑。

(1)直血管钳:用于夹持皮下及浅层组织出血,钳夹脐带、气门芯套扎脐带,协助拔针等。

(2)弯血管钳:用于分离、夹持深部组织、内脏血管出血的止血。

(3)有齿血管钳:用以夹持较厚组织及易滑脱组织内的血管止血,如肠系膜、大网膜等,前端齿可防止滑脱,但不能用于皮下止血。

(4)蚊式止血钳:较细小,适于分离小血管及神经周围的结缔组织,用于脏器小血管的止血、面部及整形等手术的止血,不适宜夹持大块或较硬的组织。

(5)血管钳的正确执法:同手术剪。

(6)使用血管钳的注意事项:

① 血管钳不得夹持皮肤、肠管等,以免造成组织坏死。

② 血管钳只扣上一、二齿即可,要检查锁扣是否失灵,有时钳柄会自动松开,应警惕造成出血。

③ 使用前应检查前端横形齿槽两页是否吻合,不吻合者不用,以防止血管钳夹持组织滑脱。

④ 在手术操作过程中,对可能出血的部位或已出血点,首先进行钳夹,钳夹出血点时要求准确,最好一次成功,不要过多带入健康组织,结扎线的粗细要根据钳夹的组织多少以及血管粗细进行选择,血管粗时应单独游离结扎。

⑤ 结扎时上血管钳的钳尖一定要旋转提起,扎线要将所需结扎组织完全套住,在收紧第一结时将血管钳放下逐渐慢慢松开,第一结完全扎紧时再松钳移去。

4.持针钳

持针钳也叫持针器(附图4-5),主要用于夹持缝合针来缝合组织、器械打结,其基本结构与血管钳类似。持针器的前端齿槽床部短,柄长,钳叶内有交叉齿纹,使夹持缝针稳定,不易滑脱。使用时将持针器的尖端2~3 mm处夹住缝针的中、后1/3交界处,并将缝线重叠部分也放于内侧针嘴内(附图4-6)。

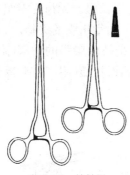

附图4-5　持针钳

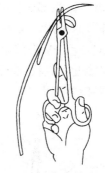

附图4-6　持针钳夹针手法

持针钳的执握方法(附图4-7):① 把抓式:也叫掌握式,即用手掌握拿持针钳,钳环紧贴大鱼际肌上,拇指、中指、无名指及小指分别压在钳柄上,食指压在持针钳中部近轴节处。利用拇指及大鱼际肌和掌指关节活动推展、张开持针钳柄环上的齿扣。② 指扣式:为传统执法,用拇指、无名指套入钳环内,以手指活动力量来控制持针钳关闭,并控制其张开与合拢时的动作范围。③ 单扣式：也叫掌指法，拇指套入钳环内，食指压在钳的前半部做支撑引导，其余三指压钳环固定手掌中，拇指可上下开闭活动，控制持针钳的张开与合拢。

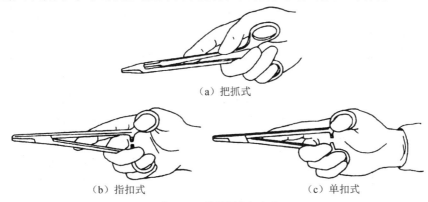

（a）把抓式

（b）指扣式   （c）单扣式

附图 4-7 持针钳执握方法

5.缝针

缝针是用于各种组织缝合的器械，它由针尖、针体和针尾（针眼）3 个基本部分组成。一般根据针体前半部分为圆形或三角形分为圆针和三角针（附图 4-8），后半部分为扁形，以便于持针钳牢固夹紧。针尾的针眼是供引线所用的孔。① 圆针：针尖及针体的截面均为圆形，用于缝合一般软组织和内脏，如宫颈、阴道黏膜、肌肉等。② 三角针：针尖前面呈三角形（三菱形），能穿透较坚硬的组织，用于缝合皮肤或其他坚韧组织。目前临床上也有采用针线一体的无损伤缝针，其针尾嵌有与针体粗细相似的线，这种针线对组织所造成的损伤较小，并可防止在缝合时缝线脱针。

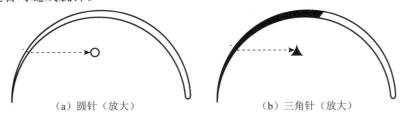

（a）圆针（放大）   （b）三角针（放大）

附图 4-8 圆针和三角针

6.手术缝合线

用于缝合组织、结扎血管和缝合止血。分为可吸收缝线和不吸收缝线，可吸收缝线主要有肠线和合成纤维类。

（1）铬制肠线：于 2～3 周后开始吸收，用于缝合深部组织。肠线的编号可反映线的粗细，正号数越大的线越粗，"0"数越多的线越细。一般多用 4/0～2 号肠线。使用肠线时应注意：① 肠线质地较硬，使用前应用盐水浸泡，待变软后再用，但不可用热水浸泡或浸泡时间过长，以免肠线肿胀易折，影响质量。② 不能用持针钳或血管钳夹肠线，也不可将肠线扭断，以致扯裂易断。③ 肠线一般较硬、较粗、较滑，结扎时需要三重结。剪线时留的线头应长一些，否则线结易脱。一般多用于连续缝合，以免线结太多，致术后异物反应较严重。④ 尽量选用细肠线。⑤ 肠线价格比丝线昂贵。

（2）合成纤维线：为高分子化合物，其优点有：组织反应轻，抗张力较强，吸收时间长，有抗菌作用。这类线因富有弹性，而要求打结时以四重或更多重的打结法作结。常用的有：① Dexon（PGA，聚羟基乙酸）。外观呈绿白相间，多股紧密编织而成的针线一体线；粗细从

6/0 到 2 号,抗张力强度高,不易拉断;柔软平顺,易打结,操作手感好;水解后产生的羟基乙酸有抑菌作用,60~90 天完全吸收,3/0 线适合于胃肠、泌尿科、眼科及妇产科手术等。② 保护薇乔。特点是可通过水解能在 56~70 天内完全吸收,材质植入很少,缝线周围组织反应极小,无异物残留;体内张力强度很高,可支持伤口 28~35 天;操作和打结方便;涂层纤维消除了缝线的粗糙边缘,对组织的拖带和损伤很小。③ 快薇乔。是吸收最快的人工合成缝线。其特点是术后第 14 天时张力强度迅速消失,初始强度与丝线和肠线相仿,组织反应极小,合二为一的圆体角针对肌肉和黏膜损伤较小,特别适合于浅表皮肤和黏膜的缝合。

(3) 不吸收缝线:有桑蚕丝线、棉线等数十种。根据缝线张力强度及粗细的不同亦分为不同型号。正号数越大表示缝线越粗,张力强度越大。"0"数越多的线越细。1 号线用于缝合皮肤、皮下组织、筋膜;粗丝线用于结扎大血管,减张缝合,腹膜、韧带及肌腱的缝合。丝线是临床上最常用的手术用线,其优点是组织反应小,质软,易打结而不易滑脱,抗张力较强,能耐高温灭菌,价格低。缺点是在组织内为永久性的异物,伤口感染后易形成窦道。棉线的用处和抗张力均不及丝线,但组织反应较轻,抗张力保持较久,用法与丝线相同。

二、缝合

缝合是将已经切开或外伤断裂的组织、器官进行对合或重建其通道,恢复其功能。是保证良好愈合的基本条件。

1. 缝合的基本步骤(以皮肤间断缝合为例说明缝合的步骤)

(1) 进针:缝合时左手执有齿镊,提起皮肤边缘,右手执持针钳,刺入组织/皮肤时,注意针尖要与组织表面垂直,然后根据针的弧度,用手指和手腕的运动,以旋转推进的力量进针,经皮下从对侧切口皮缘穿出[附图 4-9(a)]。

(2) 推针:可用有齿镊沿针前端顺针的弧度外拔,同时持针器从针后部顺势前推[附图 4-9(b)]。

(3) 夹针、拔针、出针:当针要完全拔出时,阻力已很小,可松开持针器,单用镊子夹针,持针器迅速转位再夹针体后 1/3 弧处[附图 4-9(c)],将针完全拔出[附图 4-9(d)、(e)],用持针器进行打结,助手剪线,完成缝合步骤。

2. 缝合的基本原则

(1) 要保证缝合创面或伤口的良好对合。缝合应分层进行,按组织的解剖层次进行缝合,使组织层次严密,不要卷入或缝入其他组织,不要留残腔,防止积液、积血及感染。缝合的创缘距及针间距必须均匀一致,这样看起来美观,更重要的是,受力及分担的张力一致并且缝合严密。

(2) 注意缝合处的张力。结扎缝合线的松紧度应以切口边缘紧密相接为准,不宜过紧,换言之,切口愈合的早晚、好坏并不与紧密程度完全成正比,过紧过松均可导致愈合不良。伤口有张力时应进行减张缝合。

(3) 缝合针和缝合线的选择要适宜。黏膜、肌肉缝合应用圆针,皮肤缝合应用三角针。无菌切口或污染较轻的伤口在清创和消毒清洗处理后选用丝线,已感染或污染严重的伤口可选用可吸收缝线,血管的吻合应选择相应型号的无损伤针线。

3. 常用缝合方法

单纯缝合法是使切口创缘的两侧直接对合的一类缝合方法,如皮肤缝合。会阴、阴道常用的缝合方法有:

(1) 单纯间断缝合法(附图 4-10)。操作简单,应用最多,每缝一针单独打结,多用在皮

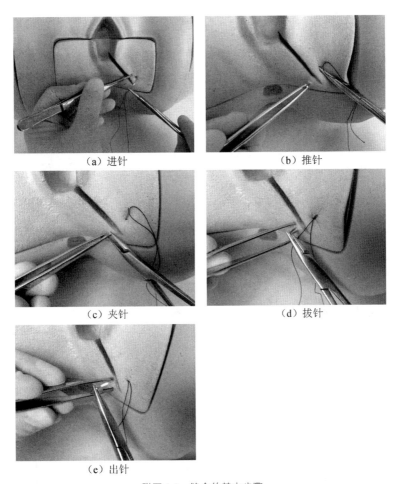

（a）进针　　　　　　　　　　　（b）推针

（c）夹针　　　　　　　　　　　（d）拔针

（e）出针

附图4-9　缝合的基本步骤

肤、皮下组织、肌肉、腱膜的缝合，尤其适用于有感染的创口缝合。

（2）单纯连续缝合法（附图4-11）。在第一针缝合后打结，继而用该缝线缝合整个创口，结束前的一针将重线尾拉出留在对侧，形成双线与重线尾打结。

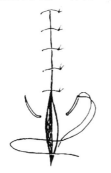

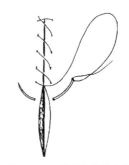

附图4-10　单纯间断缝合法　　　　　　　附图4-11　单纯连续缝合法

（3）间断垂直褥式外翻缝合法（附图4-12）。常用于会阴、阴囊、腹股沟、腋窝、颈部等处较松弛皮肤的缝合。方法是距切缘5 mm处进针，穿过表皮和真皮，经皮下组织跨切口至对侧于距切缘5 mm的对称点穿出，接着再从出针侧距切缘1～2 mm处进针，对侧距切缘1～2 mm处穿出皮肤，由4个进出针点连接的平面应与切口垂直，结扎使两侧皮缘外翻。

（4）间断水平褥式外翻缝合法（附图 4-13）。适用于胃肠道浆肌层的缝合，及血管破裂孔的修补、血管吻合口有渗漏的补针加固。

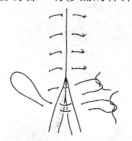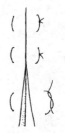

附图 4-12　间断垂直褥式外翻缝合法　　　　附图 4-13　间断水平褥式外翻缝合法

（5）皮内缝合法。分为皮内间断缝合法（附图 4-14）及皮内连续缝合法（附图 4-15）。缝合要领：从切口的一端进针，然后交替经过两侧切口边缘的皮内穿过，一直缝到切口的另一端穿出，最后抽紧，两端可做蝴蝶结或纱布小球垫。常用于外露皮肤切口的缝合，其缝合的好坏与皮下组织缝合的密度、层次对合有关。如切口张力大，皮下缝合对拢欠佳，不应采用此法。此法缝合的优点是对合好，拆线早，愈合瘢痕小，美观。

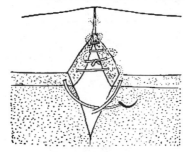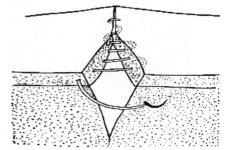

附图 4-14　皮内间断缝合法　　　　　　附图 4-15　皮内连续缝合法

4.注意事项

（1）皮肤缝合一般不做连续缝合。因这种方法会使皮肤对合不良。缝合过紧，则影响血运。当切口有局限性感染时，很难处理，如拆开一处缝线会使全部切口缝线松脱。皮肤缝合的线结要打在一侧，可便于拆线。缝合完毕后，用有齿镊对合皮肤，同时再次检查是否对合严密。

（2）各种不正确的缝合方法都应避免：① 扎皮肤缝线的结要松紧适度，过紧则缝线下皮肤有压痕，针孔因缝线切割作用而扩大（附图 4-16），过松则易形成皮肤对合不严密（附图 4-17）；② 两侧深浅不一（附图 4-18）；③ 缝合过浅，留有空腔（附图 4-19）；④ 外翻重叠（附图 4-20）；⑤ 内翻卷曲（附图 4-21）。

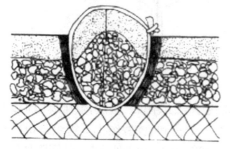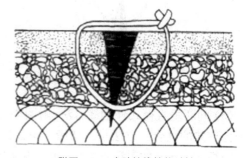

附图 4-16　皮肤缝线结扎过紧　　　　　附图 4-17　皮肤缝线结扎过松

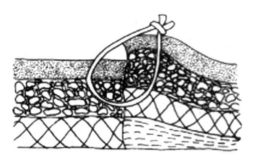

附图 4-18 两侧深浅不一

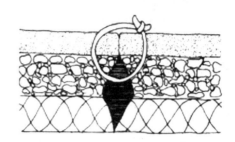

附图 4-19 缝合过浅留有空腔

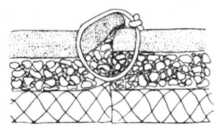

附图 4-20 外翻重叠

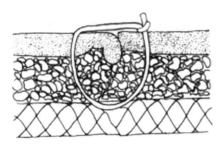

附图 4-21 内翻卷曲

（3）黏膜具有分泌功能，含致密结缔组织少，血运丰富，无菌环境差，容易发生感染，同时拆线困难。因而黏膜的缝合常选用可吸收缝线。① 根据不同部位的黏膜选择不同粗细的肠线，如阴道黏膜用 1/0 或 2/0 肠线，直肠黏膜用 3/0 肠线。② 缝合时不要过深将肌肉组织一同缝入，以防形成瘢痕。③ 缝合的密度，以能保持边缘接触即可。过密不仅增加损伤和异物反应，而且还影响局部的血液循环。④ 黏膜的缝合应遵循由深到浅、由内向外的步骤，不应留有残腔。⑤ 一侧会阴侧切创口的缝合过程：阴道黏膜处用可吸收缝线，在会阴皮肤处用不吸收缝线（附图 4-22、图 4-23）。

尿道口

阴道

黏膜

黏膜下层和肌层

皮肤

肛门

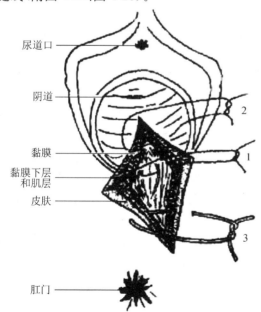

附图 4-22 会阴侧切缝合

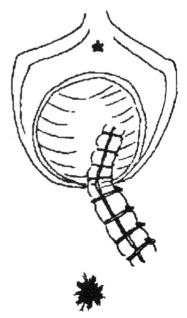

附图 4-23 会阴侧切缝合后

三、剪线与拆线

1. 术中剪线方法（附图 4-24）（四字口诀:靠、滑、斜、剪）

手术进行过程中的剪线就是将缝合或结扎后残余的缝线剪除,一般由助手操作完成。正确的剪钱方法:打结者将双线尾同时并拢提起(稍偏向左侧),助手右手持剪刀,剪尖略向下倾斜,直视下微微张开剪刀尖端,一般张开距离为 0.5 cm 左右。如张开过大,用剪口中部剪线易造成尖端误伤组织。将张开的剪尖右侧刀刃沿拉紧的缝线向下滑至线结的上缘,再将剪刀向上倾斜(顺时针转)适当的角度,然后将缝线剪断。倾斜的角度越大,遗留的线头越长;角度越小,遗留的线头越短。一般来说,倾斜 45°左右剪线,遗留的线头是较为适中的(2～3 mm)。剪断缝线后应检查一下保留的线头长短是否合适,以防失误。保留线头的长短常根据缝线的粗细、缝线的材料及结扎的部位而定。通常丝线保留 2～3 mm,肠线保留 5 mm 为宜。线头过短易于滑脱,而过长就会导致组织对线头的异物反应。皮膜缝合使用不可吸收缝线,一般在 5～10 天内拆除,所以剪线时线头应保留 0.5～1.0 cm,线结打在一侧,便于拆除。

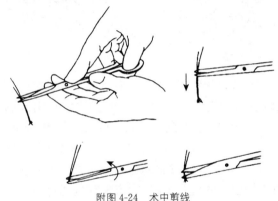

附图 4-24　术中剪线

2. 拆线

留在皮肤外的缝线,当创口愈合经过一段时间后,组织修复已经过了结缔组织形成阶段,应及时拆线。拆线的具体时间应根据不同的部位、不同的缝合方法,以及创口愈合的情况决定。一般会阴缝合可在术后 3～5 天拆线。这样可减少缝线对组织的刺激,减少瘢痕,又不致使创口裂开。如患者恶病质、营养不良、创口水肿,愈合的时间会延长,拆线时间亦应延长数日。此外,术后应注意有否切口感染。必要时以探针伸入切口炎症明显处的皮下或肌层(也可用注射器试穿),如有渗血或溢脓,应拆除部分缝线,及时引流。

拆线的方法:术者将敷料移去后,依次用碘酒、酒精消毒创口。术者左手执镊子将线结轻轻提起,右手执剪,将微微张开的线剪尖端插入线结与皮肤之间的间隙,平贴针眼处的皮肤剪断缝线,也就是将埋藏在组织内的缝线剪断,以防外露部分经组织内拉出,造成组织孔道污染(附图 4-25),然后快速轻巧地将缝线朝剪断侧拉出,这样可以避免拉开切口致患者不适。若剪刀在露在皮肤外面的缝线处剪断缝线属于错误拆线方法。拆除缝线后,局部再用酒精消毒一次,然后盖以无菌敷料。

注意事项:

(1) 拆线时应避免组织外面的线进入组织内,故剪线时的部位不应在缝合线的中间或线结的对侧,否则拉出线头时势必将暴露在皮肤外面的、可能被细菌污染的部分缝合线拉过皮下,增加感染机会。

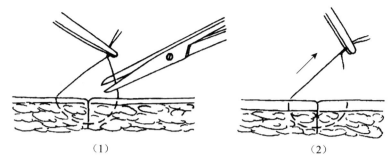

附图 4-25 拆线方法

（2）拆线时最好用剪刀去剪短缝合线，可避免因过分牵引缝合线而导致疼痛及移动缝线导致局部感染。

（3）拆线后 1～2 天应观察伤口情况，是否有伤口裂开，如伤口愈合不良或裂开时，可用蝶形胶布牵拉和保护伤口至伤口愈合。

（谢梅芳）

第二部分　产科急救处理与护理配合

实训一　脐带脱垂应急处理与护理配合

案例情景

陈女士,32岁,G_1P_0,孕38周。产检无特殊,因规律性下腹阵痛1小时入院待产。产科检查:腹围96 cm,宫高35 cm,胎位ROT,胎心140次/分。上午10:00阴道检查:宫口开5 cm,先露S^0。10:30该产妇突然喊阴道大量流水,立即听胎心110次/分,阴道口见脐带脱出。此刻助产士应该如何紧急处理?

脐带脱垂是胎膜破裂脐带脱出于宫颈外口或进入阴道甚至露出外阴部,是产科的急症之一,是危及胎儿生命的严重并发症,一旦发生应立即处理(图2-1-1)。

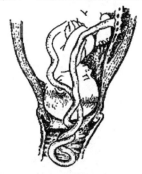

图 2-1-1　脐带脱垂

一、脐带脱垂抢救流程图

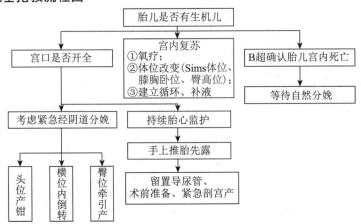

二、脐带脱垂抢救团队与协作

团队:助产士 A、助产士 B、助产士 C、医生 A(一线)。

呼叫:医生 B(二/三线)、新生儿科医生、麻醉科医生、手术室护士、超声科医生、科主任、护士长等。

医患沟通:简单、明了向产妇及其家属说明脐带脱垂的原因,胎儿可能垂危,以及医生的救治方案。

评估:原因和高危因素,并决策最佳处理方式。

【目的】

1.解除受压的脐带,恢复或改善宫内胎儿的血液循环。

2.迅速选择分娩方式终止妊娠,并做好新生儿窒息复苏的准备。

【评估】

1.母胎评估　评估产妇基本生命体征,并对胎心率、胎方位、宫缩、宫口扩张程度、胎先露下降程度、孕妇体位以及孕妇心理状态进行全面评估。

2.环境评估　环境整洁、安全,温度适宜,光线充足。

【准备】

1.助产士准备　着装整齐,戴口罩、帽子,洗手。

2.物品准备　用物备齐并放在合适位置,并处于备用状态。

(1)仪器设备类:可调节产床(枕头、被子)1 张,胎心监护仪或多普勒胎心仪 1 台,心电监护仪 1 台,脉氧仪 1 台,护理治疗车 1 台,抢救车 1 台,呼叫器 1 个,输液架 2 个,导尿包 1 包,一次性产包、阴道助产器械包、剖宫产手术包各 1 包,新生儿复苏台(书桌可代替)1 台,成人、新生儿负压吸引器各 1 个,新生儿呼吸囊 1 套,气管插管 2～4.5 号各 1 条,喉镜 1 个,骨盆 1 个,足月新生儿模型(含脐带)1 个。

(2)药品类:0.9%氯化钠 500 mL 1 袋、平衡液 500 mL 1 袋、5%葡萄糖 500 mL 2 袋、0.9%氯化钠 10 mL 1 支、盐酸肾上腺素 1 支、缩宫素 2 支。

(3)物品类:阴道检查消毒物品,吸氧面罩 1 个,鼻导管吸氧管 1 个,留置针若干,三通管 1 个,3M 敷贴 1 块,医用胶布 1 卷,注射器(1 mL、5 mL、10 mL、20 mL、50 mL)若干,输液器若干,时钟 1 个,电话 1 部,无菌手术衣若干,无菌手套若干,手术标识笔 1 支,新生儿注射头皮针 1 个,化验单(填写脐动脉或静脉血气分析结果)2 份,手术同意书 1 份,阴道助产同意书 1 份。

3.孕妇准备　向孕妇解释操作目的,取得其配合。

4.环境准备　疏通环境,扩大抢救空间,移除抢救室内非抢救物品和人员。

【步骤】

遵循 A、B、C、D、E 原则。

(一)A(Assistant,呼救)

呼叫助产士、产科医生、麻醉科医生、新生儿科医生等急救人员快速到位,分工合作,各行各责。

(二)B(Breathing,呼吸)

纠正宫内缺氧,人工抬高胎先露,鼓励孕妇呈 Sims 体位或膝胸卧位。

1.协助产妇呈 Sims 体位(脐带外露对侧 15°～30°卧位),枕头置于臀下,或呈膝胸卧位。鼻导管或面罩吸氧,流量 6～10 L/min。

2.消毒外阴,戴好无菌手套的手指伸入阴道,上推胎先露,再在耻骨弓上提供向上的压力,避免脐带受压。在实施人工操作手推胎先露时,动作轻柔,尽量不要触摸或刺激脐带,防止血管痉挛的发生,以免加剧胎儿窘迫。

(三)C(Circulation,循环)

建立静脉通道,做好术前准备和急诊手术风险评估。

1.心电监护,根据病情开放静脉通路,抽血化验(血常规、血生化、配血等)。

2.术前准备 备皮,碘伏消毒术野,吸引器、吸痰器及其他剖宫产手术器械的准备或阴道助产器械的准备,新生儿复苏物品和药品的准备。

(四)D(Delivery,分娩)

就地 10 min 内,适宜的阴道助产或剖宫产。

1.如果确诊为脐带脱垂,评估不能短时间内经阴道分娩,建议选择剖宫产。减少搬动,即刻在产房内原产床上手术;产房无手术条件者,产妇呈臀高位,一线医生跪在孕妇两腿之间持续上推胎先露,紧急转运至手术室。争取在 5~10 min 内娩出胎儿。

2.新生儿复苏人员和物品准备,采集配对脐血样本进行 pH 值及剩余碱测定。

(五)E(Evaluation,评估)

母儿评估和相应高级生命支持。产妇术后抗感染,预防产后出血,新生儿复苏及评估。

记录:团队人员通知及到达时间、脐带脱垂发生时间、胎心率情况、各项处理开始时间、各项处理达到目标时间、麻醉开始时间、手术开始时间、新生儿娩出时间、Apgar 评分,以及脐血血气分析等。

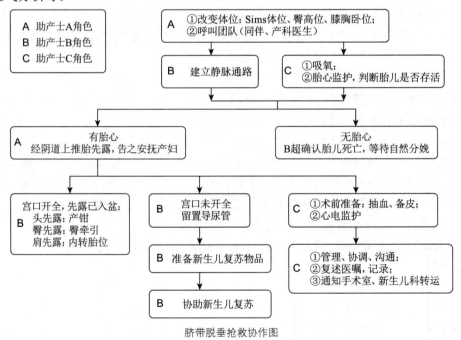

脐带脱垂抢救协作图

【注意事项】

1.脐带脱垂抢救成功的关键是及早发现、处理及时、团队协作。脐带受压到胎儿娩出的时间越短越好,最好控制在 5 分钟以内,最长不要超过 10 分钟。

2.开通绿色通道。

3.做好孕产妇及其亲属的沟通工作,并签署相关知情同意书。

4. 减少搬动,如需剖宫产,就地手术。

三、自我评价

1. 抢救流程是否熟悉,配合是否默契。

2. 是否做到心中有数,有条不紊。

3. 各项操作是否准确到位。

4. 是否体现人文关怀。

四、思考题

1. 引发脐带脱垂的原因有哪些?

2. 发现脐带脱垂首要的处理措施是什么?

请扫码观看教学视频:

脐带脱垂紧急剖宫产演练

脐带脱垂应急处理与护理配合评分标准

班级：_____　学号：_____　姓名：_____　得分：_____

项目	考核内容			分值(100分)	得分	备注
职业素养(5分)	着装规范，仪表端庄			2		
	报告班级、姓名、准备情况			1		
	语言清晰，态度和蔼			2		
操作步骤(80分)	评估(5分)	母胎评估：胎心率、胎方位、宫缩、宫口扩张程度、胎先露下降程度，以及孕妇心理状态		5		
	准备(5分)	助产士准备：着装规范		1		
		环境准备：室内整洁安静，光线充足		1		
		用物准备：备齐用物，放置有序		3		
	实施(60分)	呼叫及时	呼叫团队(同伴、产科医生)	5		
		改变体位	Sims体位、臀高位、膝胸卧位	5		
		上推胎先露	动作正确	5		
		吸氧	连接氧气导管	5		
		建立循环	建立2条静脉通路	5		
		评估胎儿	听胎心，胎心监护	5		
		阴道助产准备	产钳、臀牵引、内转胎位	5		
		剖宫产准备	备皮，留置导尿管	5		
			术前准备：抽血、备血	5		
			皮试	5		
		新生儿抢救	新生儿窒息复苏	5		
			Apgar评分	5		
	评价(10分)	流程熟悉，记录全面		5		
		沉着、冷静		5		
操作质量(10分)	动作熟练、到位			5		
	配合默契，体现团队精神			5		
人文关怀(5分)	操作动作轻柔，爱护教学用具			5		

(魏碧蓉　许　青　林雪芳)

实训二 子痫抽搐应急处理与护理配合

案例情景

某孕妇,32 岁,G_2P_1,孕 34^{+6} 周,因头痛、眼花 1 周,于 2020 年 1 月 13 日入院。入院检查:体温 36.8 ℃,脉搏 65 次/min,呼吸 16 次/min,血压 150/110 mmHg,双下肢水肿(++),检查过程中患者突然牙关紧闭,四肢强直,双臂屈曲,接着发生强烈抽动。此刻助产士应如何紧急处理?

子痫是妊娠期高血压疾病发展到最严重的阶段,其典型临床表现为:在妊娠 20 周后出现高血压、水肿、蛋白尿基础上,孕妇出现头痛、恶心呕吐、神志错乱、视觉改变、子痫发作,抽搐时眼球固定,瞳孔散大,头偏向一侧,牙关紧闭,口角及面部肌肉颤动,继之全身及四肢肌肉强直,双手紧握,双臂屈曲,发生强烈的抽动。同时伴有呼吸暂停、神志不清、面部青紫、口吐白沫,可持续 1~1.5 分钟。是临床常见的产科急危重症,若不及时处理,严重危及母儿生命,其中以产前子痫最为常见。

一、子痫抢救流程图

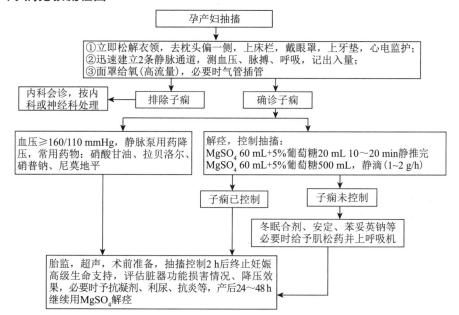

二、子痫抢救团队与协作

团队:助产士 A、助产士 B、助产士 C、医生 A(一线)、医生 B(二线)。

呼叫:助产士 B、助产士 C、医生 B、麻醉科医生、手术室护士、新生儿科医生、超声科医生等。

医患沟通:简单、明了向家属说明子痫可能危及母儿生命,以及救治的方案。

评估:原因和高危因素,并决策行动。

【目的】

1. 迅速控制抽搐,保持气道通畅,防止低氧、意外受伤和误吸。

2. 严格控制血压,适时终止妊娠。

【评估】

1.孕妇评估　血压、呼吸、脉搏、面部表情、神志状态,以及产程进展情况(宫缩、宫口扩张程度)等。

2.胎儿评估　胎心率、胎先露下降程度。

3.环境评估　环境安静、舒适、安全,温度适宜,光线柔和。

【准备】

1.助产士准备　着装整齐,戴口罩、帽子,洗手。

2.物品准备　用物备齐并放在合适位置,并处于备用状态。

(1)仪器设备类:病床(有护栏)1张、胎心监护仪或多普勒胎心仪1台、心电监护仪1台、护理治疗车1台、抢救车1台、输液泵1个、微量泵2个、输液架2个、叩诊锤1把。

(2)药品类:0.9%氯化钠100 mL 2袋、平衡液500 mL 1袋、5%葡萄糖100 mL 2袋、25%硫酸镁8支、甘露醇250 mL 1袋、硝酸甘油2 mL 3支、异丙嗪50 mg 1支、氯丙嗪50 mg 1支、哌替啶100 mg 1支、西地兰2 mL 1支、呋塞米20 mg 2支、拉贝洛尔50 mg 4支、酚妥拉明10 mg 2支、安定10 mg 2支、缩宫素10 U 5支。

(3)物品类:开口器1个,压舌板1个,眼罩1个,牙垫1个,负压吸引器1个,吸氧面罩1个,导尿包1包,注射器2 mL、5 mL、10mL、20mL各若干,避光注射器50 mL 1个,阴道检查消毒物品,鼻导管吸氧管1条,留置针2套,三通管2个,3M敷贴2块,医用胶布1卷,输液器2副。

3.环境准备　疏通环境,扩大抢救空间,转移抢救室内非抢救物品和人员。

【步骤】

遵循A、B、C、D、E原则。

(一)A(Assistant,呼救)

呼叫助产士、产科医生、麻醉科医生、新生儿科医生等急救人员快速到位,分工合作,各负其责。

(二)B(Breathing,呼吸)

保持呼吸道通畅,保障氧供。

1.立即松解衣领,侧卧位或去枕平卧,头偏向一侧,防止异物吸入或窒息。

2.面罩给予100%高流量吸氧。目标血氧:面罩经皮测血氧饱和度$SpO_2>95\%$,血气氧分压$PaO_2>60\sim70$ mmHg,动脉血氧饱和度$SaO_2>95\%$。

3.戴眼罩,上床栏,上牙垫,防止意外。

(三)C(Circulation,循环)

建立2条静脉通道,迅速给药控制病情,进行术前准备。

1.心电监护调节为每5分钟1次,开放静脉通道2条,抽血化验(血常规、凝血常规、生化、血清、DIC组合、配血、血气分析)。

2.控制血压　初始目标是在数分钟至2 h内使平均动脉压(舒张压+1/3脉压差)下降20%~25%,以后2~6 h使血压降至150~160/100~110 mmHg。按医嘱执行。

(四)D(Drugs,药物)

遵医嘱给药:解痉、镇静、降压、利尿。

1.解痉　硫酸镁的负荷剂量4~6 g+10%葡萄糖20 mL静推(10~20分钟)或+5%葡

萄糖 100 mL 快速静滴(30 分钟内)。

2.镇静　苯妥英钠、丙泊酚、安定等。

3.降压　拉贝洛尔 20 mg 静推,硝酸甘油、硝普钠、尼莫地平等。0.9％氯化钠 34～36 mL＋硝酸甘油 20～40 mg 微量泵静推,0.5～1 mL/h,按血压调节,开始剂量为 5 μg/min,可每 3～5 分钟增加 5 μg/min,如在 20 μg/min 时无效可以 10 μg/min 递增,以后可再减至 20 μg/min。

4.利尿　呋塞米等。

(五)E(Evaluation,评估)

1.评估产妇生命体征及脏器功能损害情况(心、肺、脑、肾)。

2.评估胎儿宫内安危(胎盘早剥、胎儿窘迫)。

3.评估产妇宫口开大及先露下降情况,决定分娩方式。

记录:团队人员通知及到达时间,子痫抽搐时间、次数、持续时间,尿量,胎儿宫内情况,宫缩情况、宫口开大及先露情况;各项处理开始时间,各项处理达到目标时间,麻醉开始时间,手术开始时间,新生儿娩出时间,Apgar 评分等。

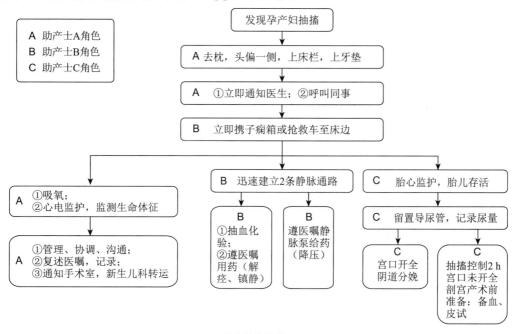

子痫抢救协作图

【注意事项】

1.硫酸镁的中毒浓度与治疗浓度接近。治疗期间应严密监测患者呼吸、尿量和膝腱反射,应保持呼吸频率≥16 次/min,尿量≥25 mL/h 或 600 mL/24 h,膝腱反射存在。

2.备有 10％葡萄糖酸钙。镁离子中毒时停用硫酸镁并静脉慢推注 10％葡萄糖酸钙 10 mL(5～10 min 推注完毕)。

3.子痫抽搐控制后做好剖宫产术前准备。

4.开通绿色通道。

5.做好孕产妇及其亲属的沟通工作,并签署相关知情同意书。

三、自我评价

1.抢救流程是否熟悉。

2.是否建立团队快速沟通信号。

3.是否充分理解各自职责和行动。

4.各项操作是否准确到位。

5.是否体现人文关怀。

四、思考题

1.发生子痫抽搐首要的护理措施是什么？

2.应用硫酸镁的注意事项有哪些？

请扫码观看教学视频：

子痫急救团队应急演练

子痫抽搐应急处理与护理配合评分标准

班级：_____　学号：_____　姓名：_____　得分：_____

项目	考核内容			分值 (100分)	得分	备注
职业素养 (5分)	着装规范，仪表端庄			2		
	报告班级、姓名、准备情况			1		
	语言清晰，沉着冷静			2		
操作步骤 (80分)	评估 (5分)	产妇评估：一般情况及产程进展情况		3		
		胎儿评估：胎心率、胎先露下降程度		2		
	准备 (5分)	助产士准备：着装规范		1		
		环境准备：室内整洁安静，光线柔和		1		
		用物准备：备齐用物，放置有序		3		
	实施 (60分)	呼叫及时	呼叫团队（同伴、产科医生）	3		
		防护措施	去枕侧卧，上床栏，上牙垫	6		
		吸氧	连接氧气导管	6		
		建立循环	建立2条静脉通路，遵医嘱用药	6		
		心电监护	监测生命体征	6		
		留置导尿管	记录尿量	6		
		评估胎儿	听胎心，胎心监护	6		
		评估患者	生命体征及脏器功能损害情况	6		
		宫口开全活胎	阴道分娩准备	4		
		剖宫产准备	备皮，留置导尿管	2		
			术前准备：抽血、备血	2		
			皮试	2		
		新生儿抢救	新生儿复苏物品准备	5		
	评价 (10分)	流程熟悉，记录全面		5		
		沉着、冷静		5		
操作质量 (10分)	动作熟练、到位			5		
	配合默契，体现团队精神			5		
人文关怀 (5分)	操作动作轻柔，复述注意事项			5		

（魏碧蓉　许　青　林雪芳）

实训三　产后出血抢救处理与护理配合

案例情景

　　某产妇,34 岁,G_3P_2,孕 40^{+3} 周临产,上夜规律宫缩 6 小时,宫口开大 4 cm,因精神紧张未入眠,精神疲乏,产科检查未见异常。凌晨 5 点宫口开全,胎心 130 次/分。宫口开全 2 小时后仍未分娩,行人工破膜,羊水淡绿色。阴检:矢状缝于骨盆右斜径上,前囟门在耻骨弓下,双顶径达"S^{+3}",即行会阴侧切 + 胎头吸引术娩出一女婴,体重 3800 g。胎盘娩出后检查见胎盘母体面毛糙,胎盘娩出 8 分钟后,产妇打哈欠、恶心,随即阴道间歇性大量流血,色暗红,约 800 mL,膀胱充盈。此刻助产士应如何紧急处理?

　　产后出血(postpartum hemorrhage)是指阴道分娩胎儿娩出后 24 h 内出血量≥500 mL,或剖宫产术出血量≥1000 mL,是分娩期严重并发症,是目前我国产妇死亡的首位原因。其发生率占分娩总数 2‰～3‰,其中 80% 以上发生在产后 2 h 之内。短时间内大量失血可迅速发生失血性休克,若不及时纠正,严重危及产妇生命。

一、产后出血抢救流程图

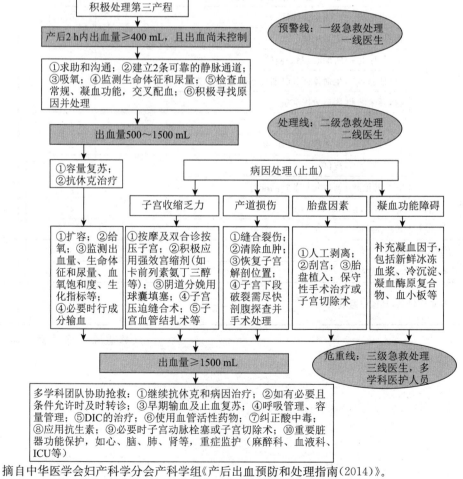

　　摘自中华医学会妇产科学分会产科学组《产后出血预防和处理指南(2014)》。

二、产后出血抢救团队与协作

（一）一级预警（出血量≥400 mL）

团队：助产士 A（台上）、助产士 B（台下）、医生 A（一线）。

评估出血量：面积法____ mL，容量法____ mL，称重法____ mL。

休克指数＝心率（次/min）/收缩压（mmHg）＝____（正常≤0.5）。

休克指数 1.0——估计失血 500~1000 mL；

休克指数 1.5——估计失血 1500~2500 mL；

休克指数 2.0——估计失血 2500~3500 mL。

查找出血原因：

（1）宫缩乏力（临床表现：　　　　　　高危因素：　　　　　　　）

（2）胎盘滞留（临床表现：　　　　　　高危因素：　　　　　　　）

（3）软产道损伤（临床表现：　　　　　高危因素：　　　　　　　）

（4）凝血功能障碍（临床表现：　　　　高危因素：　　　　　　　）

一般处理：保暖预防低体温，面罩给氧，心电监护，开放静脉通道至少 2 条，持续导尿，抽血化验（血常规、血生化、凝血常规、DIC 组合、配血）。

止血方式：促宫缩（按摩子宫，缩宫素 10 U 肌注，缩宫素 20 U＋平衡液 500 mL 静滴维持，卡前列素氨丁三醇 250 μg 肌注），检查软产道有无裂伤并缝合，检查胎盘胎膜完整性（必要时徒手剥离胎盘或清宫），检查血液是否凝固（必要时补充凝血因子）。

容量复苏：快速补充温热等渗液体 1500 mL。

记录：时间（团队人员通知及到达时间、出血时间、各项处理开始时间）、出血量、止血方式、补液量、尿量、生命体征。

（二）二级预警（500~1500 mL）

团队：助产士 A（台上）、助产士 B（台下）、助产士 C（台下）、医生 A（一线）、医生 B（二线）、检验科医生、超声科医生、麻醉科医生。

继续评估出血量：面积法____ mL，容量法____ mL，称重法____ mL。

休克指数＝心率（次/min）/收缩压（mmHg）＝____（正常≤0.5）。

休克分度＝出血量/总血容量＝____%。

妊娠末期总血容量（L）的简易计算方法：孕前体重（kg）×10%。

继续评估出血原因：

（1）宫缩乏力（临床表现：　　　　　　高危因素：　　　　　　　）

（2）软产道裂伤（临床表现：　　　　　高危因素：　　　　　　　）

（3）胎盘残留（临床表现：　　　　　　高危因素：　　　　　　　）

（4）凝血功能异常（临床表现：　　　　高危因素：　　　　　　　）

一般处理：继续面罩给氧，持续心电监护，保留开放静脉通道至少 2 条，持续导尿，抽血化验（血常规、凝血常规、DIC 组合、急查生化全套或肝功）。

止血方式：促宫缩（按摩子宫，再次卡前列素氨丁三醇 250 μg 肌注，米索前列醇 400 μg 口服或卡孕栓 1 mg 塞肛），检查软产道有无裂伤并缝合，检查胎盘胎膜完整性（必要时徒手剥离胎盘或清宫），填塞（宫腔填塞纱条、宫腔填塞水囊），检查血液是否凝固（必要时补充凝血因子）。

容量复苏：按医嘱输液。总补液量＝失血量×3，晶体液：胶体液＝3：1。若出血量＞

1000 mL,输血以红细胞为主,2～3 U。

目标:2个"100":收缩压≥100 mmHg,心率<100次/分。2个"30":尿量≥30 mL/h,血细胞比容≥30%。

记录:时间(团队人员通知及到达时间、出血时间、各项处理开始时间)、出血量、止血方式、补液量、尿量、生命体征。

(三) 三级预警(≥1500 mL)

团队:二级预警团队+医生C(三线)、麻醉科医生、手术室护士、血液科医生、输血科医生、介入室医生、外科医生(泌尿外科医生、血管外科医生)、ICU医生、医务科医生。

继续评估出血量:面积法＿＿＿ mL,容量法＿＿＿ mL,称重法＿＿＿ mL。

休克指数=心率(次/min)/收缩压(mmHg)=＿＿＿(正常≤0.5)。

休克分度=出血量/总血容量=＿＿＿%。

继续寻找出血原因。

一般处理:按二级预警继续维持。

止血方式:在二级预警止血基础上,必要时手术治疗(子宫压迫缝合术、结扎盆腔血管、经导管动脉栓塞术、切除子宫)。

容量复苏:继续按医嘱输液。总补液量=失血量×3,晶体液∶胶体液=3∶1,输血比例∶红细胞∶血浆∶血小板=6∶4∶1,其他高级生命支持。

目标:2个"100":收缩压≥100 mmHg,心率<100次/分。2个"30":尿量≥30 mL/h,血细胞比容≥30%。

记录:时间(团队人员通知及到达时间、出血时间、各项处理开始时间)、出血量、止血方式、补液量、尿量、生命体征。

【目的】

1.针对出血原因,迅速止血。

2.积极容量复苏,补充血容量,防治休克,预防并发症。

【评估】

1.产妇评估　生命体征、神志、皮肤颜色、出血量、出血原因。

2.环境评估　环境宽敞、整洁、安全,操作台无菌。

【准备】

1.助产士准备　着装整齐,戴口罩、帽子,洗手。

2.物品准备　用物备齐,放在合适位置,并处于备用状态。

(1)仪器设备类:可调节产床(被褥、枕头)1张、心电监护仪1台、护理治疗车1台、抢救车1台。

(2)药品类:缩宫素10 U 10支、卡前列素氨丁三醇250 μg 2支、葡萄糖酸钙1 g 2支、氨甲环酸1 g 2支、卡孕栓/米索前列醇2粒、平衡液500 mL 4袋、0.9%氯化钠100 mL 2袋、0.9%氯化钠500 mL 2袋、5%葡萄糖100 mL 2袋、5%葡萄糖500 mL 2袋、冰冻血浆200 mL 2袋、0.9%氯化钠10 mL 1支、红细胞2 U。

(3)物品类:接生包(缝合器械等)1包,聚血盆1个,窥阴器1个,反射灯1台,加压输液器2副,加温输液器2副,输液架2个,颈静脉穿刺包1包,吸氧面罩1个,鼻导管吸氧管1个,留置针3套,三通管3个,3M敷贴3块,医用胶布1卷,网套1个,注射器2 mL、5 mL、10 mL、20 mL、50 mL各若干,输液器3副,输血器2副,采血管4根,采血针3枚,双腔导管

1根,尿袋2个,宫腔填塞球囊1个,有尾纱布1包,无菌手术衣若干,无菌手套若干,沙袋1个。

3.环境准备 疏通环境,扩大抢救空间,转移抢救室内非抢救物品和人员。

【步骤】遵循A、B、C、D、E原则

（一）A(Assistant,呼救)

呼叫助产士、产科医生;告之产妇病情并安慰,指导其配合。

（二）B(Breathing,呼吸)

保持气道通畅,氧气吸入,必要时面罩给氧,流量6～10 L/min,维持血氧 SpO_2≥95%。

（三）C(Circulation,循环)

建立静脉通道,持续心电监护,监测生命体征。

（1）心电监护,开放静脉通路至少2条,抽血化验(血常规、血生化、凝血功能、DIC、交叉配血等)。

（2）容量复苏:补液先晶体后胶体,先盐后糖,纠正酸中毒,必要时输血制品。

（四）D(Drugs,药物)

1.缩宫剂的应用:遵医嘱给予欣母沛250 μg宫颈或肌内注射,缩宫素10～20 U加入平衡液500 mL静滴,维持6 h,根据医嘱给予卡孕栓1 mg肛门塞入或米索前列醇400～600 mg舌下含服。

2.根据医嘱应用其他药物。

（五）积极寻找出血原因,迅速止血

1.宫缩乏力

（1）排空膀胱后,按摩子宫。

① 单手腹部按摩法:将一手置于子宫底,拇指在前壁,其余四指在后壁,均匀而有节律地按摩子宫(图2-3-1)。

② 双手腹部按摩法:用双手在腹部按摩子宫,一手放在耻骨联合上方按压下腹部,将子宫向上推起,另一手放于子宫底部,拇指在前壁,其余四指在后壁握住子宫底部进行有节律的按摩(图2-3-2),同时间断用力挤压子宫,压出子宫腔内的血块。

③ 腹部-阴道双手按摩子宫法。经腹壁按摩子宫无效,可改用腹部-阴道双手按摩子宫法。一手戴无菌手套握拳置于阴道前穹隆,顶住子宫前壁,另一手自腹部按压子宫后壁,两手相对紧紧压迫子宫并做按摩(图2-3-3),按摩时间以子宫恢复正常收缩并能保持良好收缩状态为止,同时配合宫缩剂。

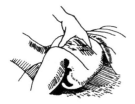
图 2-3-1 单手腹部按摩法

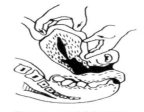
图 2-3-2 双手腹部按摩法

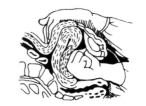
图 2-3-3 腹部-阴道双手按摩子宫法

（2）宫腔填塞纱条(图2-3-4)或宫腔止血球囊置入术:做好用物准备,协助医生。

（3）结扎盆腔血管:做好术前准备。

（4）经导管髂内动脉或子宫动脉栓塞:做好护理配合。

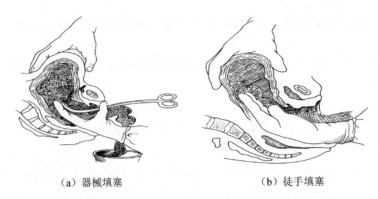

（a）器械填塞　　　　　　　　　（b）徒手填塞

图 2-3-4　宫腔填塞纱条

（5）切除子宫：做好腹部手术前准备。

2. 胎盘滞留

行人工剥离胎盘术（图 2-3-5）。如为胎盘胎膜残留，手取困难者，协助医生做好清宫术。

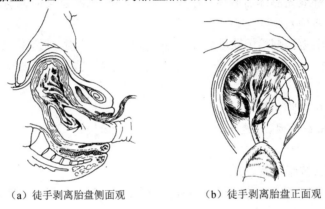

（a）徒手剥离胎盘侧面观　　　　　（b）徒手剥离胎盘正面观

图 2-3-5　徒手剥离胎盘侧面观及正面观

3. 软产道裂伤

（1）会阴阴道裂伤：按解剖关系准确地缝合直至彻底止血（图 2-3-6）。若为血肿应切开清除积血，缝合止血或碘伏纱条压迫止血 24～48 小时后取出。

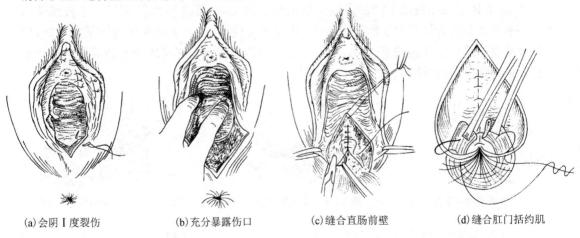

(a)会阴Ⅰ度裂伤　　　(b)充分暴露伤口　　　(c)缝合直肠前壁　　　(d)缝合肛门括约肌

图 2-3-6　会阴阴道裂伤修补

（2）宫颈裂伤、会阴深度裂伤或产道较大血肿，应报告医生缝合止血（图2-3-7）。

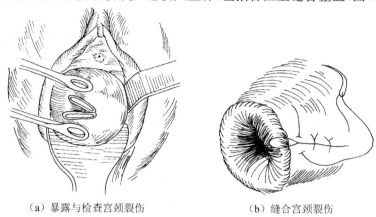

（a）暴露与检查宫颈裂伤   （b）缝合宫颈裂伤

图2-3-7　宫颈裂伤的处理

4. 凝血功能障碍

立即报告医生，按医嘱迅速补充新鲜血、血小板、纤维蛋白原或凝血因子等。

（六）E（Evaluation，评估）

1. 评估产妇生命体征、神志、皮肤颜色等情况。

2. 评估产妇子宫收缩情况、阴道流血情况。

记录：时间（团队人员通知及到达时间、出血时间、各项处理开始时间）、出血量、止血方式、补液量、生命体征等。

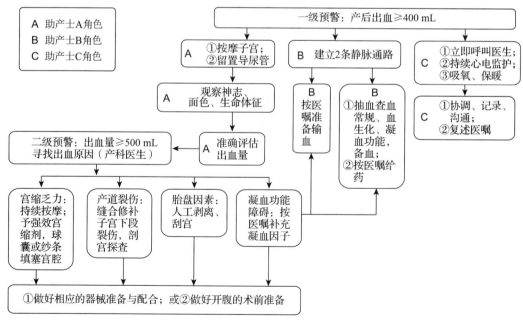

产后出血抢救协作图

【注意事项】

妊娠后期孕妇血容量增加约30%，胎儿娩出后子宫收缩可增加500 mL的血容量，上述两种因素均增强了产妇对失血的代偿功能，故正常产妇出血量在1000 mL以下时，无明显低

血容量的表现,容易给人造成假象,导致出血量估计偏低。因此,在评估产后出血量时需要注意以下几点:

1.产后2小时重点监测产后出血的发生,以胎儿娩出到胎盘娩出之间最多,约占24小时出血量的70%~80%。

2.重视产后2小时内的观察,是减少产后出血的首要环节。故在产后2小时内应每15~30分钟内按压宫底1次,及时排出宫腔积血,准确评估出血量。

3.联合应用测量方法   产后阴道流血的测量方法较多,单纯依靠一种方法是不够的,要在不同阶段联合应用两种以上的方法。阴道分娩则置聚血盆于产妇臀下再联合称重法,相加为第三产程出血量。

4.常用测定方法有三种:① 称重法:失血量(mL)=[分娩后敷料湿重(g)-分娩前敷料干重(g)]/1.05(血液比重 g/mL);② 容积法:用聚血盆收集血液后用量杯测定失血量;③ 面积法:纱布血湿面积按 10 cm×10 cm=10 mL 计算。

5.产妇结束分娩后需在产房严密观察2小时,确认宫缩良好,无产后出血后方可送回产后休养室。

三、自我评价

1.抢救流程是否熟悉。

2.是否建立团队快速沟通信号。

3.是否充分理解各自的职责和行动。

4.各项操作是否准确到位。

5.是否体现人文关怀。

四、思考题

1.产后出血常见原因有哪些? 如何预防?

2.发生产后出血首要的护理措施是什么?

请扫码观看教学视频:

产后出血应急演练

产后出血抢救处理与护理配合评分标准

班级：_____ 学号：_____ 姓名：_____ 得分：_____

项目	考核内容			分值(100分)	得分	备注
职业素养(5分)	着装规范,仪表端庄			2		
	报告班级、姓名、准备情况			1		
	语言清晰,沉着冷静			2		
操作步骤(80分)	评估(5分)	产妇生命体征、神志、皮肤颜色、出血量、出血原因		5		
	准备(5分)	助产士准备:着装规范,戴口罩,洗手		1		
		环境准备:环境宽敞、整洁、安全,操作台无菌		1		
		用物准备:备齐用物,放置有序		3		
	实施(60分)	呼叫及时	呼叫团队(同伴、产科医生)	3		
		保持气道通畅	连接氧气导管或面罩给氧	6		
		建立循环	建立2条静脉通路	6		
		心电监护	监测生命体征,保暖	6		
		按摩子宫	经腹部按摩:单手、双手	10		
		评估出血量	口述	8		
		寻找出血原因	口述	8		
		留置导尿管	记录尿量	3		
		评估产妇	生命体征、宫缩、阴道出血量、伤口情况	6		
		腹部手术准备	术前准备:抽血、备血	2		
			备皮,皮试	2		
	评价(10分)	流程熟悉,记录全面		5		
		沉着、冷静		5		
操作质量(10分)	动作熟练、到位			5		
	配合默契,体现团队精神			5		
人文关怀(5分)	操作动作轻柔,复述注意事项			5		

(魏碧蓉 许 青 林雪芳)

实训四　羊水栓塞急救处理与护理配合

案例情景

　　王某,32 岁,第二胎孕 41 周住院待产,既往有慢性肾炎病史。入院体检和产科情况无异常,宫颈已成熟。第 2 天用 0.5% 缩宫素静滴引产,静滴 3 小时后,孕妇情况好,BP:120/86 mmHg,P:88 次/分,R:22 次/分;宫缩 20～30 s/3 min,中等强度,胎心音:130 次/分,阴指宫口开 3 cm,大囟门位于骨盆 7 点,胎头"S⁰",阴道无流水及流血。停用缩宫素后3 小时检查:宫缩 50～60 s/2 min,胎心 120 次/分,宫口开全,准备接产。此时,破膜流出羊水粪染Ⅲ度,阴道流出多量暗红色血及凝血块,约 300 mL,即给氧输液,准备输血。患者BP:110/70 mmHg,P:92 次/分,自感腹疼加剧,一时胎心音听不清,即用产钳娩出一女婴,娩出同时,患者诉呼吸困难,烦躁欲坐起,面色苍白,口唇发绀、寒战,心率 140 次/分,脉搏、血压不清,指脉氧 70%。此刻,最可疑的情况是什么? 如何迅速开展抢救?

　　羊水栓塞(amniotic fluid embolism,AFE)是指在分娩过程中羊水突然进入母体血循环引起急性肺栓塞、过敏性休克、DIC、多器官功能衰竭等一系列病理生理变化过程。其发病急,病情凶险,是严重且罕见的分娩期并发症,是造成产妇死亡的重要原因之一。只要在临产和分娩过程中或产后即刻出现休克或呼吸功能损害,应警惕羊水栓塞的可能。

一、羊水栓塞抢救流程图

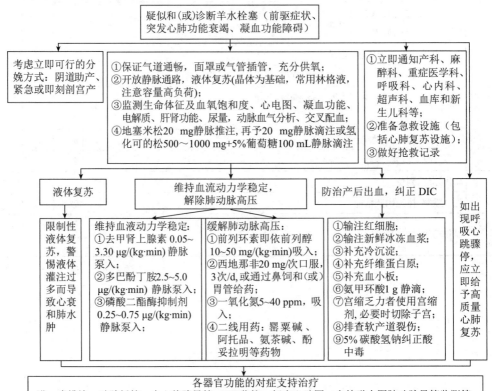

二、羊水栓塞抢救团队与协作

团队：助产士 A、助产士 B、助产士 C、医生 A(一线)、医生 B(二线)、医生 C(三线)。

呼叫：助产士 B、助产士 C、医生 B、麻醉科医生、ICU 医生、新生儿科医生等。

医患沟通：简单、明了向家属说明可能危及母儿生命，以及救治方案。

评估：原因和高危因素，并决策行动。

【目的】

1. 抗过敏，解除肺动脉高压，正压持续给氧。

2. 抗休克，防治 DIC。

3. 预防肾衰和感染。

【评估】

1. 产妇评估　突发寒战、呛咳、气急、烦躁不安、恶心、呕吐、呼吸困难、发绀、抽搐、昏迷、脉搏细速、血压骤降、心跳骤停。

2. 胎儿评估　胎心率、宫缩、宫口扩张程度、胎先露下降程度。

3. 环境评估　环境宽敞、安全，温度适宜，光线充足。

【准备】

1. 助产士准备　着装整齐，戴口罩，洗手。

2. 物品准备　用物备齐，放在合适位置，并处于备用状态。

(1) 仪器设备类：可调节产床(被褥、枕头)1 张、心电监护仪 1 台、护理治疗车 1 台、抢救车 1 台、反射灯 1 个。

(2) 药品类：氢化可的松 10 mg 2 支、地塞米松 20 mg 2 支、5％葡萄糖 100 mL 2 袋、10％葡萄糖 100 mL 2 袋、盐酸罂粟碱 30 mg 2 支、阿托品 0.5 mg 3 支、氨茶碱 250 mg 2 支、酚妥拉明 10 mg 2 支、甘露醇 250 mL 1 袋、低分子右旋糖酐 2 袋、硝酸甘油 2 mL 3 支、西地兰 2 mL 1 支、呋塞米 20 mg 2 支、拉贝洛尔 50 mg 4 支、5％碳酸氢钠 250 mL 2 袋等。

(3) 物品类：吸氧面罩 1 个，鼻导管吸氧管 1 条，留置针 2 套，三通管 2 个，3M 敷贴 2 块，医用胶布 1，网套 1 个，注射器 5 mL、10 mL、20 mL、50 mL 各 2～3 个，输液器 2 副，输血器 2 副，抽血管 4 根，抽血针 3 枚，双腔导管 1 个，导尿包 1 包，窥阴包 1 包，产包 1 包，剖宫产器械包 1 包，输液泵 1 台，输液架 2 个，聚血盆 1 个。

3. 环境准备　疏通环境，扩大抢救空间，转移抢救室内非抢救物品和人员。

【步骤】遵循 A、B、C、D、E 原则

(一) A(Assistant,呼救)

呼叫助产士、产科医生、麻醉科医生、新生儿科医生、ICU 医生等急救人员快速到位，分工合作，各行各责。

(二) B(Breathing,呼吸)

保持呼吸道通畅，正压给氧。面罩吸氧，流量 6～9 L/min，目标血氧：经皮测血氧饱和度 SpO_2 ＞95％，血气氧分压 PaO_2 ＞60～70 mmHg，动脉血氧饱和度 SaO_2 ＞95％。

（三）C(Circulation，循环)

建立 2 条静脉通道，迅速给药控制病情，做好术前准备。

1.心电监护调节为每 5 分钟 1 次，开放静脉通道 2 条，抽血化验（血常规、凝血功能、生化、心肌酶谱、DIC 组合、配血、血气分析）。

2.抗过敏，解除肺动脉高压。

3.有心搏骤停者给予高质量心肺复苏。

（四）D(Drugs，药物)

遵医嘱给药：抗过敏、解痉、抗休克、防治 DIC、防肾衰。

1.抗过敏

氢化可的松 100～200 mg 加入 5％～10％葡萄糖液 50～100 mL 中快速静脉滴注，或地塞米松 20 mg 加入 10％葡萄糖液 50 mL 中静脉推注。

2.解痉

（1）米力农：5 mg 缓慢静推，1.2～3 mg/h 静脉泵入或伊洛前列环素（雾化剂万他维）2.5～5 μg、6～9 次/d 雾化吸入。

（2）阿托品：1 mg 加入 10％～25％葡萄糖液 10 mL 中，每 15～30 分钟静脉推注一次。

（3）氨茶碱：250 mg 加于 25％葡萄糖液 20 mL 中缓慢静脉推注。

（4）酚妥拉明：10～20 mg 加于生理盐水 100～200 mL 中，以 0.3 mg/min 速度静脉滴注。

3.抗休克

（1）补充血容量：常用右旋糖酐 500 mL 静脉滴注。

（2）升压药物：巴酚丁胺、去甲肾上腺素、拉贝洛尔等按医嘱用药。

（3）纠正酸中毒：5％碳酸氢钠 250 mL 静脉滴注。

（4）纠正心衰：西地兰 0.2～0.4 mg 加于 10％葡萄糖液 20 mL，静脉缓慢注射；或毒毛花苷 K 0.125～0.25 mg 静脉缓慢注射。

4.防治 DIC

按医嘱给予肝素钠，补充凝血因子，予抗纤溶药物。

5.预防肾衰

呋塞米、甘露醇 250 mL。

（五）E(Evaluation，评估)

1.评估产妇生命体征及脏器功能损害情况（心、肺、脑、肾）。

2.评估胎儿宫内安危。

3.评估产妇宫口开大及先露下降情况，决定分娩方式。

记录：团队人员通知及到达时间，各项处理开始时间，尿量，胎儿宫内情况，宫口开大及先露情况；各项处理达到目标时间，麻醉开始时间，手术开始时间，新生儿娩出时间，Apgar 评分等。

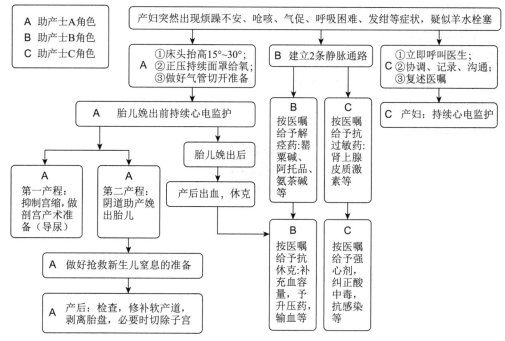

羊水栓塞抢救协作图

【注意事项】

1.羊水栓塞的处理原则是维持生命体征,保护器官功能,产科处理应考虑立即终止妊娠。若分娩过程中出现羊水栓塞,必须决定是否立即分娩。若为第一产程,予剖宫产。若为第二产程,能够迅速分娩者予阴道助产,不能迅速经阴道分娩者予剖宫产。若产后出血不能止血者,行子宫切除术。因此,护士积极配合医生要做好相应的准备。

2.对于所有疑似羊水栓塞的患者,应立即开始持续监测母体血氧饱和度、心率、心律和呼吸频率。采用无创方法进行持续性血压监测,并对胎心进行持续监测。

3.当产妇发生心搏骤停,必须就地开展心肺复苏。关键是时刻警惕、早期识别,要多学科协作,包括麻醉、呼吸、心血管、重症医学科等生命支持相关专业专家在内的多学科会诊,根据医嘱及时做好救治和监护措施。

4.羊水栓塞治疗时适当地给氧和通气非常关键。产妇在经历心搏骤停、循环衰竭阶段后,全身组织、器官处于缺血缺氧状态。为防止缺血-再灌注损伤,循环恢复以后应尽量避免血氧饱和度过高,94%～98%是较为理想的状态。

5.由于循环衰竭继发凝血功能障碍,应及时抽血评估凝血功能。羊水栓塞引发的 DIC、产后大出血较严重,在救治时常需要大规模输血方案(红细胞、血小板及凝血因子的比例为1∶1∶1)。

6.随时与产妇及其亲属进行沟通,并签署相关知情同意书。

三、自我评价

1.抢救流程是否熟悉。

2.是否建立团队快速沟通信号。

3.是否充分理解各自的职责和行动。

4. 各项操作是否准确到位。

5. 是否体现人文关怀。

四、思考题

1. 可疑羊水栓塞首要的护理措施是什么？

2. 如何预防羊水栓塞？

请扫码观看教学视频：

羊水栓塞应急演练

羊水栓塞急救处理与护理配合评分标准

班级：_____　学号：_____　姓名：_____　得分：_____

项目	考核内容			分值 (100分)	得分	备注
职业素养 (5分)	着装规范,仪表端庄			2		
	报告班级、姓名、准备情况			1		
	语言清晰,沉着冷静			2		
操作步骤 (80分)	评估 (5分)	产妇评估：呼吸、血压、脉搏、心率、面部表情等		3		
		胎儿评估:胎心率、宫缩、宫口扩张程度、胎先露下降程度		2		
	准备 (5分)	助产士准备:着装规范		1		
		环境准备:室内整洁、宽敞,光线充足		2		
		用物准备:备齐用物,放置有序		2		
	实施 (60分)	呼叫及时	呼叫团队(同伴、产科医生)	5		
		正压给氧	面罩持续给氧	10		
		建立循环	建立2条静脉通路	6		
		心电监护	监测生命体征	6		
		评估胎儿	胎心监护	6		
		评估患者	生命体征及脏器功能损害情况	6		
		心跳骤停	高质量心肺复苏	6		
		宫口开全活胎	阴道分娩准备	4		
		剖宫产准备	留置导尿管	2		
			术前准备:抽血、备血	2		
			备皮、皮试	2		
		新生儿抢救	物品准备	5		
	评价 (10分)	流程熟悉、记录全面		5		
		沉着、冷静		5		
操作质量 (10分)	动作熟练、到位			5		
	配合默契,体现团队精神			5		
人文关怀 (5分)	操作动作轻柔,复述注意事项			5		

（魏碧蓉　许　青　李彩凤）

实训五　新生儿窒息复苏与护理配合

 案例情景

　　某孕妇,32 岁,G₁P₀,妊娠 37 周,因妊娠期高血压疾病、腹痛 3 小时入院待产。入院后 B 超检查:单胎,活胎,胎儿双顶径 8.9 cm,胎盘Ⅲ级合并胎盘早剥,人工破膜后产程进展顺利,羊水胎粪Ⅲ度污染,胎儿娩出后 Apgar 评分 5 分。此刻助产士应如何处理?

　　新生儿窒息复苏是针对胎儿娩出后 1 分钟,仅有心跳而无呼吸或未建立规律呼吸而采取的抢救措施,是每位助产士必须训练掌握的急救技能之一。

一、新生儿窒息复苏抢救流程图

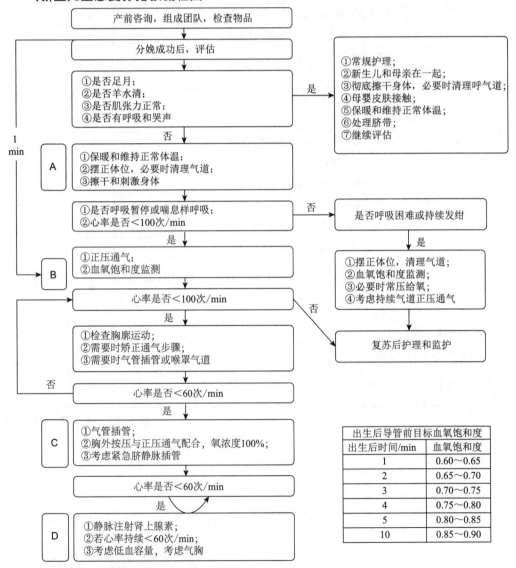

摘自《中国新生儿复苏指南图(2016 年)》。

二、新生儿窒息复苏抢救团队与协作

团队：助产士 A、助产士 B、助产士 C、医生 A（一线）、新生儿科医生。

呼叫：助产士 C、医生 A（一线）、医生 B（二线）、新生儿科医生等。

医患沟通：简单、明了向家属说明新生儿窒息可能的原因和预后等。

【目的】

1. 帮助新生儿尽快建立自主呼吸。

2. 保持新生儿气道通畅。

3. 维持正常循环，保证重要器官功能。

【评估】

1. 产妇评估 是否合并有妊娠合并症和并发症，生命体征是否平稳。

2. 新生儿评估 是否足月、羊水情况，及 Apgar 评分情况。

3. 环境评估 环境安全、安静，温度适宜，光线充足。

【准备】

1. 助产士准备 着装整齐，戴口罩、帽子，洗手。

2. 环境准备

(1) 疏通环境，扩大抢救空间，转移抢救室内非抢救物品和人员。

(2) 室温调为 28 ℃，打开辐射床调为 34 ℃，预热毛巾。

3. 物品准备

各种抢救用物备齐并放在合适的位置。

(1) 仪器设备类：远红外辐射床 1 台、负压吸引器 1 台、T-组合复苏器 1 台、空氧混合仪 1 台、氧气源 1 个，脉氧仪及传感器 1 台、自动充气式气囊 1 个、气流充气式气囊 1 个。

(2) 药品类：0.1％肾上腺素 1 mL 1 支、生理盐水 100 mL。

(3) 物品类：新生儿模型 1 个，毛巾 3 条，婴儿帽 1 个，鼻导管，吸引球 1 个，吸痰管 8F、10F、12F、14F 各 1 条，胃管 8F 1 条，胎粪吸引管 1 个，负压连接管 1 条，大中小面罩各 1 个，肩垫，喉镜 0 号和 1 号各 1 个，气管插管导管内径 3 mm、3.5 mm、4 mm 各 1 条，导管芯（铁丝），喉罩 1 个，脐静脉导管 3.5F 和 5F 各 1 条，听诊器，各种型号注射器 1 mL、5 mL、10 mL、20 mL、50 mL 各若干。脐静脉置管包：血管钳弯、直各 1 把，镊子 1 把，眼科剪 1 把。辅助用物：剪刀，无菌手套，胶布，碘伏，三通，75％酒精。

【步骤】

遵循 A、B、C、D、E 原则（见上述新生儿窒息复苏抢救流程图）。

（一）A(Airway，建立通畅气道)

初步复苏：

(1) 保暖：新生儿置远红外辐射床，第一助手听心率。

(2) 摆好体位：鼻吸气位。

(3) 清理呼吸道。羊水胎粪污染时处理：羊水有胎粪污染，且新生儿无活力（无呼吸或喘息样呼吸、心率＜100 次/min、肌张力弱，以上 3 条具备 1 条），立即气管插管（体重 3 kg，3.5 mm 管，插管深度 9 cm），胎粪吸引管吸引（100 mmHg 负压，3～5 秒，必要时可重复），应在 20 秒内完成；新生儿有活力时，用吸引球或大号吸痰管清理口、鼻腔分泌物。

(4) 擦干全身，拿走湿毛巾。

(5) 刺激：患儿仍无呼吸或哭声，第一助手拍足底给予刺激，重新摆好体位。

（二）B(Breathing，正压通气)

1. 评估 评估呼吸及心率（第一助手听心率 6 秒，数出来）。如呼吸暂停或喘息样呼吸，或心率<100次/min,进行正压通气。

2.连接脉搏氧饱和度仪至新生儿右手手腕上。

3.正压通气　用自动充气式气囊进行正压人工呼吸,给予21%氧浓度,压力20 cm H_2O,通气频率为40~60次/分,吸呼比率1∶2。

正压通气反应评估:正压通气5~6次后,如胸廓有起伏,继续做正压通气30秒后评估心率;如胸廓无起伏,同时伴有心率、血氧饱和度无上升,做矫正通气。

4.矫正通气遵循 M—R—S—O—P—A 原则(M:调整面罩;R:重新摆正体位;S:吸引口鼻;O:张口;P:增加压力;A:改变气道):抬起下颌,重新摆好体位,打开口腔,吸引口鼻分泌物,增加压力,如胸廓有运动,做有效通气30秒后再评估。

注意:持续气囊面罩人工呼吸(>2分钟)可产生胃充盈,应常规插入胃管持续胃肠减压,以防止胃扩张及胃内容物吸入。

5.正压通气反应再评估　30秒有效正压通气(有胸廓运动)后评估新生儿心率:

(1)如心率≥100次/min,逐渐减少正压通气的压力和频率,同时观察是否有有效的自主呼吸,若有,则停止正压通气。如氧饱和度未达到目标值,可常压给氧。

(2)如心率在60~99次/min,再评估通气技术,必要时再做通气矫正步骤,可考虑气管插管正压通气。

(3)如心率<60次/分,给予气管插管,增加给氧浓度至100%,开始气管插管正压通气配合进行胸外按压。

(三)C(Circulation,维持循环)

1.气管插管　第一助手给予常压给氧,第二助手配合医生插管(1号镜片,3.5 mm管,插管深度9 cm),连接气囊,做正压人工通气。第一助手判断导管位置(迅速的心率增加,胸廓起伏良好,导管内有雾气,双肺呼吸音对称),气管插管成功,固定气管导管,上调氧浓度至100%。

2.胸外按压配合正压通气　(1)方法:拇指法或双指法按压;(2)位置:位于两乳头连线中点下方,避开剑突;(3)压力:按压深度为胸骨前后径1/3;(4)速度:胸外按压频率为90次/分,胸外按压和正压通气按3∶1比例配合,3次快速按压后紧接1次通气,耗时2秒,每分钟120个动作。

3.评估　正压通气加胸外按压1分钟后再次评估心率。

(1)如心率≥60次/分,停止胸外按压,以40~60次/分频率继续正压通气,给氧浓度可减至40%。

(2)如心率<60次/分,检查正压通气和胸外按压操作是否正确,是否给予100%氧,如通气和按压操作皆正确,做紧急脐静脉插管,给予肾上腺素。为便于脐静脉插管操作,胸外按压者移位至新生儿头侧做拇指法胸外按压。

(四)D(Drugs,药物)

1.肾上腺素　首选脐静脉给药,插入脐静脉导管,遵医嘱给予1∶10000肾上腺素0.1~0.3 mL/kg,吸于1 mL的注射器中脐静脉给药。当静脉通道正在建立时可考虑气管内给药,遵医嘱给予1∶10000肾上腺素0.5~1.0 mL/kg,吸于5 mL的注射器中气管内给药,给药后继续做正压通气和胸外按压。1分钟后再次评估心率。

(1)如心率≥100次/min,逐渐减少正压通气的压力和频率,同时观察是否有有效的自主呼吸,若有,则停止正压通气。如氧饱和度未达到目标值,可常压给氧。

(2)如心率在60~99次/min,再评估通气技术,必要时再做通气矫正,可考虑气管插管正压通气。

（3）如心率＜60 次/min,3～5 分钟可重复应用,如首剂肾上腺素气管内给药,无效重复给药时应改为脐静脉给药。

2.扩容　如新生儿对有效的正压通气、胸外按压及肾上腺素无反应,有持续低心率,有急性失血史及低血容量表现,如心音低钝,肤色仍苍白,毛细血管再充盈延迟(测前胸,＞3 秒钟),考虑休克,应给予扩容,给予生理盐水 30 mL 静脉内输注 5～10 分钟以上。正压通气 30 秒后评估心率,如心率＞100 次/分,有呼吸,氧饱和度上升,逐步下调正压通气的压力和频率,继续正压通气,患儿自主呼吸好,面色红,血氧饱和度稳定,肌张力好,心率＞100 次/分,拔除气管导管,停止正压通气为常压给氧,复苏成功,转入复苏后护理。

（五）E(Evaluation,评估)

新生儿复苏后转入新生儿监护室,密切监护和反复评估呼吸、氧饱和度、血压、血糖、电解质、排尿情况、神经状态和体温。如果需要,迅速开始亚低温治疗。

记录:团队人员通知及到达时间,新生儿娩出时间、Apgar 评分,各项复苏措施开始时间和效果评估,新生儿复苏用药,新生儿脐带血血气情况。

【注意事项】

1.物品准备时注意检查听诊器、吸引球、新生儿喉镜、新生儿低压吸引器、新生儿复苏气囊、给氧装置是否功能完好。

2.抢救过程中注意正确摆放新生儿体位。

3.新生儿复苏成功的关键是建立有效的正压人工呼吸。

4.正确选择面罩,以免过大可能伤及眼睛,过小不能充分覆盖口鼻。

5.正压给氧 2 分钟以上者需插入胃管进行胃肠减压,以防止胃扩张及胃内容物吸入。

6.胸外心脏按压可能发生的损伤:肋骨骨折、气胸、肝破裂。

7.复苏抢救应动作迅速。

8.脐静脉肾上腺素要快速推入,脐静脉给肾上腺素后用生理盐水 1 mL 冲管。

9.向家属介绍本病的相关医学知识,告知家属,该病可能引起缺血缺氧性脑病,发生神经系统严重后遗症,如智力低下、听力下降、瘫痪等,取得家属的理解和配合。

三、自我评价

1.是否明确新生儿窒息复苏的准备工作。

2.人工呼吸及胸外心脏按压操作是否正确。

3.是否熟知新生儿复苏流程。

4.是否能正确选择复苏方案。

5.是否注意保暖,动作是否轻柔、迅速。

四、思考题

1.什么情况需要进行胸外心脏按压?

2.新生儿窒息复苏的原则是什么?

3.为什么经气囊面罩正压通气 2 分钟以上者需插入胃管?

4.为什么新生儿窒息复苏行人工呼吸时,新生儿应取鼻吸气位?

新生儿窒息复苏与护理配合评分标准

班级：_____　　学号：_____　　姓名：_____　　得分：_____

项目		考核内容	分值(100分)	得分	备注
职业素养(4分)		报告班级、姓名、操作项目	1		
		着装整洁，仪表端庄	1		
		举止沉着迅速，语言表达清晰	2		
操作步骤(74分)	评估(2分)	分娩前产科咨询	1		
		评估有无引起新生儿窒息的相关因素	1		
	准备(6分)	人员准备：衣帽整洁，洗手，戴口罩，穿手术衣	2		
		环境准备：环境符合产房无菌要求，室温26~28 ℃	1		
		用物准备：备齐用物，检查用物性能，放置有序，预热辐射台	3		
	实施(62分)	初步复苏(15分) 快速评估	2		若正压通气方法错误，本项不得分
		初步复苏(15分) 新生儿置于辐射台，听心率	2		
		初步复苏(15分) 羊水胎粪污染时处理方法正确	6		
		初步复苏(15分) 清理鼻腔，擦干全身，拿走湿毛巾，重新摆好体位	5		
		正压通气(15分) 连接脉氧仪	1		
		正压通气(15分) 正压人工呼吸的压力、频率、吸呼比	6		
		正压通气(15分) 正压通气反应评估	1		
		正压通气(15分) 矫正通气步骤	5		
		正压通气(15分) 正压通气反应再评估	2		
		气管插管＋胸外按压(15分) 气管插管及判断导管位置	5		若胸外按压配合正压通气错误，本项不得分
		气管插管＋胸外按压(15分) 胸外按压配合正压通气的方法、位置、压力、速度	8		
		气管插管＋胸外按压(15分) 评估	2		
		药物(5分) 肾上腺素给药，建立脐静脉	3		
		药物(5分) 扩容	2		
		复苏后护理(2分) 病情监护，注意并发症，进行健康指导	2		
		注意事项(8分) 注意事项	8		
		操作后(2分) 整理用物，洗手，记录	2		
	评价(4分)	复苏过程正确评估	2		
		新生儿复苏效果	2		
操作质量(18分)		抢救时态度严肃认真	6		
		复苏流程正确	6		
		动作迅速，在规定时间完成每步操作	6		
人文关怀(4分)		态度和蔼，与家属沟通有效	2		
		关心爱护新生儿	2		

（朱长缨　李真真　魏碧蓉）

实训六 孕产妇心肺复苏与护理配合

案例情景

患者,女性,30 岁,因"G_3P_0,停经 33^{+2} 周,胸闷 1 周,呼吸困难 5 h"入院。平素月经规律,5 天/30 天,量中,无痛经。LMP:2019-8-18。EDC:2020-5-25。停经 32 天测尿 HCG(+),停经 9 周 B 超检查提示:宫内早孕,双绒双胎,胚芽大小与孕周相符。早孕反应尚可,停经 4^+ 月自觉胎动至今。孕期进行不定期产前检查数次。孕 21 周 B 超检查提示:双胎妊娠,大小与孕周相符。孕中晚期无头痛、头晕及皮肤瘙痒等不适,自述孕期血压在正常范围。最近两周自觉双下肢水肿明显,休息后不消退,1 周前无明显诱因出现胸闷,偶有气喘,无咳嗽咳痰,无心前区疼痛,夜间需头部抬高方可入睡。自觉胎动好,无腹痛,无阴道流血流液,未予重视。5 h 前突发呼吸困难,伴咳嗽,咳粉红色泡沫样痰,不能平卧,并大汗淋漓急诊来院。入院体检时孕妇突然失去意识,问答无反应。此刻作为助产士应如何处理?

心搏骤停是指心脏突然衰竭而不能搏出足量的血液供应重要器官,特别是危及脑的存活。产科和非产科因素均可能成为心搏骤停的原因。一般导致孕产妇心搏骤停的原因主要有妊娠期高血压疾病、羊水栓塞、产科大出血、心脏病及药物等。孕产妇复苏是指针对孕产妇心搏骤停采取的抢救措施,是助产士必须掌握的抢救技能之一。

一、孕产妇心肺复苏流程图

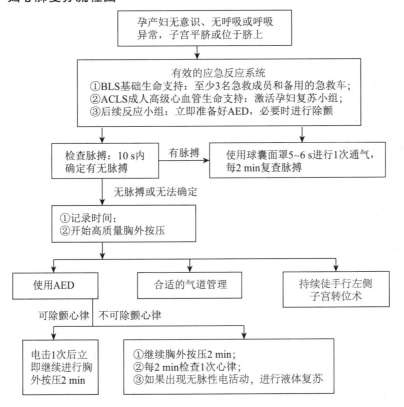

二、孕产妇心肺复苏抢救团队与协作

团队:助产士 A、助产士 B、助产士 C、医生 A(一线)、医生 B(二线)。

呼叫:助产士 B、助产士 C、医生 B、麻醉科医生、ICU 医生、新生儿科医生等。

医患沟通:简单、明了向家属说明可能危及母儿生命,以及救治方案。

评估:原因和高危因素,并决策行动。

【目的】

1.患者心跳、呼吸恢复:面色、口唇、甲床色泽转为红润;散大的瞳孔缩小;意识恢复;有尿;心电图波形改变。基本生命支持复苏成功。

2.母胎安全。

【评估】

1.判断意识、呼吸与脉搏　低头凑近患者耳边大声呼唤其名字并拍打双肩,声音洪亮有效,对着左右耳朵各呼唤一次,时间约 5 秒,同时采用"一看二听三感觉"方法观察患者呼吸是否正常,触摸颈动脉是否有搏动,判断呼吸与脉搏时间各 5 秒且同时进行。随后用大拇指掐压人中穴 2 次,同时观察患者呼吸是否正常。

2.环境评估　环境宽敞、安全。

【准备】

1.助产士准备　着装整齐,戴口罩,洗手。

2.一般物品　输液车、心电监护仪等。

3.抢救物品　成人抢救车。

【步骤】

遵循"呼—摆—判—启"原则。

(一)呼救

确定昏迷后高声呼救"患者昏迷,快抢救"。

(二)摆体位

患者去枕,左侧 15°～30°卧位,背部置心肺复苏硬板上,以压额抬颏法(也称"仰头提颏法")开放气道,清除口腔异物。操作者需靠近患者右侧。

(三)判断循环

食指、中指指尖触及患者气管正中部(相当于喉结的位置),向侧方滑动 2～3 cm 至胸锁乳突肌前缘凹陷处,判断有无颈动脉搏动,同时判断患者有无呼吸、有无面色改变及有无咳嗽反射,时间在 10 秒以内。

(四)启动 C—A—B 心肺复苏

患者无意识、无呼吸、无循环体征,立即进行心肺复苏,按 C—A—B 复苏流程,以 30∶2 的比例进行心脏按压和正压通气给氧。

1.C(Circulation,胸外按压)

(1)部位:胸骨中段,比普通人位置稍高(早孕期乳房小的女性可快速定位于两乳头连线中点近头侧的胸骨处,中晚孕期乳房较大的女性需通过触摸胸骨来判断)。

(2)姿势:双手交叉,双手掌根重叠,十指相扣,以下方一手掌根部接触按压部位,双臂位于患者胸骨的正上方,双肘关节伸直;以髋关节为轴,利用上半身体重垂直向下按压胸廓,压力均匀,不可冲击式按压,抬起时手掌根不能离开按压位置。

(3)按压频率:100～120 次/min。

（4）按压深度：5～6 cm；按压放松比正确，每次按压后胸廓完全弹回，保证按压与抬起时间基本相同。

（5）按压时注意观察患者面部皮肤、黏膜颜色有无改善。

（6）左侧子宫转位术。大于孕 20 周者，行单手或双手左侧子宫转位术。

2. A（Airway，开放气道）

使用压额抬颌法，气道开放需贯穿于复苏整个过程。检查口腔有无异物，若有则立即取出异物。

3. B（Breathing，人工呼吸）

（1）口对口人工呼吸：在保持气道开放位置下，拇指、食指捏住鼻孔后，用力口对口吹气 2 次，每次 1 s，500～600 mL 潮气量，以见到胸廓起伏作为有效通气标准，吹气后（相当于患者吸气）松开患者鼻孔及口，让患者被动呼吸。

（2）球囊面罩人工呼吸：面罩扣住患者口鼻部，挤压呼吸球囊，每次 1 s，球囊需连接中心氧源，流速 10 L/min。以 30：2 的比例进行心脏按压和正压通气给氧。双人操作助手双手"E-C 型"或"双 E 型"固定面罩于患者口鼻部，单人操作使用"E-C 型"手法固定面罩。操作者双手挤压简易呼吸器球囊，连续通气 2 次，每次持续 1 s，胸廓出现明显起伏为有效通气标准。

（3）气管插管：由经验丰富的操作者进行气管插管。当高级气道建立后，按压和通气不再以 30：2 的比例进行，应持续保持 100～120 次/min 的频率进行胸外按压，予 10 次/min 的频率进行通气。

4. D（Defibrillation，除颤；Drugs，药物；Delivery，产科处理）

（1）电除颤：出现室颤等可除颤心律，应立即电除颤，单相波除颤仪选择能量 360 J，双相波则选择 200 J。因产科的医护人员可能缺乏识别可除颤心律的经验，产科病房可配备自动体外除颤仪代替手动除颤仪。

（2）1：10000 肾上腺素 1 mg，首先静注，如来不及建立静脉通道则心内注射或气管注入，气管注入剂量大于静脉注入 3～5 倍。每 3～5 min 重复用药。随后开放 2 条静脉通路，快速容量复苏。

（3）急诊剖宫产：对于胎龄 24 周以上胎儿，孕产妇心跳停止 4 分钟内施行剖宫产术娩出胎儿，可获得最高存活机会。因此，要求医务人员在心跳停止 4 分钟内开始实施就地剖宫产术（产房、ICU 或手术室）。

5. 复苏后期处理

（1）维持血液循环：建立 2 条静脉通路，按医嘱补充血容量并用血管活性药，维护血压在正常水平。

（2）维持有效通气功能：继续吸氧。如自主呼吸尚未恢复，可用人工呼吸机辅助通气；维持血氧饱和度≥95％。

（3）持续心电监护，发现心律失常酌情处理。

（4）积极进行脑复苏：如心肺复苏时间较长，大脑功能会有不同程度损害。① 如意识障碍伴发热，应头部冰帽降温；如血压稳定，按医嘱给予人工冬眠，常用氯丙嗪和异丙嗪静滴或肌注。② 防治脑水肿：按医嘱给予脱水剂、肾上腺糖皮质激素或白蛋白等。

6. 转诊

做好转诊途中的监护和抢救准备，转中心 ICU 继续高级生命支持。

（五）E(Evaluation，评估)

1.复苏效果评估

首轮做 5 个 30∶2 心脏按压和正压通气给氧，约 2 分钟后，操作者复检呼吸、颈动脉搏动。

2.复苏成功标准

大动脉可扪及搏动，出现自主呼吸，意识好转，皮肤黏膜颜色转为红润，瞳孔由扩大转为缩小，出现生理反射，出现肢体自主活动，吞咽动作出现。心电图出现交界区、房性或窦性心律。

记录：团队人员通知及到达时间，各项处理开始时间，尿量，胎儿宫内情况，宫口开大及先露情况；各项处理达到目标时间，麻醉开始时间，手术开始时间，新生儿娩出时间，Apgar评分等。

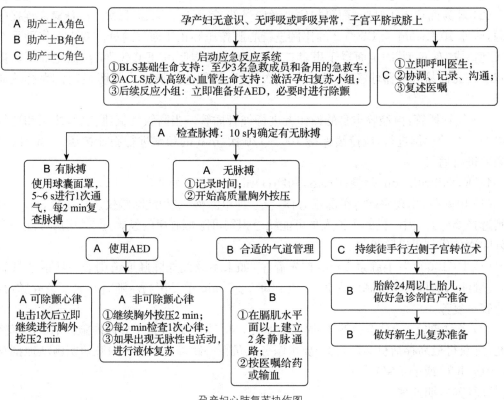

孕产妇心肺复苏协作图

【注意事项】

1.复苏体位　采取右侧抬高 10～15 cm 的左侧卧位，减少增大子宫对主动脉及下腔静脉压迫。将垫子放置在患者右腰背部侧使其体位向左侧倾斜 15°～30°，也可右侧躯干及髋下垫水袋或毛巾卷，或是助手将膝部垫于患者躯干及髋下；手法将子宫向左推，或用 Cardiff 楔形物固定此体位。

2.复苏流程　为 C—A—B，把心脏按压放在了最重要的位置。在除颤之前进行胸外按压，除颤 1 次结束之后马上再进行胸外按压。按压频率至少 100 次/分，按压深度至少 5 cm，连续按压，尽可能减少按压中断，持续按压，不过早放弃患者。

3.在实施剖宫产术中和术后一定不能中断胸外按压，高质量胸外按压是心肺复苏过程中最有效的抢救手段。

4.妊娠晚期母婴均不能耐受缺氧,所以对于猝死的孕妇应尽早建立人工气道,实施高流量氧气正压通气支持,由于孕产妇膈肌高、肺容量减少和顺应性降低,正压通气时应适当减少潮气量。

5."黄金4分钟"。母体心跳呼吸停止后,因脐静脉血氧张力总是低于子宫静脉血氧张力,胎儿的氧储备不超过2分钟。孕妇对无呼吸无心跳的耐受时间仅4分钟,因此,在心肺复苏的同时,助产士要做好紧急剖宫产的术前准备。

6.随时与产妇及其亲属进行沟通,并签署相关知情同意书。

三、自我评价

1.抢救流程是否熟悉。

2.是否建立团队快速沟通信号。

3.是否充分理解各自职责和行动。

4.各项操作是否准确到位。

5.是否体现人文关怀。

四、思考题

1.孕妇心肺复苏有效的指标有哪些?

2.孕妇心肺复苏评估有哪些要求?

请扫码观看教学视频:

围生期心肺复苏应急演练

孕产妇心肺复苏与护理配合评分标准

班级：_____　　学号：_____　　姓名：_____　　得分：_____

项目	考核内容			分值（100分）	得分	备注
职业素养（5分）	着装规范，仪表端庄			2		
	报告班级、姓名、准备情况			1		
	语言清晰，沉着冷静			2		
操作步骤（80分）	评估（5分）	产妇评估：判断意识、呼吸与脉搏		3		
		胎儿评估：胎心率		2		
	准备（5分）	助产士准备：着装规范		1		
		环境准备：安全、宽敞，光线充足		2		
		用物准备：备齐用物，放置有序		2		
	实施（60分）	呼叫及时	呼叫团队（同伴、产科医生）	5		
		摆放体位	去枕，左侧15°~30°卧位，背部置心肺复苏硬板上，以压额抬颏法开放气道，清除口腔异物	5		
		判断循环	判断有无颈动脉搏动，同时判断患者有无呼吸、有无面色改变及有无咳嗽反射，时间在10秒以内	5		
		胸外心脏按压	按压部位、手法、频率、深度等	5		
		开放气道	压额抬颏法	5		
		口对口人工呼吸	在保持气道开放位置下，拇指、食指捏住鼻孔后，用力口对口吹气2次，每次1 s，500~600 mL潮气量，以见到胸廓起伏作为有效通气标准，吹气后松开患者鼻孔及口，让患者被动呼吸	5		
		面罩气囊人工呼吸	面罩扣住患者口鼻部，挤压呼吸球囊，每次1 s，球囊需连接中心氧源，流速10 L/min。以30∶2的比例进行心脏按压和正压通气给氧	5		
		气管插管配合	由经验丰富的操作者进行气管插管。当高级气道建立后，应持续保持100~120次/min的频率进行胸外按压，予10次/min的频率进行通气	5		
		心电监护	监测生命体征	5		
		建立循环	建立2条静脉通路	5		
		评估胎儿	胎心监护	4		
		紧急剖宫产准备	留置导尿管	2		
			术前准备：抽血、备血	2		
			备皮、皮试	2		
	评价（10分）	流程熟悉，记录全面		5		
		沉着、冷静		5		

续表

项目	考核内容	分值 （100分）	得分	备注
操作质量 （10分）	动作熟练、到位	5		
	配合默契，体现团队精神	5		
人文关怀 （5分）	操作动作轻柔，复述注意事项	5		

（魏碧蓉　许　青）

实训七　肩难产应急处理与护理配合

案例情景

　　孕妇,26 岁,G_1P_0,妊娠 40^{+3} 周,因不规则腹痛 3 小时入院待产。妊娠 24 周 OGTT 提示:6.3 mmol/L,11.0 mmol/L,9.55 mmol/L,诊断为妊娠期糖尿病,予饮食控制。入院检查:B 超:LOA,单活胎,估计胎儿体重 3.9 kg;孕妇体重测量较孕前增加 20 kg。产科检查:腹围 105 cm,宫高 36 cm。上午 10 点阴道检查:宫口开 3 cm,先露 S^{-1};下午 3 点再次检查:宫口开 5 cm,先露 S^0。孕妇及其家属强烈要求行阴道分娩。晚上 11 点宫口开全。分娩过程中,胎头下降缓慢,胎头娩出后胎肩娩出困难。此时作为助产士应如何处理?

　　肩难产是指头位阴道分娩时胎头娩出后,胎儿前肩嵌顿于母体耻骨联合后上方,用常规手法无法娩出胎儿双肩的急性难产。当胎儿双肩径(肩的宽度)大于骨盆入口平面横径时即可发生肩难产。肩难产属于难以预测的产科急诊,巨大儿容易发生肩难产,但部分正常体重胎儿也可能发生肩难产。所以助产士应清楚抢救肩难产的流程,能在紧急情况下密切配合产科医生做好每一项操作。

一、肩难产抢救流程图

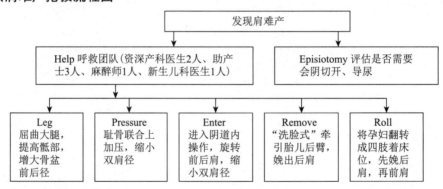

二、肩难产抢救团队与协作

团队:助产士 A、助产士 B、医生 A(一线)。

呼叫:助产士 C、医生 B(二线)、新生儿科医生、麻醉科医生。

医患沟通:简单、明了向家属说明肩难产可能原因、胎儿生命垂危,以及救治方案。

评估:原因和高危因素,并决策行动。

【目的】

增大骨盆径线,缩小胎儿双肩径,改变胎儿双肩径与骨盆相对位置,以寻求通路娩出胎肩为目的。

【评估】

1. 产妇评估　产妇产力情况、精神状态、配合程度,是否需要做会阴切开。

2. 胎儿评估　胎头娩出后前肩能否顺利娩出,胎儿此时有无缺氧危险。

3. 环境评估　环境安全,温度适宜,光线充足。

【准备】

1. 助产士准备　评估有肩难产高危因素,事先告诉上级医师及新生儿科医师,并做好新生儿抢救准备。

2. 物品准备　产包、利多卡因、10mL 注射器、新生儿复苏台、气管插管等复苏器械与药品。

【步骤】遵循"H—E—L—P—E—R(请、评、屈、压、转、牵、翻)"原则。

1. Help　请求帮助,请产科高年资医生或助产士、麻醉师、新生儿科医生迅速到位,导尿排空膀胱。

2. Episiotomy　评估是否需要做会阴切开,以利于增加手术操作空间及减少软组织阻力。

3. Leg(屈,McRoberts 法)　协助孕妇大腿向其腹壁极度屈曲,双手抱膝,达到增加骨盆径线的目的(图 2-7-1)。

助产士 2 人同时协助产妇屈曲大腿,尽可能使产妇大腿接近腹部,使臀部离开床面,并两大腿尽可能外展。

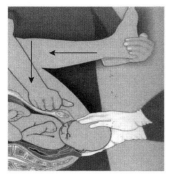 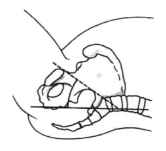 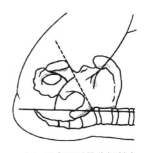

　　(a)产妇体位　　　　　　　(b)屈大腿前骨盆倾斜度　　　　　(c)屈大腿后骨盆倾斜度

图 2-7-1　屈大腿法

4. Pressure(压,持续加压法或 Rock 加压法)　耻骨联合上方加压配合接生者牵引胎头,达到减小胎儿双肩径的目的。

助手在产妇耻骨联合上方触到胎儿前肩部位,并向后下加压,使双肩径缩小,同时助产者牵拉胎头,两者相互配合持续加压与牵引,注意不能用暴力(图 2-7-2)。压前肩法与屈大腿法联合应用。

5. Enter(转,旋肩法)　改变胎儿双肩径与骨盆相对位置以寻求通路娩出胎肩为目的。

(1) Rubin 法(缩前肩):一手沿骶凹处进入阴道内,在胎儿前肩后方推动肩胛使肩内收,以缩小双肩径并旋转到斜径上(图 2-7-3)。

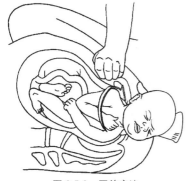 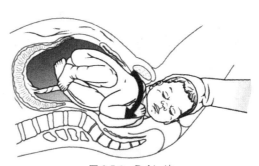

　　图 2-7-2　压前肩法　　　　　　　　　　图 2-7-3　Rubin 法

（2）Woods 法（缩后肩）：① 旋肩到斜径上。助产者以食、中指伸入阴道，放在胎儿前肩肩峰与肩胛间，加压旋转胎肩达骨盆斜径上，使前肩入盆，嵌顿的前肩得以松动娩出。② 将后肩旋转 180°。助产者以食、中指伸入阴道紧贴胎儿后肩的背面，将后肩向侧上旋转，助手协助将胎头同方向旋转，当后肩逐渐旋转至前肩位置时娩出。操作时胎背在母体右侧用左手，胎背在母体左侧时用右手。旋转后肩娩出时注意不可旋转胎颈和胎头，以免损伤臂丛神经（图 2-7-4）。

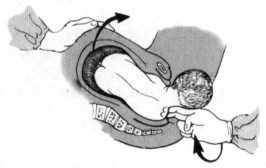

（a）压后肩前面的锁骨，旋转后肩（箭头表示旋转的方向）

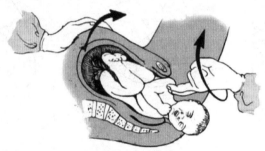

（b）前肩从耻骨下解除嵌顿，在母体腹部旋转胎体，以配合前肩旋转

图 2-7-4　Woods 法

6. Remove（牵，牵后臂法）　利用骶凹空间，牵后臂，娩出后臂，从而娩出后肩和前肩。

助产者手顺骶骨伸入阴道，将食、中指尖放入胎儿后肘窝，然后以手压后肘窝，使胎儿肘关节屈曲于胸前，然后握住胎儿后上肢，沿胸的方向以"洗脸"的方式娩出后臂，从而协助后肩娩出（图 2-7-5）。

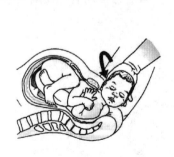 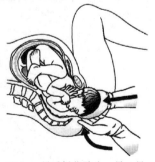 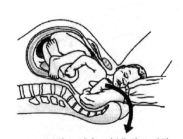

（a）操作者手伸入阴道内　　（b）一只手托住胎头，另一只　　（c）屈胎儿肘窝，抓住胎儿后臂
　　　　　　　　　　　　　　　手滑向后方

图 2-7-5　牵后臂法

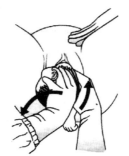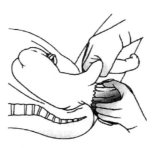

（d）娩出后臂使胎儿旋转，松解嵌顿前肩　　　（e）旋转、娩出胎儿

图 2-7-5（续）　牵后臂法

7. Roll（翻）　如以上方法失败，则采用四肢着床法。孕妇翻身，取双手掌、双膝着床，呈跪式（图 2-7-6）。在翻转过程利用地心引力，可能使前肩入盆或双肩径转至斜径，再继续完成"转"和"牵"娩出胎儿的前肩和整个胎儿。

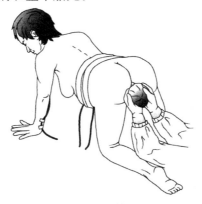

图 2-7-6　四肢着床体位

孕妇翻转成四肢着床位（手膝位）后，胎儿后肩变成了前肩，操作者将手掌从胎儿面部、胸侧进入阴道（如胎儿面部朝向术者右侧进入右手，否则术者左手进入阴道），找到胎儿在母体骶尾关节下方手臂（多选择后臂，此时后肩已变成前肩）并使胎儿手臂肘关节屈曲，紧接着将胎儿后臂掠过胎儿胸部，呈洗脸式并通过会阴娩出（图 2-7-7）。

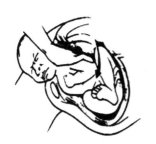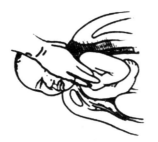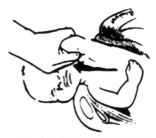

（a）手从一侧阴道进入　　　（b）术者手与骶尾关节下方　　　（c）术者将手指置于胎儿腋下，
　　　　　　　　　　　　　　　胎儿的手呈左右配对　　　　　　将一侧胎肩娩出

图 2-7-7　牵后肩法

记录：时间（团队人员通知及到达时间、肩难产发生时间、各项处理开始时间、新生儿娩出时间）、胎心率情况等。还需记录：① 难产被诊断的时间及方法；② 产程（活跃期及第二产程时限）；③ 胎头位置及旋转；④ 会阴切开术的记录；⑤ 麻醉方法；⑥ 牵引力量的估计；⑦ 所

使用手法的顺序、持续时间和结果；⑧ 肩难产持续时间；⑨ 骨盆测量情况；⑩ 胎儿娩出后新生儿 Apgar 评分；⑪ 分娩前及肩难产发生后医护人员的告知内容。

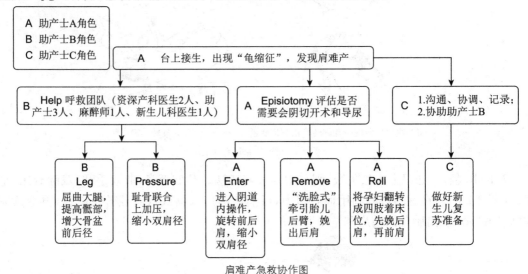

肩难产急救协作图

【注意事项】

1. 在实施 Remove 牵后臂法时：① 需要内收后肩，使胎儿后臂转至胎儿胸前，以利于牵出。② 术者正确的着力点应在胎儿后臂肘窝处，使肘关节屈曲，后臂从胎儿胸前滑出，不能紧握或直接牵拉胎儿上肢，以免造成胎儿肱骨骨折。

2. 严格按照肩难产的步骤有序进行，不可忙乱地按压宫底及粗暴牵拉胎头。

3. 在行耻骨联合上方加压时，绝对不可在耻骨联合上面向下加压而加重胎肩嵌顿。

4. 每项操作所用时间为 30～60 秒，要有效且合理地使用每项操作，达到娩出胎肩的目的。

5. 操作过程中动作轻柔，切勿强行生拉硬拽。

6. 随时与产妇及其亲属进行沟通，并签署相关知情同意书。

三、自我评价

1. 抢救流程是否熟悉。

2. 是否建立团队快速沟通信号。

3. 是否充分理解各自职责和行动。

4. 各项操作是否准确到位。

5. 是否体现人文关怀。

四、思考题

1. "龟缩征"有哪些表现？

2. 肩难产的紧急处理原则是什么？

请扫码观看教学视频：

肩难产应急演练

肩难产应急处理与护理配合评分标准

班级：_____ 学号：_____ 姓名：_____ 得分：_____

项目	考核内容			分值 (100分)	得分	备注
职业素养 (5分)	着装规范，仪表端庄			2		
	报告班级、姓名、准备情况			1		
	语言清晰，沉着冷静			2		
操作步骤 (80分)	评估 (5分)	产妇评估：产力、精神、配合程度		3		
		胎儿评估：胎头娩出后前肩能否顺利娩出，有无缺氧		2		
	准备 (5分)	助产士准备：着装规范		1		
		环境准备：安全、宽敞，光线充足		2		
		用物准备：备齐用物，放置有序		2		
	实施 (60分)	H—E—L—P—E—R—R	顺序	10		
		Help	请求帮助	5		
		Episiotomy	评估需否做会阴切开	5		
		Leg	屈曲大腿	5		
		Pressure	耻骨上加压	5		
		Rubin	缩前肩	5		
		Woods	缩后肩	5		
		Remove	牵出后臂	5		
		Roll	四肢着床	5		
		娩出胎盘		5		
		缝合会阴切口		5		
	评价 (10分)	流程熟悉，记录全面		5		
		沉着、冷静		5		
操作质量 (10分)	动作熟练、到位			5		
	配合默契，体现团队精神			5		
人文关怀 (5分)	操作动作轻柔，复述注意事项			5		

（魏碧蓉　许　青　陈　冰）

第三部分　助产及妇产科护理情境模拟综合实训

案例一　妊娠期高血压疾病

【案例名称】妊娠期高血压疾病	【设计者】顾琳　魏碧蓉　李彩凤
【适用对象】全日制助产/护理本科三年级	【分组】4 组/班
【模拟现场准备时间】5 min/组	【案例运行时间】20～25 min/组
【引导性反思时间】10～15 min/组	【完成后清场时间】5 min/组

【模拟教学目标】

1. 能监测病情变化,准确评估患者并实施及时、有效的救护。

2. 能正确使用硫酸镁治疗,熟练抢救子痫患者。

3. 能在救护中进行合理有效的团队合作与分工。

5. 能及时、恰当地与孕妇及家属沟通,实施人文关怀。

【模拟教学前学生的准备】

1. 复习产前检查的相关理论知识。

2. 复习妊娠期高血压疾病的相关理论知识。

3. 小组成员明确各个角色与任务(助产士角色 A/责任护士 1 名、助产士角色 B、助产士角色 C/辅助护士 3 名)。观察员 4～5 名。

【关键点】

1. 妊娠期高血压疾病的产前评估。

2. 子痫发作的处理。

3. 硫酸镁使用的注意事项。

4. 剖宫产术前准备及术后护理。

5. 病情的动态观察。

6. 与医护人员、患者及其家属的有效沟通。

【模拟情景设置】

1. 学生角色:助产士角色 A/责任护士 1 名,助产士角色 B、C/辅助护士 3 名。4～5 名观察员。

2. 协助者(模拟实验室的教辅人员、学生或标准化患者):患者、孕妇家属、医生。

3. 情景场所:产房、产科病房。

4. 模拟人的准备:Siman3G。

5. 所需用物:检查床、皮尺、血压计、胎心监护仪或超声多普勒胎心监护仪、耦合剂、抢救车、给氧用物、铺麻醉床用物、术后监护用具及急救用物等;注射器、输液器、一次性导尿包、腹带2条、血糖仪(含血糖测试条)、25%硫酸镁注射液、10%葡萄糖酸钙10 mL、安定、乌拉地尔、地塞米松、头孢唑林钠皮试液、5%葡萄糖注射液、0.9%氯化钠注射液、止血带、压舌板、开口器等;治疗盘、无菌纱布、无菌棉签、安尔碘、砂轮、弯盘、手部消毒液、无菌手套、病历本、推车、无菌罐、0.5%碘伏、治疗巾、污物桶等。

【模拟案例背景描述】(仅供实验室教辅人员看,不可读给学生!)

1. 患者基本信息及主诉:周小花,34岁。因"停经33周,发现血压高及双下肢水肿2周"就诊。

2. 现病史:G_2P_1,5年前足月顺产一女婴,体健。末次月经2020年4月20日。孕期无明显恶心、呕吐等早孕反应,孕期门诊建卡定期检查。孕4月余自觉胎动至今,2周前发现双下肢水肿,未予重视。

3. 既往史:既往体健,否认高血压、冠心病、糖尿病及肝病史。

4. 个人史:出生江西,来莆打工,生活居住条件一般,无接触有害物质,无吸烟、吸毒、饮酒史,无冶游史。

5. 婚育史:已婚,有配偶,体健;有一女,5岁。

6. 家族史:父母、兄弟姐妹健康状况一般,无与患者类似疾病,无高血压病、糖尿病、血友病等家族遗传倾向的疾病。

7. 体格检查:T 36.8 ℃,P 70次/min,R 20次/min,BP 160/110 mmHg,体重58 kg。患者意识清醒,自觉头晕、眼花,腹部隆起如孕月,无压痛及反跳痛,双下肢水肿(++)。产科检查:宫高30 cm,腹围90 cm,无宫缩,胎心音140次/min;骨盆测量:IS 28 cm,IC 28 cm,EC 20 cm,TO 9.5 cm。

【模拟案例处理情景】

情景一:孕妇入院后常规观察及护理,监测胎儿宫内情况。

1. 向学生提供的案例报告

周小花,34岁。因"停经33周,发现血压高及双下肢水肿2周"就诊。末次月经2020年4月20日。孕期无明显恶心、呕吐等早孕反应,孕期门诊建卡定期检查。孕4月余自觉胎动至今,2周前发现双下肢水肿,未予重视。既往体健,否认高血压、冠心病、糖尿病史。月经、生育史:患者12岁初潮,月经规律,4~5/30~37,G_2P_1,5年前足月顺产一女婴,体健。体格检查:T 36.8 ℃,P 70次/min,R 20次/min,BP 160/110 mmHg,体重58 kg。患者意识清醒,自觉头晕、眼花,腹部隆起如孕月,无压痛及反跳痛,双下肢水肿(++)。产科检查:宫高30 cm,腹围90 cm,无宫缩,胎心音140次/min;骨盆测量:IS 28 cm,IC 28 cm,EC 20 cm,TO 9.5 cm。

实验室检查:血常规 Hb 112.0 g/L,RBC $3.87×10^{12}$/L,WBC $6.21×10^9$/L,HTC 36.6%,PLT $182×10^9$/L,肝肾功能、凝血功能正常;随机尿蛋白(++)。

辅助检查:B超提示宫内单活胎,头位,胎盘位于子宫后壁,羊水指数为187 mm,脐带绕颈1周。

入院诊断:G_2P_1,孕33周,宫内单活胎,妊娠期高血压疾病,子痫前期。

2. 模拟案例运行

时间	监测设置 (行动辅导员)	患者/模拟人 (行动)	学生干预 (事件)	线索/提示
	20 分钟内完成			
15:00—16:00	体温 36.8 ℃ 血压 160/110 mmHg 呼吸 20 次/分 脉搏 70 次/分 SpO₂ 99%	患者诉头晕眼花	1. 自我介绍 2. 核对患者(床头卡、手腕带) 3. 入院介绍(医生、护士、环境) 4. 入院评估:查看门诊产检资料,测量生命体征,复核部分重要病史,体格检查 5. 通知医生 6. 根据医嘱采集标本:血标本、尿标本、粪标本 7. 遵医嘱给药:乌拉地尔、硫酸镁、地塞米松 5 mg 肌肉注射 8. 测 24 小时尿蛋白,如何指导患者或家属留取尿样	1. 如果学生没有自我介绍,家属线索:"你是谁啊?" 2. 家属问:"小花第一胎时也头晕恶心,后来也顺利生了,为什么这次会这么严重?" 3. 家属问:"小花才怀孕 8 个月,孩子还没成熟,为什么要住院?" 4. 护士按医嘱给药时,家属又问:"怀孕时候用药会不会影响孩子?"

情景二:患者在病房内子痫发作,并进行抢救。

1. 向学生提供的案例报告
同上。

2. 模拟案例运行

时间	监测设置 (行动辅导员)	患者/模拟人 (行动)	学生干预 (事件)	线索/提示
	20 分钟内完成			
16:00	体温 36.9 ℃ 血压 165/116 mmHg 呼吸 23 次/分 脉搏 110 次/分 SpO₂ 95%	1. 胡言乱语,反应迟钝 2. 意识不清,脉搏呼吸加快,血压升高 3. 突然出现眼球固定,瞳孔散大,头扭向一侧,牙关紧闭,继而口角及面部肌肉颤动,数秒后全身及四肢肌肉强直,双手紧握,双臂伸直,发生剧烈抽动	1. 呼叫医生 2. 头低侧卧,放置开口器防咬伤 3. 呼吸道评估:监测气道通畅情况,清除气道分泌物 4. 鼻导管吸氧 2 L/min 5. 遵医嘱用药: ① 25% 甘露醇 125 mL 快速静脉滴注 ② 25% 硫酸镁 30 mL＋5% 葡萄糖注射液 500 mL 静脉滴注 1 g/h ③ 安定 10 mg 静脉推注 6. 禁食禁水,置单人暗室减少刺激 7. 心电监护,胎心监护,计24 小时出入量 8. 拉好床栏,必要时用约束带防止坠床 9. 做好留置导尿护理 10. 复查血镁 11. 安抚劝退家属	1. 家属大喊:"来人,救命!" 2. 家属拉住医生护士,焦急万分 3. 救治过程中家属多次呼喊患者名字,声泪俱下 4. 拉住护士问:"小花为什么会抽筋?是不是你们用错药了?" 5. 家属又问:"为什么小花神志不清了,生出来的孩子会不会变傻?" 6. 家属被护士请出病房后,拉住护士又问:"为什么把我赶出来,不让我看着小花?"
16:30	经处理患者没有再抽搐	患者停止抽搐,神志清醒	向患者说明情况	

情景三:剖宫产术前准备。

1. 向学生提供案例报告

同上。

2. 模拟案例运行

时间	监测设置 (行动辅导员)	患者/模拟人 (行动)	学生干预 (事件)	线索/提示
20 分钟内完成				
17:00	体温 36.8 ℃ 血压 150/100 mmHg 呼吸 20 次/分 脉搏 70 次/分 SpO₂ 99%	镇静状态	1. 交接班 2. 核对患者 3. 生命体征测量 4. 评估患者的神志状态 5. 患者准备:换病号服,取下义齿、发夹、首饰及贵重物品交家属或护士长保管 6. 术前留置尿管 8. 通知手术室接患者 9. 术前皮试,手术带药 10. 麻醉床准备:麻醉床、术后监护用具及急救用物等	家属问:"为什么要这么早生,孩子才 8 个月,生出来活不了怎么办?" 家属不同意剖宫产手术。 家属又问:"为什么小花住院后病情越来越重了? 是不是你们医院的问题?" 经反复解释和劝解,家属最终同意手术

情景四:剖宫产术后,送患者回病房。

1. 向学生提供案例报告

同上。

2. 模拟案例运行

时间	监测设置 (行动辅导员)	患者/模拟人 (行动)	学生干预 (事件)	线索/提示
20 分钟内完成				
20:00	体温 36.8 ℃ 血压 140/90 mmHg 呼吸 20 次/分 脉搏 70 次/分 SpO₂ 99%	患者:我的宝宝怎么样了?	1. 交接班 2. 核对患者,自我介绍 3. 通知医生 4. 心电监护、生命体征测量 5. 给氧 6. 腹部沙袋压迫:用 1~2 kg 沙袋压迫腹部伤口 6~8 小时 7. 术后指导:卧位、饮食、活动、镇痛泵的使用 8. Ⅰ级护理,密切观察病情 9. 持续导尿,观察记录尿量 10. 会阴擦洗 11. 指导活动四肢 12. 静脉输液 13. 解释早产儿已送 ICU 14. 护理记录 15. 指导产妇挤奶	家属问:"孩子才 8 个月,现在要怎么养?"

【引导性反馈】——列举教师会在讨论部分呈现的要点

1. 妊娠期高血压疾病产前重点评估哪些内容？

2. 子痫发作的紧急处理有哪些？

3. 硫酸镁使用前后要注意观察些什么？

4. 剖宫产术前准备及术后护理如何？

5. 妊娠期高血压病情的观察应注意哪些方面？

6. 如何指导患者正确留取 24 小时尿蛋白的尿样？

7. 术前术后如何与家属沟通？

8.

9.

10.

【任务报告/引导性反思概况】

1.

2.

3.

4.

5.

6.

7.

8.

9.

10.

妊娠期高血压疾病案例情景分组：

病史：周小花，34 岁。因"停经 33 周，发现血压高及双下肢水肿 2 周"就诊。G_2P_1，5 年前足月顺产一女婴，体健。末次月经 2020 年 4 月 20 日。孕期无明显恶心、呕吐等早孕反应，孕期门诊建卡定期检查。孕 4 月余自觉胎动至今，2 周前发现双下肢水肿，未予重视。既往体健，否认高血压、冠心病、糖尿病史。已婚，有配偶，体健；有一女，5 岁。父母、兄弟姐妹健康状况一般，无与患者类似疾病，无高血压病、糖尿病、血友病等家族遗传倾向的疾病。

体格检查：T 36.8 ℃，P 70 次/min，R 20 次/min，BP 160/110 mmHg，体重 58 kg。患者意识清醒，自觉头晕、眼花，腹部隆起如孕月，无压痛及反跳痛，双下肢水肿（＋＋）。

产科检查：宫高 30 cm，腹围 90 cm，无宫缩，胎心音 140 次/min；骨盆测量：IS 28 cm，IC 28 cm，EC 20 cm，TO 9.5 cm。

入院诊断：G_2P_1，孕 33 周，宫内单活胎，妊娠期高血压疾病，子痫前期。

情景一

孕妇入院后常规观察及护理，监测胎儿宫内情况。

情景二

患者在病房内子痫发作，并进行抢救。

情景三

剖宫产术前准备。

情景四

剖宫产术后，送患者回病房。

情景一：临时医嘱

××学院附属医院医嘱单

姓名 _周小花_　科别 _产科_　床号 _1_　住院号 _20210408_

日期			临时医嘱	医师签名	护士签名
月	日	时间			
1	6	15：10	三大常规	×××	
1	6	15：10	凝血全套	×××	
1	6	15：10	生化全套	×××	
1	6	15：10	输血前免疫全套	×××	
1	6	15：10	24 小时尿蛋白	×××	
1	6	15：10	NS 30 mL ／ 推注泵泵入	×××	
1	6	15：10	乌拉地尔 100 mg ／ 10 mL/h	×××	
1	6	15：10	5％ GS 500 mL ／ ivgtt	×××	
1	6	15：10	25％ 硫酸镁 30 mL ／ 速度 1.0 g/h	×××	
⋮					

情景一：长期医嘱

××学院附属医院医嘱单

姓名 _周小花_　科别 _产科_　床号 _1_　住院号 _20210408_

起用日期			签名		长期医嘱	停止日期			签名	
月	日	时间	医师	护士		月	日	时间	医师	护士
1	6	15：10	×××		测血压　q4h					
1	6	15：10	×××		听胎心　q4h					
1	6	15：10	×××		安定 5 mg　qn　睡前口服					
1	6	15：10	×××		地塞米松 5 mg　肌肉注射　q12h					
⋮										

情景二：临时医嘱

××学院附属医院医嘱单

姓名 _周小花_　科别 _产科_　床号 _1_　住院号 _20210408_

日期			临时医嘱	医师签名	护士签名
月	日	时间			
1	6	16：00	置开口器	×××	
1	6	16：00	安定 10 mg 静脉推注　慢推！	×××	
1	6	16：00	25％甘露醇 125 mL　ivgtt	×××	
1	6	16：00	吸氧 5 L/min	×××	
⋮					

情景三:临时医嘱

××学院附属医院医嘱单

姓名　周小花　科别　产科　床号　1　住院号　20210408

日期			临时医嘱	医师签名	护士签名
月	日	时间			
1	6	17:00	备皮	×××	
1	6	17:00	血交叉、备血	×××	
1	6	17:00	术前留置尿管	×××	
1	6	17:00	头孢唑林钠(0.5 g)皮试( )	×××	
⋮					

情景四:临时医嘱

××学院附属医院医嘱单

姓名　周小花　科别　产科　床号　1　住院号　20210408

日期			临时医嘱	医师签名	护士签名
月	日	时间			
1	6	20:00	5%GS 500 mL ╱ ivgtt	×××	
1	6	20:00	25%硫酸镁 30 mL ╱ 1 g/h	×××	
1	6	20:00	NS 30 mL ╱ 推注泵泵入	×××	
1	6	20:00	乌拉地尔 100 mg ╱ 10 mL/h	×××	
1	6	20:00	腹部切口置沙袋压迫 6 h	×××	
⋮					

情景四:长期医嘱

××学院附属医院医嘱单

姓名　周小花　科别　产科　床号　1　住院号　20210408

起用日期			签名		长期医嘱	停止日期			签名	
月	日	时间	医师	护士		月	日	时间	医师	护士
1	6	20:00	×××		术后医嘱					
1	6	20:00	×××		心电监护 q30 分钟,6 h 平稳后改 q4h					
1	6	20:00	×××		吸氧 3 L/min 6 h					
1	6	20:00	×××		NS 250 mL ╱ ivgtt					
1	6	20:00	×××		头孢唑林 2.0 g ╱ bid					
1	6	20:00	×××		会阴护理　bid					
1	6	20:00	×××		口腔护理　bid					
1	6	20:00	×××		持续导尿					
1	6	20:00	×××		活动双下肢 300 次/d					
⋮										

××学院附属医院护理记录单

姓名 周小花　　床号 1　　住院号 20210408　　科别 产科

年月日	时间	意识	T/℃	P/(次/分)	R/(次/分)	BP/mmHg	SpO$_2$/%	心律	心电监护	吸氧/(L/min)		入量				出量			皮肤	体位	病情观察及措施	签名
										方式	流量	名称	量/mL	途径	名称	量/mL	颜色性状					

案例二　产后出血

【案例名称】产后出血	【设计者】顾琳　魏碧蓉　李彩凤
【适用对象】全日制助产/护理本科三年级	【分组】4 组/班
【模拟现场准备时间】5 min/组	【案例运行时间】20～25 min/组
【引导性反思时间】10～15 min/组	【完成后清场时间】5 min/组

【模拟教学目标】

1.产后 2 小时观察及护理。

2.产后出血评估、抢救配合。

3.学会子宫按摩的方法及缩宫素的使用方法。

4.产后出血出院健康教育。

【模拟教学前学生的准备】

1.复习正常产褥期护理的相关理论知识。

2.复习产后出血的相关理论知识。

3.小组成员明确各个角色与任务(助产士角色 A/责任护士 1 名、助产士角色 B、助产士角色 C/辅助护士 3 名)。观察员 4～5 名。

【关键点】

1.产后健康评估。

2.产后出血医嘱处理的先后顺序。

3.血制品的核对、输注与不良反应的观察。

4.病情的动态观察。

5.与医护人员、患者及其家属的有效沟通。

【模拟情景设置】

1.学生角色:助产士角色 A/责任护士 1 名,助产士角色 B、C/辅助护士 3 名,4～5 名观察员。

2.协助者(模拟实验室的教辅人员、学生或标准化患者):患者家属、医生。

3.情景场所:产房、产科病房。

4.模拟人的准备:Siman3G。

5.所需用物:体重 4000 g 的新生儿模型 1 个、第四产程记录单、小毛巾、脸盆、沙袋、子宫模型、聚血盆、乳房模型、手腕带、床头卡、导尿包、输液器 2 副、留置针 2 套、输液盘、输液手模型两个、RS 500 mL 液体 2 袋、"血"袋 400 mL、输血器 1 副、缩宫素 10 U 1 盒、药片 1 粒(卡前列甲酯栓 1 mg)、无菌注射器 2 mL 1 支、抽血针管、血样瓶 3 个、输液巡视卡、输液卡、橡胶手套 1 副、临时医嘱单、特护记录单、化验申请单、病历夹 1 个、出院病例、健康教育单、硫酸亚铁缓释片、维生素 C 片、新生化颗粒。

【模拟案例背景描述】(仅供实验室教辅人员看,不可读给学生!)

1.患者基本信息及主诉:患者王美美,女,35 岁,以"停经 40^{+3} 周,下腹痛 3 小时余"为主诉于 2020 年 3 月 21 日 12:30 入院。

2. 现病史:系第 4 胎已产,现有一男孩 3 岁。末次月经 2019 年 6 月 11 日,预产期 2020 年 3 月 18 日。孕期于我院产检 12 次,未发现明显异常。入院前 3 小时出现下腹痛,阵发性加剧,约 3~4 分钟痛一次,弱,无阴道出血、流水,求诊我院。

3. 既往史:既往体健,否认高血压、冠心病、糖尿病及肝病史。

4. 个人史:出生本地,无外地居留,生活居住条件一般,自由职业,无工业毒物、粉尘、放射性物质接触史,无地方病接触史,无吸烟、吸毒、饮酒史,无冶游史。

5. 婚育史:14,7/28 ,28 岁结婚,配偶体健,1—0—2—1。现有一子 3 岁。

6. 家族史:父母、兄弟姐妹健康状况一般,无与患者类似疾病,无高血压病、糖尿病、血友病等家族遗传倾向的疾病。

7. 体格检查:BP 120/70 mmHg,神清,其他未见异常。产科情况:腹围 96cm,宫高 35cm,子宫轮廓清,可扪及规律宫缩,30 秒/3~4 分,弱,头先露,胎位 LOA,胎心 140 次/分。阴道指诊宫口开 3cm,S^{-3},胎膜未破。

【模拟案例处理情景】

情景一:产后 1 小时内的护理。

1. 向学生提供的案例报告

患者王美美,女,35 岁,以"停经 40^{+3} 周,下腹痛 3 小时余"为主诉于 2020 年 3 月 21 日 12:30 入院。系第 4 胎已产,现有一男孩 3 岁。末次月经 2019 年 6 月 11 日,预产期 2020 年 3 月 18 日。孕期于我院产检 12 次,未发现明显异常。入院前 3 小时出现下腹痛,阵发性加剧,约 3~4 分钟痛一次,弱,无阴道出血、流水,求诊我院。素健,14,7/28 ,1—0—2—1。查体:BP 120/70 mmHg,神清,其他未见异常。产科情况:腹围 96 cm,宫高 35 cm,子宫轮廓清,可扪及规律宫缩,约 30 秒/3~4 分,弱,头先露,胎位 LOA,胎心 140 次/分。阴道指诊:宫口开 3 cm,S^{-3},胎膜未破。

入院诊断:G_4P_1 孕 40^{+3} 周 LOA 临产。

入院后给予完善相关检查,观察产程进展情况,患者于 2020 年 3 月 21 日 14:30 宫口开全,于 15:00 顺娩出一女婴,体重 4000 g,Apgar 评分 8—9—9,羊水清,胎盘胎膜完整娩出,阴道出血少,进入产后观察阶段。

2. 模拟案例运行

时间	监测设置 (行动辅导员)	患者/模拟人 (行动)	学生干预 (事件)	线索/提示
		10 分钟内完成		
15:00—16:00	体温 36.9 ℃ 血压 120/70 mmHg 呼吸 16 次/分 脉搏 80 次/分 阴道出血量中等,宫缩正常	1. 患者说腹痛(宫缩痛) 2. 暂时不想解小便 3. 看到小孩很高兴,配合早接触,开奶	1. 洗手 2. 自我介绍 3. 核对患者身份 4. 观察生命征,腹部压沙袋 5. 按压子宫,观察恶露、宫底高度 6. 是否解小便了 7. 产后 1 小时内开奶,指导母乳喂养(小毛巾清洁乳房) 8. 填写记录单	1. 如果学生没有自我介绍,家属线索:"你是谁啊?" 2. 如果学生没有早开奶,产妇线索:"我宝宝会不会饿?"

情景二:产后第 2 小时出现产后出血的抢救。

1.向学生提供的案例报告

同上。

2.模拟案例运行

时间	监测设置 (行动辅导员)	患者/模拟人 (行动)	学生干预 (事件)	线索/提示
			20 分钟内完成	
16:00	体温 36.9 ℃ 血压 90/50 mmHg 呼吸 21 次/分 脉搏 105 次/分 SpO_2 95% 阴道出血 500 mL,宫缩乏力,阴道出血 1000 mL、1500 mL	发出声音: 护士,我口渴,心慌,头很晕,快喘不过气来了	1.交接班 2.自我介绍 3.核对患者身份 4.按压子宫,查看宫缩 5.查看阴道流血量,如何准确计量出血量 6.发现异常及时报告医生 7.连接心电监护仪,保暖,吸氧 8.阴道探查 9.观察膀胱充盈情况,进行导尿 10.按摩子宫 11.静脉穿刺,开放两路输液通道;抽血;是否知道用大号留置针,开快第一路;知道如何安排输液速度(必要时深静脉穿刺,以检测 CVP,方便输血及补充血容量) 12.根据医嘱给药 13.对患者及家属进行心理辅导	1.如果学生没有报告医生,医生线索:"患者生命征怎么样?" 2.患者线索:"护士,我口渴,头晕。" 3.临时医嘱(见医嘱单) 4.医生线索:"加快输液速度。"
17:00	经处理患者血压回升到 120/70 mmHg,呼吸 17 次/分脉搏 85 次/分SpO_2 98%阴道出血减少,宫缩良好。		1.遵医嘱继续给予补液、扩容等处理 2.严密观察病情 q1/2h,并做好记录 3.向家属交代病情	家属线索: "我女儿怎么了?"

情景三:出院指导。

1.向学生提供案例报告

同上。

2.模拟案例运行:

时间	监测设置 (行动辅导员)	患者/模拟人 (行动)	学生干预 (事件)	线索/提示
			10 分钟内完成	
8:30	生命征平稳准备出院	我回去要注意什么?	1.自我介绍 2.核对患者身份 3.母乳喂养指导,哺乳期要补钙 4.恶露观察,个人卫生、避孕措施指导	对产妇进行母乳喂养、个人卫生、避孕措施、产后康复和 42 天后回访和用药指导

续表

时间	监测设置 (行动辅导员)	患者/模拟人 (行动)	学生干预 (事件)	线索/提示
			5. 产后访视指导 6. 用药指导 7. 婴儿护理,疫苗接种指导,办理出生证 8. 饮食指导 9. 进行自理能力评估和伤口愈合评估	医嘱: 硫酸亚铁缓释片 450 mg 口服 bid 维生素C片 0.2 g 口服 tid 新生化颗粒 6 g 冲服 tid

【引导性反馈】——列举教师会在讨论部分呈现的要点

1. 是否知道测量评估阴道出血量?

2. 是否知道记录阴道出血量?

3. 是否知道产后按摩子宫的手法?

4. 是否知道产后宫底高度的判断?

5. 是否知道产后出血的主要原因?

6. 是否知道产后出血的主要表现?

7. 静脉穿刺是否知道用大号留置针?

8. 是否知道建立两路及以上输液通道?

9. 静脉给药是否知道顺序?

10. 是否知道持续监测产妇生命征变化?

【任务报告/引导性反思概况】

1.

2.

3.

4.

5.

6.

7.

8.

9.

10.

产后出血案例情景分组：

病史：患者王美美，女，35 岁，以"停经 40^{+3} 周，下腹痛 3 小时余"为主诉于 2020 年 3 月 21 日 12：30 入院。系第 4 胎已产，现有一男孩 3 岁。末次月经 2019 年 6 月 11 日，预产期 2020 年 3 月 18 日。孕期于我院产检 12 次，未发现明显异常。入院前 3 小时出现下腹痛，阵发性加剧，约 3～4 分钟痛一次，弱，无阴道出血、流水，求诊我院。素健，14，7/28，1—0—2—1。查体：BP 120/70 mmHg，神清，其他未见异常。产科情况：腹围 96 cm，宫高 35 cm，子宫轮廓清，可扪及规律宫缩，30 秒/3～4 分，弱，头先露，胎位 LOA，胎心 140 次/分。阴道指诊：宫口开 3cm，S^{-3}，胎膜未破。

入院诊断：G_4P_1 孕 40^{+3} 周 LOA 临产。

入院后给予完善相关检查，观察产程进展情况，患者于 2020 年 3 月 21 日 14：30 宫口开全，于 15：00 顺娩出一女婴，体重 4000 g，Apgar 评分 8—9—9，羊水清，胎盘胎膜完整娩出，阴道出血少，进入产后观察阶段。

情景一

产后 1 小时内的护理。

情景二

产后第 2 小时出现产后大出血，并进行抢救。

情景三

产后出血后康复出院并进行健康教育。

情景二：临时医嘱

××学院附属医院医嘱单

姓名 __王美美__ 科别 __产科__ 床号 __1__ 住院号 __20200323__

日期			临时医嘱	医师签名	护士签名
月	日	时间			
3	21	16：05	复方氯化钠注射液 500 mL ╱ ivgtt	×××	
3	21	16：05	缩宫素注射液 20 IU ╱	×××	
3	21	16：05	欣母沛 250 μg im	×××	
3	21	16：05	氧气吸入 4 L/min	×××	
3	21	16：05	血常规	×××	
3	21	16：05	凝血全套	×××	
3	21	16：05	生化全套	×××	
3	21	16：05	血交叉	×××	
3	21	16：05	备浓缩红细胞 2 U ivgtt prn	×××	
3	21	16：05	林格氏液 500 mL ivgtt 另一路	×××	
⋮					

情景三：出院医嘱

××学院附属医院医嘱单

姓名 __王美美__ 科别 __产科__ 床号 __1__ 住院号 __20180323__

日期			临时医嘱	医师签名	护士签名
月	日	时间			
3	26	8：00	硫酸亚铁缓释片 450 mg 口服 tid	×××	
3	26	8：00	维生素 C 片 0.2 g 口服 tid	×××	
3	26	8：00	新生化颗粒 6 g 冲服 tid	×××	
3	26	8：00	今日出院	×××	
⋮					

××学院附属医院产房护理记录单

姓名 __王美美__ 科别 __产科__ 床号 __1__ 住院号 __20200323__

第四产程观察记录									
观察时间	产后时间	血压/mmHg	脉搏/（次/分）	宫底高度/cm	阴道出血量/mL	膀胱充盈	新生儿情况（肤色）	血氧饱和度/%	签名
	15 分钟								
	30 分钟								
	60 分钟								
	90 分钟								
	120 分钟								
	⋮								

产后 2 小时交接者签名： 交班护士：

案例三 羊水栓塞

【案例名称】羊水栓塞	【设计者】魏碧蓉 许青 林雪芳
【适用对象】全日制助产/护理本科三年级	【分组】4 组/班
【模拟现场准备时间】5 min/组	【案例运行时间】20～25 min/组
【引导性反思时间】10～15 min/组	【完成后清场时间】5 min/组

【模拟教学目标】

1.能监测病情变化,准确评估患者并实施及时、有效的救护。

2.能正确执行医嘱,熟练抢救羊水栓塞患者。

3.能在救护中进行合理有效的团队合作与分工。

5.能及时、恰当地与患者家属沟通,实施人文关怀。

【模拟教学前学生的准备】

1.复习缩宫素引产的适应证、禁忌证。

2.复习羊水栓塞的相关理论知识。

3.复习羊水栓塞的抢救流程。

4.复习产钳助产的适应证、禁忌证。

5.小组成员明确各个角色与任务(助产士角色 A/责任护士 1 名、助产士角色 B、助产士角色 C/辅助护士 3 名)。观察员 4～5 名。

【关键点】

1.缩宫素引产的注意事项。

2.羊水栓塞的临床表现。

3.羊水栓塞的护理。

4.产钳阴道助产术前准备。

5.病情的动态观察。

6.与医护人员、患者及其家属的有效沟通。

【模拟情景设置】

1.学生角色:助产士角色 A/责任护士 1 名,助产士角色 B、C/辅助护士 3 名,4～5 名观察员。

2.协助者(模拟实验室的教辅人员、学生或标准化患者):患者、孕妇家属、医生。

3.情景场所:待产室、产房、产科病房。

4.模拟人的准备:Siman3G。

5.所需用物

(1)仪器设备类:病床 1 张、心电监护仪 1 台、护理治疗车 1 辆、抢救车 1 辆、输液泵 1 台、输液架 2 个、产钳包 1 包、吸氧装置 1 套。

(2)药品类:氢化可的松 10 mg 2 支、地塞米松 40 mg 4 支、5%葡萄糖 100 mL 2 袋、10%葡萄糖 100 mL 2 袋、盐酸罂粟碱 30 mg 2 支、阿托品 0.5 mg 3 支、氨茶碱 250 mg 2 支、多巴胺 40 mg 1 支、氨甲环酸 1 g 1 支、酚妥拉明 10 mg 2 支、甘露醇 250 mL 1 袋、低分子右旋糖酐 2 袋、西地兰 2 mL 1 支、呋塞米 20 mg 2 支、拉贝洛尔 50 mg 4 支、5%碳酸氢钠 250 mL 2 袋等。

(3)物品类:导尿包 1 包,注射器 2 mL、5 mL、10 mL、20 mL 若干,阴道检查消毒物品,面罩吸氧管 1 根,留置针 2 套,3M 敷贴 2 块,医用胶布 1 卷,输液器 2 副,输血器 2 副,采血针、采血管若干。

【模拟案例背景描述】(仅供实验室教辅人员看,不可读给学生!)

1. 患者基本信息及主诉:王萍,32岁,第二胎孕42周住院待产。

2. 现病史:G_2P_1,3年前足月顺产1男婴,体健。末次月经2020年1月16日。孕早期妊娠反应较轻,孕14周在产科门诊建卡,之后能定期产检,孕4月余自觉胎动至今。产检过程基本正常。因超过预产期入院待产。

3. 既往史:既往体健,否认高血压、冠心病、糖尿病、哮喘等病史,无肝炎、结核等急慢性传染病史。

4. 个人史:12岁初潮,月经规律,4～5 d/30～35 d。否认外伤史和输血史,否认药物及食物过敏史。

5. 婚育史:28岁结婚,配偶体健,1—0—0—1,男孩3岁。

6. 家族史:无家族遗传性疾病史,父母健在。

7. 体格检查:T 36.5 ℃,P 70次/min,R 20次/min,BP 120/80 mmHg,身高165 cm,体重68 kg。一般情况好,神志清楚,对答自如。全身皮肤无黄染,未见异常瘀点、瘀斑及皮疹。心肺检查无明显异常,肝脾肋下未及,双下肢无水肿。

8. 产科检查:宫高35 cm,腹围99 cm,无宫缩,胎心音140次/min。骨盆测量:IS 27 cm,IC 28 cm,EC 20 cm,TO 9.5 cm。阴道检查:先露头 S^{-2},胎膜未破,宫口未开,宫颈偏硬。

9. 入院诊断:G_2P_1,孕42周,宫内单活胎,过期妊娠。

【模拟案例处理情景】

情景一:孕妇入院后常规观察及护理,监测胎儿宫内情况。

1. 向学生提供的案例报告

王萍,32岁,G_2P_1,孕42周住院待产。3年前足月顺产1男婴,体健。末次月经2020年1月16日。孕早期妊娠反应较轻,孕14周在产科门诊建卡,之后能定期产检,孕4月余自觉胎动至今。产检过程基本正常。平素体健,12岁初潮,月经规律,4～5 d/30～35 d。否认高血压、冠心病、糖尿病、哮喘等病史,无肝炎、结核等急慢性传染病史,否认外伤史和输血史,否认药物及食物过敏史。28岁结婚,配偶体健,1—0—0—1,男孩3岁。无家族遗传性疾病史,体格检查:T 36.5 ℃,P 70次/min,R 20次/min,BP 120/80 mmHg,身高165 cm,体重68 kg。一般情况好,神志清楚,对答自如。全身皮肤无黄染,未见异常瘀点、瘀斑及皮疹。心肺检查无明显异常,肝脾肋下未及,双下肢无水肿。产科检查:宫高35 cm,腹围99 cm,无宫缩,胎心音140次/min;骨盆测量:IS 27 cm,IC 28 cm,EC 20 cm,TO 9.5 cm。阴道检查:先露头 S^{-2},胎膜未破,宫口未开,宫颈偏硬。

入院诊断:诊断:G_2P_1,孕42周,宫内单活胎,过期妊娠。

2. 模拟案例运行

时间	监测设置 (行动辅导员)	患者/模拟人 (行动)	学生干预 (事件)	线索/提示
		20分钟内完成		
17:00	体温36.5 ℃ 血压120/80 mmHg 呼吸20次/分 脉搏70次/分	1. 患者表现焦虑,问:"什么时候能生?" 2. 护士按医嘱行NST检查时,患者问:"这个是查什么?"	1. 自我介绍 2. 核对患者(床头卡、手腕带) 3. 入院介绍(医生、护士、环境) 4. 入院评估:测量生命体征、问病史、体格检查 5. 通知医生 6. 按医嘱采集标本:血、尿、粪标本 7. 入院超声检查 8. 行NST检查	1. 如果学生没有自我介绍,家属线索:"如何称呼您?" 2. 家属问:"为什么王萍预产期到了还不生?" 3. 家属问:"为什么要抽血检查?"

情景二:患者在待产室内行缩宫素静滴引产。

1. 向学生提供的案例报告

同上。

实验室检查:血常规 Hb 100.0 g/L,RBC 3.6×10^{12}/L,WBC 10.2×10^9/L,HTC 36.6%,PLT 182×10^9/L,肝肾功能正常,凝血功能正常。尿常规:尿蛋白(+),其余(-)。粪常规:正常。

B超提示:双顶径 98 mm,腹围 320 mm,羊水指数为 170 mm,胎盘位于子宫后壁,头位。宫内单活胎。

NST 有反应型。

2. 模拟案例运行

时间	监测设置 (行动辅导员)	患者/模拟人 (行动)	学生干预 (事件)	线索/提示
20分钟内完成				
8:00	体温 36.6 ℃ 血压 120/85 mmHg 呼吸 20 次/分 脉搏 80 次/分 SpO₂ 99%	1. 患者一问:"这个是滴什么药?" 2. 患者二问:"昨天抽血检查的报告正不正常?" 3. 患者三问:"昨天胎儿检查正不正常?"	1. 昨天晚上睡得好吗? 2. 胎动正不正常? 3. 肚子有没有痛啊? 今天按医嘱要给你静滴缩宫素。 4. 遵医嘱用药: 缩宫素 2.5 U+5%葡萄糖注射液 500 mL 静脉泵滴注	1. 家属问:"输液能不能调快点? 这样要挂到什么时候?" 2. 家属签知情同意书。 3. 家属问:"输液时什么都能吃吗?"
11:00	体温 36.6 ℃ 血压 130/86 mmHg 呼吸 22 次/分 脉搏 88 次/分 SpO₂ 99%	患者:"现在肚子有点痛,好像疼得一阵比一阵厉害。"	1. 检查宫缩 20~30 秒/3 分,中等强度 2. 胎心音:130 次/分 3. 阴查:宫口开 3 cm,大囟门位于骨盆 7 点,胎头 S⁻² 4. 阴道无流水及流血	家属问:"王萍肚子痛得厉害是不是要生了? 不知道要等多久?"

情景三:患者宫口开全在产房内准备接生。

1. 向学生提供案例报告

同上。

2. 模拟案例运行

时间	监测设置 (行动辅导员)	患者/模拟人 (行动)	学生干预 (事件)	线索/提示
20分钟内完成				
13:00	体温 36.8 ℃ 血压 110/70 mmHg 呼吸 22 次/分 脉搏 92 次/分 SpO₂ 97%	1. 患者:"护士,我肚子好痛啊。" 2. 患者:"护士,我下面好像有水流出。"	1. 检查宫缩加强,50~60 秒/2 分 2. 胎心音 120 次/分 3. 宫口开 8 cm 4. 破膜流出羊水粪染Ⅲ° 5. 平车送到产房	家属急问:"王萍是不是快生了? 羊水这么脏怎么回事? 胎儿有没有危险?"

续表

时间	监测设置 （行动辅导员）	患者/模拟人 （行动）	学生干预 （事件）	线索/提示
13：30	体温 36.8 ℃ 血压 110/70 mmHg 呼吸 22 次/分 脉搏 92 次/分 SpO₂ 95%	患者："我感觉肚子疼得更厉害了，人不舒服。"	1. 检查阴道流出多量暗红色血及凝血块，约 300 mL 2. 报告医生 3. 氧气吸入 4. 听胎心：听不清 5. 医生阴检：宫口开全，准备行产钳助产手术	1. 家属想跟进产房被助产士劝住 2. 与家属沟通，告之病情紧急，需要做阴道助产手术。家属签字，知情同意

情景四：出现羊水栓塞，在产房内抢救。

1. 向学生提供案例报告

同上。

14：00 阴道流出暗红色酱油样血液 500 mL，无凝血块。

14：30 凝血报告：凝血酶原时间 35 s，纤维蛋白原＜100 g/L，3P 实验（＋），血小板 70×10⁹/L。

2. 模拟案例运行

时间	监测设置 （行动辅导员）	患者/模拟人 （行动）	学生干预 （事件）	线索/提示
		20 分钟内完成		
13：50 14：20	体温 36.8 ℃ 血压 60/30 mmHg 呼吸 30 次/分 脉搏 140 次/分 SpO₂ 70% 血压不清	患者诉呼吸困难、烦躁欲坐起，面色苍白，口唇发绀，寒战检查：神志清，双侧瞳孔等大等圆 3 mm，对光反射存在	1. 娩出一女婴，3500 g，Apgar 评分 6 分，儿科医生到场抢救 2. 检查胎盘胎膜完整 3. 连接心电监护仪 4. 面罩给氧 100%氧气 5. 建立两路输液通道，抽血 6. 根据医嘱给药 7. 与家属沟通，告之患者及新生儿病情及处理过程 8. 护理记录	1. 家属问："孩子怎么样，男孩还是女孩？有没有危险？" 2. "王萍还好吗？"

【引导性反馈】——列举教师会在讨论部分呈现的要点

1. 正确调整缩宫素滴数。

2. 向家属交代缩宫素静滴的注意事项。

3. 正确分析 NST。

4. 羊水栓塞抢救是否知道面罩给氧。

5. 静脉穿刺是否知道用大号留置针。

6. 静脉给药是否知道用药顺序。

7. 是否知道持续监测母体血氧饱和度、心率、心律和呼吸频率。

8.

9.

10.

【任务报告/引导性反思概况】

1.

2.

3.

4.

5.

6.

7.

8.

9.

10.

羊水栓塞案例情景分组：

现病史：王萍，32 岁，G_2P_1，孕 42 周住院待产。3 年前足月顺产一男婴，体健。末次月经 2020 年 1 月 16 日。孕早期妊娠反应较轻，孕 14 周在产科门诊建卡，之后能定期产检，孕 4 月余自觉胎动至今。产检过程基本正常。因超过预产期入院待产。平素体健，12 岁初潮，月经规律，4～5/30～35。否认高血压、冠心病、糖尿病、哮喘等病史，无肝炎、结核等急慢性传染病史，否认外伤史和输血史，否认药物及食物过敏史。28 岁结婚，配偶体健，1—0—0—1，男孩 3 岁。无家族遗传性疾病史。

体格检查：T 36.5 ℃，P 70 次/min，R 20 次/min，BP 120/80 mmHg，身高 165 cm，体重 68 kg。一般情况好，神志清楚，对答自如。全身皮肤无黄染，未见异常瘀点、瘀斑及皮疹。心肺检查无明显异常，肝脾肋下未及，双下肢无水肿。

产科检查：宫高 35 cm，腹围 99 cm，无宫缩，胎心音 140 次/min。骨盆测量：IS 27 cm，IC 28 cm，EC 20 cm，TO 9.5 cm。阴道检查：先露头 S^{-2}，胎膜未破，宫口未开，宫颈偏硬。

入院诊断：G_2P_1，孕 42 周，宫内单活胎，过期妊娠。

情景一

孕妇入院后常规观察及护理，监测胎儿宫内情况。

情景二

患者在待产室内行缩宫素静滴引产。

情景三

患者宫口开全在产房内准备接生。

情景四

出现羊水栓塞，在产房内抢救。

情景一:临时医嘱

××学院附属医院医嘱单

姓名 __王萍__ 科别 __产科__ 床号 __3__ 住院号 __20201226__

日期			临时医嘱	医师签名	护士签名
月	日	时间			
12	26	17:00	一般专科护理(会阴擦洗)	×××	
12	26	17:00	血常规、常规尿、粪常规	×××	
12	26	17:00	凝血全套	×××	
12	26	17:00	生化全套	×××	
12	26	17:00	输血前免疫全套	×××	
12	26	17:00	血型全套	×××	
12	26	17:00	C-反应蛋白	×××	
12	26	17:00	NST 检查	×××	
12	26	17:00	B 超检查	×××	
12	26	17:00	产前检查	×××	
⋮					

情景一:长期医嘱

××学院附属医院医嘱单

姓名 __王萍__ 科别 __产科__ 床号 __3__ 住院号 __20201226__

起用日期			签名		长期医嘱	停止日期			签名	
月	日	时间	医师	护士		月	日	时间	医师	护士
12	26	17:00	×××		按产科护理常规					
12	26	17:00	×××		Ⅱ级护理					
12	26	17:00	×××		普通饮食					
12	26	17:00	×××		中心吸氧0.5小时 bid					
12	26	17:00	×××		左侧卧位					
12	26	17:00	×××		自数胎动 tid					
12	26	17:00	×××		听胎心(多普勒) q2h					
⋮										

情景二:临时医嘱

××学院附属医院医嘱单

姓名 __周小花__ 科别 __产科__ 床号 __1__ 住院号 __20210408__

日期			临时医嘱		医师签名	护士签名
月	日	时间				
12	27	8:00	缩宫素 2.5 U	ivgtt 8滴/分	×××	
12	27	8:00	5% 葡萄糖 500 mL	调到有效宫缩	×××	
⋮						

情景三：临时医嘱

××学院附属医院医嘱单

姓名 __王萍__ 科别 __产科__ 床号 __3__ 住院号 __20201226__

月	日	时间	临时医嘱	医师签名	护士签名
12	27	13:00	持续低流量给氧	×××	
12	27	13:30	神经阻滞麻醉(会阴部神经)	×××	
12	27	13:30	产钳术	×××	
⋮					

情景四：临时医嘱

××学院附属医院医嘱单

姓名 __王萍__ 科别 __产科__ 床号 __3__ 住院号 __20201226__

月	日	时间	临时医嘱	医师签名	护士签名
12	27	13:50	缩宫素 10 U 肌肉注射(胎肩娩出后)	×××	
12	27	13:50	面罩给氧	×××	
12	27	13:50	心电监护	×××	
12	27	13:50	NS 100 mL ∕ ivgtt	×××	
12	27	13:50	多巴胺 20 mg ∕	×××	
12	27	13:50	请麻醉科急会诊	×××	
12	27	13:50	血常规	×××	
12	27	13:50	C-反应蛋白	×××	
12	27	13:50	凝血全套	×××	
12	27	13:50	备血 6 U	×××	
12	27	13:50	5%GS 20 mL ∕ iv 慢	×××	
12	27	13:50	地塞米松 20 mg ∕	×××	
12	27	13:50	5%GS 100 mL ∕ ivgtt	×××	
12	27	13:50	地塞米松 20 mg ∕	×××	
12	27	13:50	NS 10 mL ∕ iv 慢	×××	
12	27	13:50	罂粟碱 30 mg ∕	×××	
12	27	13:50	NS 100 mL ∕ ivgtt	×××	
12	27	13:50	罂粟碱 90 mg ∕	×××	
12	27	13:50	RS 500 mL ivgtt	×××	
12	27	13:50	5%GS 100 mL ∕ ivgtt	×××	
12	27	13:50	氢化可的松 100 mg ∕ 快速	×××	
12	27	13:50	米力农 5 mg 缓慢静推	×××	
12	27	13:50	右旋糖酐 500 mL ivgtt	×××	

续表

日期			临时医嘱	医师签名	护士签名
月	日	时间			
12	27	13：50	西地兰 0.4 mg	×××	
12	27	13：50	10%葡萄糖液 20 mL　缓慢静推	×××	
12	27	13：50	5%碳酸氢钠 250 mL ivgtt	×××	
12	27	13：50	多巴胺 40 mg　　　ivgtt	×××	
12	27	13：50	0.9%NS 100 mL	×××	
12	27	13：50	急查出凝血时间,备血 400 mL	×××	
12	27	14：00	输浓缩红细胞 4 U	×××	
12	27	14：00	输新鲜冰冻血浆 400 mL	×××	
12	27	14：00	输冷沉淀 10 U	×××	
12	27	14：00	NS 500 mL 冲管	×××	
12	27	14：00	NS 100 mL　　　ivgtt	×××	
12	27	14：00	氨甲环酸 1.0 g	×××	
12	27	14：20	输血 200 mL	×××	
12	27	14：20	呋塞米 40 mg　静推	×××	
12	27	14：20	肝素钠 25 mg　缓慢静推	×××	
12	27	14：20	气管插管	×××	
12	27	14：20	心肺复苏	×××	
12	27	14：20	请血液科会诊	×××	
12	27	14：20	请心内科会诊	×××	
⋮					

××学院附属医院护理记录单

姓名 __王萍__　床号 __3__　住院号 __20211226__　科别 __产科__

年月日	时间	意识	T/℃	P/(次/分)	R/(次/分)	BP/mmHg	SpO₂/%	心律	心电监护	吸氧/(L/min) 方式	流量	入量 名称	量/mL	途径	名称	出量 量/mL	颜色 性状	皮肤	体位	病情观察及措施	签名

案例四 新生儿败血症并发呼吸、心跳骤停

【案例名称】新生儿败血症并发呼吸、心跳骤停	【设计者】朱长缨　李真真　魏碧蓉
【适用对象】全日制助产/护理本科三年级	【分组】4 组/班
【模拟现场准备时间】5 min/组	【案例运行时间】20～25 min/组
【引导性反思时间】10～15 min/组	【完成后清场时间】5 min/组

【模拟教学目标】

1.初步学会新生儿败血症、脐炎的护理评估方法。

2.能够密切观察病情并及时向医生汇报。

3.能够正确执行护理交接班。

4.能够正确为患儿实施脐部护理、皮试、头皮静脉输液、喂奶等措施。

5.初步学会新生儿窒息的急救措施。

6.能够与家属进行有效沟通,并提供心理支持。

【模拟教学前学生的准备】

1.复习教材及参考教材中"新生儿败血症""新生儿脐炎""新生儿窒息"相关理论知识。

2.了解 NICU 病房的护理常规。

3.复习新生儿的常见治疗及护理技术(辐射台使用、新生儿心电监护、脐部护理、喂奶、头皮静脉输液法、新生儿心肺复苏等)。

4.复习小儿药物剂量计算方法。

5.小组成员明确各个角色与任务(助产士角色 A/责任护士 1 名、助产士角色 B、助产士角色 C/辅助护士 3 名)。观察员 4～5 名。

【关键点】

1.病情评估。

2.新生儿辐射台的使用。

3.新生儿窒息的抢救。

4.病情的动态观察。

5.与医护人员、家属的有效沟通。

【模拟情景设置】

1.学生角色:责任护士 1 名、辅助护士 3 名,4～5 名观察员。

2.协助者(模拟实验室教辅人员、学生或标准化病人):患者家属、医生。

3.情景场所:新生儿重症监护病房。

4.模拟人的准备:高智能新生儿综合技能(ACLS)训练系统。

5.所需用物:辐射台、婴儿秤、量板、软尺、听诊器、体温计、手腕带、床头卡、2%过氧化氢溶液、0.5%碘伏、脐贴、弯盘、奶瓶、输液盘(内置碘伏、酒精、砂轮、棉签、胶布、头皮针 5 号,1 mL、5 mL、10 mL、20 mL、50 mL 注射器数支)、生理盐水 10 mL/支数支、头孢曲松钠 0.5 g/瓶、一次性剃须刀及纱布、微泵、延长管、输液巡视卡、输液卡、复苏加皮囊、面罩、氧气连接管、0.1%肾上腺素、小毛巾、氧气筒及氧气表、吸氧管 6♯、吸痰器、吸痰管 6♯、吸痰盘等。

【模拟案例背景描述】(仅供实验室教辅人员看,不可读给学生!)

1.病人基本信息及主诉:患儿李小军,男,15 天,因发现精神反应差、体温不升、不吃 1 天

余,加重半天入院,2020 年 9 月 9 日住院。

2. 现病史:患儿系 G_1P_1,孕 39^{+1} 周,因"胎心率低于 120 次/分",于入院 15 天前剖宫产娩出,出生体重 3500 g,无脐带绕颈,羊水清,出生时哭声响亮,皮肤红润,四肢肌张力正常,Apgar 评分 1 分钟、5 分钟、10 分钟为 10—10—10。母乳喂养,入院前 1 天余出现精神反应差、体温不升、不吃,加重半天。母孕期定期产检,无任何疾病史,父母均体健。

3. 既往史:(1) 母孕史、分娩史,母孕期定期产检,无任何疾病史。父母均体健。(2) 喂养史:母乳喂养。(3) 生长发育史:同正常儿。(4) 预防接种史:已接种乙肝疫苗、卡介苗。

4. 体格检查:体温不升,心率 140 次/分,呼吸 44 次/分,反应较差,颜面及全身皮肤稍苍白,未见皮疹及出血点,前囟 1.5 cm×1.5 cm,平软,巩膜无黄染,口周无青紫;双肺呼吸音粗,未闻及干湿啰音;心音有力,心率 140 次/分,律齐,未闻及病理性杂音;腹软,脐轮红肿,脐窝可见脓性分泌物,全腹未触及包块,肝肋下 1 cm,脾肋下未及,肠鸣音无亢进,四肢肌张力低下。

5. 实验室检查:血常规:WBC $4×10^9$/L,杆状核细胞/中性粒细胞 0.23,CRP 18 mg/L;血培养、分泌物培养已送检。

6. 入院初步诊断:(1) 新生儿败血症。(2) 新生儿脐炎。

【模拟案例处理情景】

情景一:新生儿入住 NICU 病房后常规检查和护理。

1. 向学生提供的简短案例报告

患儿李小军,男,15 天,因出现精神反应差、体温不升、不吃 1 天余,加重半天入院,住院日期:2020 年 9 月 9 日。入院后拟安排在 1 床。

初步诊断:(1) 新生儿败血症。(2) 新生儿脐炎。

2. 模拟案例运行

时间	监测设置 (行动辅导员)	患者/模拟人 (行动)	学生干预 (事件)	线索/提示
20 分钟内完成				
10:00		反应较差 脐轮红肿,脐窝可见脓性分泌物	1. 洗手 2. 自我介绍 3. 核对患儿身份及性别 4. 入院评估:体重 3750 g,身长 50 cm,头围 34 cm,体温、呼吸、脉搏、血压、脐部、前囟、皮肤等,询问病史 5. 通知医生(让辅助护士去叫) 6. 佩戴腕带标识,填写病历等	1. 如果学生没有自我介绍,患儿家长:"你是谁啊?" 2. 患儿家长:"护士,刚才门诊带了一张化验单,快找医生看看吧?" 3. 如果学生没有测量体重、身长,医生线索:"患儿的体重是多少?" 4. 如果学生没有观察脐部状况,患儿家长:"我家宝宝的脐部很红,你看要怎么处理?"
10:10	体温不升 脉搏 140 次/分 呼吸 44 次/分 皮肤稍苍白	反应较差 脐轮红肿,脐窝可见脓性分泌物	1. 与医生直接交流病人情况 2. 备辐射台 3. 连接心电监护 4. 对家属入院指导:无陪护病房,母乳采集、储存,运送实践等	1. 医生线索:"准备辐射台,连接心电监护。" 2. 患儿家长:"我什么时候能见到我的宝宝?我要怎么给他喂奶?"

情景二:NICU 病房。

1.向学生提供的简短案例报告

患儿刚入院,患儿体温不升,反应差,安置在 1 床,特级护理,入院后给予脐部护理,抗感染等治疗。

2.模拟案例运行

时间	监测设置 (行动辅导员)	患者/模拟人 (行动)	学生干预 (事件)	线索/提示
30 分钟内完成				
10:30	体温不升 脉搏 140 次/分 呼吸 44 次/分 皮肤稍苍白	反应较差 脐轮红肿,脐窝可见脓性分泌物	1.脐部护理 2.指导家属送母乳,奶瓶喂奶 3.皮试,15 分钟后观察结果 4.严密观察病情 5.报告医生	1.医生线索: ① 临时医嘱(见医嘱单) ② 长期医嘱(见医嘱单) 2.如果学生没有喂奶,患儿家长:"我家宝宝现在情况怎么样了? 奶喝了吗? 喝了多少?" 3.患儿家长:"我宝宝才出生 15 天,从没用过药,也没发现对任何东西过敏。"

情景三:NICU 病房。

1.向学生提供的简短案例报告

半小时后,患儿体温不升,反应差,入院后已给予脐部护理,头孢皮试结果阴性,患儿吸吮差,母乳只摄入 30 mL。

2.模拟案例运行

时间	监测设置 (行动辅导员)	患者/模拟人 (行动)	学生干预 (事件)	线索/提示
20 分钟内完成				
11:00	体温不升 心率 140 次/分 呼吸 44 次/分 皮肤稍苍白	反应较差 脐轮红肿	1.头皮静脉穿刺,微泵使用 2.喂奶 3.严密观察病情 4.报告医生	如果学生没有报告医生,医生线索:"患儿现在情况怎么样?"

情景四:NICU 病房。

1.向学生提供的简短案例报告

入院第二天,给患儿喂奶后护士发现患儿面色发绀,呛咳,无呼吸……

2.模拟案例运行

时间	监测设置 (行动辅导员)	患者/模拟人 (行动)	学生干预 (事件)	线索/提示
30 分钟内完成				
8:30	体温不升 心率 140 次/分 呼吸 44 次/分 皮肤稍苍白	反应较差 脐轮红肿	1.喂奶 2.严密观察病情	

续表

时间	监测设置 (行动辅导员)	患者/模拟人 (行动)	学生干预 (事件)	线索/提示
8:40	心率 90 次/分 呼吸 0 次/分 氧饱和度 50% 中心性紫绀	呛咳声	1.立即吸痰 2.快速评估 3.立即呼救,通知医生 4.初步复苏:摆正体位,触觉刺激,正压通气 5.评估:30 s 后测心率	医生线索:"立即心肺复苏。"
8:50	心率 50 次/分 呼吸 0 次/分 氧饱和度 30% 中心性紫绀		1.矫正通气步骤 2.配合心脏按压 3.应用肾上腺素 4.评估 5.与家属沟通,告知病情	1. 医生线索:"1:10000 肾上腺素 0.375 mL 静脉注入。" 2. 患儿家长:"怎么会这样?会不会有生命危险。"
9:10	心率 110 次/分 呼吸 40 次/分 氧饱和度 93%		与患儿家长沟通,继续观察,完善抢救记录	患儿家长:"现在情况好些吗?"

【引导性反馈】——列举教师会在讨论部分呈现的要点

1.执行护理操作如何落实身份识别制度。

2.正确使用辐射台。

3.正确配制皮试液。

4.因呛奶引起呼吸暂停是否知道立即吸痰。

5.是否熟悉新生儿复苏原则及流程。

6.正确配制 1:10000 肾上腺素。

7.是否清楚如何预防呛奶。

8.

9.

10.

【任务报告/引导性反思概况】

1.

2.

3.

4.

5.

6.

7.

8.

9.

10.

新生儿败血症案例情景分组：

现病史：患儿系 G_1P_1，孕 39^{+1} 周，因"胎心率低于 120 次/分"，于入院 15 天前剖宫产娩出，出生体重 3500 g，无脐带绕颈，羊水清，出生时哭声响亮，皮肤红润，四肢肌张力正常，Apgar评分 1 分钟 10 分，5 分钟 10 分。母乳喂养，入院前 1 天余出现精神反应差、体温不升、不吃，加重半天。

既往史：①母孕期定期体检，无任何疾病史，父母均体健。② 喂养史：母乳喂养。③ 生长发育史：同正常儿。④ 预防接种史：已接种乙肝疫苗、卡介苗。

体格检查：体温不升，心率 140 次/分，呼吸 44 次/分，反应较差，颜面及全身皮肤稍苍白，未见皮疹及出血点，前囟 1.5 cm×1.5 cm，平软，巩膜无黄染，口周无青紫；双肺呼吸音粗，未闻及干湿啰音；心音有力，心率 140 次/分，律齐，未闻及病理性杂音；腹软，脐轮红肿，脐窝可见脓性分泌物，全腹未触及包块，肝肋下 1 cm，脾肋下未及，肠鸣音无亢进，四肢肌张力低下。

实验室检查：血常规：WBC $4×10^9$/L，杆状核细胞/中性粒细胞 0.23，CRP 18 mg/L；血培养、分泌物培养已送检。

入院初步诊断：(1) 新生儿败血症。(2) 新生儿脐炎。

情景一

新生儿入住 NICU 病房后常规检查和护理。

情景二

在 NICU 病房内对新生儿进行脐部护理。

情景三

在 NICU 病房内给新生儿喂奶，头皮静脉穿刺。

情景四

在 NICU 病房内新生儿因呛奶窒息进行心肺复苏。

情景二：临时医嘱

××学院附属医院医嘱单

姓名　李小军　　科别　新生儿科　　床号　1　　住院号　G123456

日期			临时医嘱	医师签名	护士签名
月	日	时间			
9	9	10：30	头孢曲松钠 皮试（　）	×××	
⋮					

情景二：长期医嘱

××学院附属医院医嘱单

姓名　李小军　　科别　新生儿科　　床号　1　　住院号　G123456

起用日期			签名		长期医嘱	停止日期			签名	
月	日	时间	医师	护士		月	日	时间	医师	护士
9	9	10：30	×××	×××	辐射台				×××	
9	9	10：30	×××	×××	心电监护				×××	
9	9	10：30	×××	×××	特级护理				×××	
9	9	10：30	×××	×××	NS 10 mL　ivgtt　微泵 10 mL/h				×××	
9	9	10：30	×××	×××	头孢曲松钠 0.375 g　bid				×××	
9	9	10：30	×××	×××	脐部护理　tid				×××	
9	9	10：30	×××	×××	母乳 80 mL　q3h				×××	
⋮										

××学院附属医院护理记录单

姓名 李小军　床号 1　住院号 G123456　科别 新生儿科

年月日	时间	意识	T/℃	P/(次/分)	R/(次/分)	BP/mmHg	SpO_2/%	心律	心电监护	吸氧/(L/min) 方式 流量	入量 名称	入量 量/mL	入量 途径	出量 名称	出量 量/mL	出量 颜色性状	皮肤	体位	病情观察及措施	签名

案例五　异位妊娠

【案例名称】异位妊娠	【设计者】潘丽香　李蓁　魏碧蓉
【适用对象】全日制助产/护理本科三年级	【分组】4 组/班
【模拟现场准备时间】5 min/组	【案例运行时间】20～25 min/组
【引导性反思时间】10～15 min/组	【完成后清场时间】5 min/组

【模拟教学目标】

1.能监测病情变化,准确评估病情并实施及时、有效的救护。

2.能熟练抢救异位妊娠患者,正确掌握出院指导和随访内容。

3.能在救护中进行合理有效的团队合作与分工。

4.能运用通俗易懂的语言与患者及其家属进行有效沟通,取得理解及配合,实施人文关怀。

5.能做好有生育要求的患者的心理护理。

【模拟教学前学生的准备】

1.复习异位妊娠的相关理论知识。

2.复习产科术前准备的相关理论知识。

3.小组成员明确各个角色与任务(助产士角色 A/责任护士 1 名、助产士角色 B、助产士角色 C/辅助护士 3 名)。观察员 4～5 名。

【关键点】

1.异位妊娠病史的评估。

2.异位妊娠破裂出血的急救原则及处理措施。

3.病情的动态观察。

4.输卵管切除术前准备及术后护理。

5.与医护人员、患者及其家属的有效沟通。

【模拟情景设置】

1.学生角色:助产士角色 A/责任护士 1 名,助产士角色 B、C/辅助护士 3 名,4～5 名观察员。

2.协助者(模拟实验室教辅人员、学生或标准化患者):患者、患者家属、医生。

3.情景场所:妇产科病房。

4.模拟人的准备:Siman3G。

5.所需用物:手腕带、床头卡、留置导尿包、备皮用物、剪刀、患者服、输氧用物、输液用物、输液器 2 副、留置针 2 套、输液盘、输液手模型两个、复方氯化钠注射液 500 mL、"血"袋 400 mL、羟乙基淀粉 500 mL、输血器 1 副、入院评估记录单、医嘱单、体温计、血压计、听诊器、血、尿、粪、HCG、血型全套、生化全套、凝血全套、输血前免疫标本试管,皮试用物,2.5% 碘酒、75%乙醇、病历夹 1 个、出院病例、健康教育单、硫酸亚铁缓释片、维生素 C 片。

【模拟案例背景描述】(仅供实验室教辅人员看,不可读给学生!)

1.患者基本信息及主诉:王小果,36 岁,因"腹痛待查,异位妊娠破裂可能,失血性休克"急诊入院。

2. 现病史：平素月经周期规则，LMP：2021 年 2 月 20 日。停经 43 天（2021 年 4 月 4 日）前往市某二级综合性医院妇产科门诊就诊，查尿 HCG 呈弱阳性，产科 B 超示子宫、附件未见异常，诊断为"宫外孕待排"，嘱随诊。停经 51 天（4 月 12 日）起患者出现中下腹持续性疼痛，能忍受，无阴道流血及其他不适，未就诊。停经 54 天（4 月 15 日），8：00 患者突感下腹部持续性剧痛，阵发性加重，伴头晕、恶心，于 9：00 至该院急诊后收入院。

3. 既往史：既往体健，否认有心、肝、肺、肾等慢性疾病史，无传染病病史。

4. 个人史：出生本地，未到过外地，家庭妇女，无药物及其他过敏史。

5. 婚育史：已婚，有配偶体健，0—0—2—0，2014 年、2015 年先后流产 2 次。

6. 家族史：父母、兄弟姐妹健康状况一般，无与患者类似疾病，无高血压病、糖尿病、血友病等家族遗传倾向的疾病。

7. 体格检查：T 37 ℃，P 108 次/min，R 23 次/min，BP 80/50mmHg。神清，面色苍白，全身湿冷。心率 108 次/min，律齐，未闻及病理性杂音。呼吸浅，两肺呼吸音清，未闻及干、湿性啰音。腹部轻度膨隆，质软，中下腹压痛（＋），反跳痛可疑。

8. 妇科检查：外阴未产式；阴道通畅，未见血液；宫颈轻糜，举痛（＋）；宫体略大，有漂浮感；左侧附件增厚，压痛明显，右侧（－）。

9. 辅助检查

产科彩超：子宫前位 68 mm×51 mm×57 mm 大小、形态正常，光点欠均。子宫后方见一混合性回声 75 mm×53 mm，伴腹腔积液。EKG：正常。实验室检查：血常规 WBC 7.7×10^9/L，RBC 2.29×10^{12}/L，Hb 55 g/L，PLT 115×10^9/L。尿 HCG：弱阳性。

10. 入院诊断：腹痛待查，异位妊娠破裂可能，失血性休克。

【模拟案例处理情景】

情景一：患者急诊入院，失血性休克。

1. 向学生提供的案例报告

王小果，36 岁，2021 年 4 月 15 日急诊入院。患者平素月经周期规则，LMP：2021 年 2 月 20 日。停经 43 天（2021 年 4 月 4 日）前往市某二级综合性医院妇产科门诊就诊，查尿 HCG 呈弱阳性，产科 B 超示子宫、附件未见异常，诊断为"宫外孕待排"，嘱随诊。停经 51 天（4 月 12 日）起患者出现中下腹持续性疼痛，能忍受，无阴道流血及其他不适，未就诊。停经 54 天（4 月 15 日）8：00 患者突感下腹部持续性剧痛，阵发性加重，伴头晕、恶心，于 9：00 至该院急诊后收入院。既往史：平素体健，否认有慢性疾病史、传染病病史、输血史和过敏史。生育史：0—0—2—0，2014 年、2015 年先后流产 2 次。入院体检：T 37℃，P 108 次/min，R 23 次/min，BP 80/50mmHg。神清，面色苍白，全身湿冷。心率 108 次/min，律齐，未闻及病理性杂音。呼吸浅，两肺呼吸音清，未闻及干、湿性啰音。腹部轻度膨隆，质软，中下腹压痛（＋），反跳痛可疑。

妇科检查：外阴未产式；阴道通畅，未见血液；宫颈轻糜，举痛（＋）；宫体略大，有漂浮感；左侧附件增厚，压痛明显，右侧（－）。

实验室检查：血常规 WBC 7.7×10^9/L，RBC 2.29×10^{12}/L，Hb 55 g/L，PLT 115×10^9/L。尿 HCG：弱阳性。

辅助检查：彩超：子宫前位 68 mm×51 mm×57 mm 大小，形态正常，光点欠均。子宫后方见一混合性回声 75 mm×53 mm，伴腹腔积液。EKG：正常。

入院诊断：腹痛待查，异位妊娠破裂可能，失血性休克。

2.模拟案例运行

时间	监测设置 (行动辅导员)	患者/模拟人 (行动)	学生干预 (事件)	线索/提示
20分钟内完成				
9:10	体温 37 ℃ 血压 80/50 mmHg 呼吸 23 次/分 脉搏 108 次/分 SpO$_2$ 99%	患者面色苍白已休克	1.通知医生 2.入院评估:测量生命体征,体格检查 3.患者取中凹卧位、吸氧、保暖、心电监护 4.迅速建立两条静脉通路,遵医嘱给药 5.查看阴道流血量 6.核对患者信息(床头卡、手腕带) 7.根据医嘱采集标本:血标本、尿标本、粪标本 8.指导禁食禁饮	家属:"小果怎么样了? 有没有生命危险?"

情景二:医生决定行全麻下剖腹探查术。

1.向学生提供的案例报告

同上。

2.模拟案例运行

时间	监测设置 (行动辅导员)	患者/模拟人 (行动)	学生干预 (事件)	线索/提示
20分钟内完成				
9:30	体温 36.9 ℃ 血压 90/60 mmHg 呼吸 21 次/分 脉搏 110 次/分 SpO$_2$ 98%		1.交接班 2.核对患者,自我介绍 3.生命体征测量 4.评估患者的神志状态,解释说明 5.患者准备:换病号服,取下义齿、发夹、首饰及贵重物品交给家属或护士长保管 6.术前留置尿管 7.术前皮试,准备手术带药 8.通知手术室接患者 9.麻醉床准备:麻醉床、术后监护用具及急救用物等 10.向患者家属说明情况 11.完善各项抢救记录	家属:"手术后还能不能生孩子?"

情景三:手术完成,送入病房[手术室护士交班内容:术中行左侧输卵管切除术,手术顺利。术中患者血压波动于 70～120/40～80 mmHg,输红细胞 800 mL、血浆 600 mL、羟乙基淀粉注射液 1000 mL、复方乳酸钠注射液(平衡液)2000 mL。术后患者生命体征平稳]。

1. 向学生提供案例报告。

同上。

2. 模拟案例运行

时间	监测设置 （行动辅导员）	患者/模拟人 （行动）	学生干预 （事件）	线索/提示
		20 分钟内完成		
12:00	体温 36.8 ℃ 血压 100/80 mmHg 呼吸 20 次/分 脉搏 70 次/分 SpO₂ 99%	患者（状态清醒）: "护士,我伤口怎么好痛啊?"	1. 交接班 2. 核对患者,自我介绍 3. 通知医生 4. 心电监护,生命体征测量 5. 给氧 6. 腹部沙袋压迫:用 1~2 kg 沙袋压迫腹部伤口 6~8 h 7. 术后指导:卧位、饮食、活动、镇痛泵的使用 8. Ⅰ级护理,密切观察病情 9. 持续导尿,观察尿的量、性质、颜色,观察阴道出血量情况 10. 会阴擦洗 11. 指导家属 VTE 被动运动措施落实 12. 静脉输液 13. 心理护理 14. 护理记录	家属问:"什么时候可以吃东西?"

情景四:术后 5 天,准备出院。

1. 向学生提供案例报告

同上。

2. 模拟案例运行

时间	监测设置 （行动辅导员）	患者/模拟人 （行动）	学生干预 （事件）	线索/提示
		10 分钟内完成		
8:00	体温 36.8 ℃ 血压 140/90 mmHg 呼吸 20 次/分 脉搏 70 次/分 SpO₂ 99%	患者问:"我什么时候可以出院?"	1. 交接班 2. 核对患者,自我介绍 3. 通知医生 4. 出院指导:定期随访 HCG,进高营养、高蛋白、高维生素、易消化饮食,术后休息 3 个月,避免重体力劳动 1 个月,禁止性生活及盆浴 1 个月,需再次妊娠者避孕半年。保持外阴清洁 5. 下次准备妊娠注意事项指导	家属问:"需要带药吗?"

【引导性反馈】——列举教师会在讨论部分呈现的要点

1.贫血的分度是什么?

2.建立静脉通路是否知道选择上肢大静脉?是否知道用大号留置针?

3.输悬浮红细胞的滴速是多少?输2袋血之间是否需要用生理盐水隔开?

4.如何指导活动双下肢? VTE被动运动方法是什么?

5.如何进行卧位和活动指导?

6.如何观察尿液是否异常,若异常该如何处理?

7.术后患者有少量阴道出血是否正常?(手术后体内的雌孕激素迅速下降,使得子宫内膜失去雌孕激素的支持,而出现撤退性的出血,出血量一般跟月经量差不多。)

8.休克指数计算方法是什么?数值对应的出血量是多少?

9.

10.

【任务报告/引导性反思概况】

1.

2.

3.

4.

5.

6.

7.

8.

9.

10.

异位妊娠案例情景分组：

现病史：王小果，36 岁，2021 年 4 月 15 日急诊入院。患者平素月经周期规则，LMP：2021 年 2 月 20 日。停经 43 天（2021 年 4 月 4 日）前往市某二级综合性医院妇产科门诊就诊，查尿 HCG 呈弱阳性，产科 B 超示子宫、附件未见异常，诊断为"宫外孕待排"，嘱随诊。停经 51 天（4 月 12 日）起患者出现中下腹持续性疼痛，能忍受，无阴道流血及其他不适，未就诊。停经 54 天（4 月 15 日）8：00 患者突感下腹部持续性剧痛，阵发性加重，伴头晕、恶心，于 9：00 至该院急诊后收入院。

既往史：平素体健，否认有慢性疾病史、传染病病史、输血史和过敏史。生育史：0—0—2—0，2014 年、2015 年先后 2 次流产。体格检查：体温 37 ℃，脉搏 108 次/min，呼吸 23 次/min，血压 80/50 mmHg。神清，面色苍白，全身湿冷。心率 108 次/min，律齐，未闻及病理性杂音。呼吸浅，两肺呼吸音清，未闻及干、湿性啰音。腹部轻度膨隆，质软，中下腹压痛（＋），反跳痛可疑。妇科检查：外阴未产式；阴道通畅，未见血液；宫颈轻糜，举痛（＋）；宫体略大，有漂浮感；左侧附件增厚，压痛明显，右侧（－）。

实验室检查：血常规 WBC $7.7×10^9$/L，RBC $2.29×10^{12}$/L，Hb 85 g/L，PLT $115×10^9$/L。尿 HCG 弱阳性。

辅助检查：彩超：子宫前位 68 mm×51 mm×57 mm 大小，形态正常，光点欠均。子宫后方见一混合性回声 75 mm×53 mm，伴腹腔积液。EKG：正常。

入院诊断：腹痛待查，异位妊娠破裂可能，失血性休克。

情景一

患者急诊入院，失血性休克。

情景二

医生决定行全麻下剖腹探查术。

情景三

手术完成，送入病房。手术室护士交班内容：术中行左侧输卵管切除术，手术顺利。术中患者血压波动于 70～120/40～80 mmHg，输红细胞 800 mL、血浆 600 mL、羟乙基淀粉注射液 100 mL、复方乳酸钠注射液（平衡液）2000 mL。术后患者生命体征平稳。

情景四

术后 5 天，准备出院。

情景一：临时医嘱

××学院附属医院医嘱单

姓名　王小果　　科别　产科　　床号　1　　住院号　20210415

日期			临时医嘱	医师签名	护士签名
月	日	时间			
4	15	9：10	三大常规(血、尿、粪)	×××	
4	15	9：10	血型全套	×××	
4	15	9：10	交叉配血	×××	
4	15	9：10	凝血全套	×××	
4	15	9：10	生化全套	×××	
4	15	9：10	输血前免疫全套	×××	
4	15	9：10	血 HCG	×××	
4	15	9：10	复方氯化钠 RS　500 mL　ivgtt	×××	
4	15	9：10	羟乙基淀粉 500 mL　ivgtt　另一路	×××	
4	15	9：10	阴道后穹隆穿刺(必要时)	×××	
⋮					

情景一：长期医嘱

××学院附属医院医嘱单

姓名　王小果　　科别　产科　　床号　1　　住院号　20210415

起用日期			签名		长期医嘱	停止日期			签名	
月	日	时间	医师	护士		月	日	时间	医师	护士
4	15	9：10	×××		一级护理				×××	
4	15	9：10	×××		禁食、禁饮				×××	
4	15	9：10	×××		氧气吸入 3 L/min				×××	
4	15	9：10	×××		心电监护：测心率、呼吸、血压　q15 min				×××	
4	15	9：10	×××		留伴一人				×××	
4	15	9：10	×××		中凹卧位				×××	
⋮										

情景二:临时医嘱

××学院附属医院医嘱单

姓名 __王小果__ 科别 __产科__ 床号 __1__ 住院号 __20210415__

日期			临时医嘱	医师签名	护士签名
月	日	时间			
4	15	9:20	备皮	×××	
4	15	9:20	血型鉴定	×××	
4	15	9:20	备血	×××	
4	15	9:20	留置导尿	×××	
4	15	9:20	头孢唑啉钠皮试( )	×××	
4	15	9:20	NS 100 mL ╱ ivgtt	×××	
4	15	9:20	头孢唑啉钠 2.0 g ╱ 术前 1/2 h	×××	
4	15	9:20	术前麻醉会诊	×××	
⋮					

情景三:长期医嘱

××学院附属医院医嘱单

姓名 __王小果__ 科别 __产科__ 床号 __1__ 住院号 __20210415__

起用日期			签名		长期医嘱	停止日期			签名	
月	日	时间	医师	护士		月	日	时间	医师	护士
4	15	12:00	×××		术后医嘱					
4	15	12:00	×××		按腹式左侧输卵管切除术后护理常规					
4	15	12:00	×××		Ⅰ级护理					
4	15	12:00	×××		禁食6小时后改流质					
4	15	12:00	×××		持续导尿					
4	15	12:00	×××		会阴护理 bid					
4	15	12:00	×××		活动双下肢 300 次/d					
4	15	12:00	×××		5%GNS 500 mL ╱ ivgtt qd					
4	15	12:00	×××		KCl 1.5 g ╱ qd					
4	15	12:00	×××		复方氯化钠 500 mL ivgtt					
4	15	12:00	×××		10%GS 500 mL ╱					
4	15	12:00	×××		维生素 C 2.0 g ╱ ivgtt					
4	15	12:00	×××		维生素 B_6 0.1 g ╱ qd					
4	15	12:00	×××		NS 100 mL ╱ 封管					
4	15	12:00	×××		肝素钠 625 IU ╱ qd					
4	15	12:00	×××		动静脉置管护理					
4	15	12:00	×××		口腔护理 bid					
4	15	12:00	×××		测 BP、P、R q1h×6 次后平稳自停					
4	15	12:00	×××		留伴一人					
4	15	12:00	×××		术后镇痛					
⋮										

情景三：临时医嘱

××学院附属医院医嘱单

姓名 王小果　科别 产科　床号 1　住院号 20210415

日期			临时医嘱	医师签名	护士签名
月	日	时间			
4	15	12:00	心电监护 6 h	×××	
4	15	12:00	氧气吸入 6 h	×××	
4	15	12:00	腹部压沙袋 6 h	×××	
4	15	12:00	输悬浮红细胞 2 U	×××	
4	15	12:00	NS 250 mL　ivgtt	×××	
4	15	12:00	血常规(输血后 2 h)	×××	
⋮					

情景四：临时医嘱

××学院附属医院医嘱单

姓名 王小果　科别 产科　床号 1　住院号 20210415

日期			临时医嘱	医师签名	护士签名
月	日	时间			
4	20	8:00	今日出院	×××	
4	20	8:00	出院带药:维生素 C 片 0.2 g　口服　tid×7 天	×××	
4	20	8:00	硫酸亚铁缓释片 450 mg　口服　tid×7 天	×××	
⋮					

××学院附属医院护理记录单

姓名　王小果　　床号　1　　住院号　20210415　　科别　产科

年月日	时间	意识	T/℃	P/(次/分)	R/(次/分)	BP/mmHg	SpO₂/%	心律	心电监护	吸氧/(L/min) 方式	吸氧/(L/min) 流量	入量 名称	入量 量/mL	入量 途径	出量 名称	出量 量/mL	出量 颜色性状	皮肤	体位	病情观察及措施	签名

案例六　子宫肌瘤

【案例名称】子宫肌瘤	【设计者】陈白金　李蓁　魏碧蓉
【适用对象】全日制助产/护理本科三年级	【分组】4 组/班
【模拟现场准备时间】5 min/组	【案例运行时间】20～25 min/组
【引导性反思时间】10～15 min/组	【完成后清场时间】5 min/组

【模拟教学目标】

1. 能够熟练掌握妇科患者的入院评估。

2. 能够熟练掌握妇科腹部手术术前护理常规。

3. 能够熟练掌握妇科腹部手术术后护理常规。

4. 能够熟练掌握妇科手术术前术后健康教育。

5. 能够与患者及其家属有效沟通,并提供心理支持。

【模拟教学前学生的准备】

1. 复习《妇产科护理学》中第十六章腹部手术患者护理的相关内容,包括妇科术前和术后护理常规,子宫肌瘤的临床表现、治疗原则及要点、护理措施。

2. 复习相关药物的药理作用、用法及不良反应(头孢唑林钠、甲硝唑等),复习妇科护理操作阴道冲洗和会阴擦洗。

3. 小组成员明确各个角色与任务(助产士角色 A/责任护士 1 名、助产士角色 B、助产士角色 C/辅助护士 3 名)。观察员 4～5 名。

【关键点】

1. 病情评估。

2. 妇科手术术前术后护理。

3. 妇科常见操作阴道冲洗和会阴擦洗。

4. 病情的动态观察。

5. 与医护人员、患者及其家属的有效沟通。

【模拟情景设置】

1. 学生角色:1 名责任护士、3 名辅助护士、4～5 名观察员。

2. 协助者(模拟实验室教辅人员、学生或标准化患者):患者家属、医生。

3. 情景场所:妇科病房。

4. 模拟人的准备:Siman3G。

5. 所需用物:手腕带,床头卡,血、尿、粪标本试管,中心供氧装置,鼻导管,心电监护仪,静脉留置针,输液常规用物,NS,10％GS,雷贝拉唑,0.5％甲硝唑,维生素 C,氯化钾注射液,维生素 B_6,肝素钠,留置导尿包,皮试用物,阴道冲洗袋,高锰酸钾,治疗碗,消毒棉球,镊子,弯盘,医嘱单,护理记录单等。

【模拟案例背景描述】(仅供实验室教辅人员看,不可读给学生!)

1. 患者基本信息及主诉:患者林梅珠,女,50 岁,以"检查发现子宫占位半月"为主诉入院。

2. 现病史:入院前半月于秀屿区医院查超声示子宫壁低回声团块 114 mm×91 mm×106 mm,平素无腹胀、腹痛、白带增多、白带异味,无月经紊乱、痛经、接触性阴道出血、阴道排液,无自行下腹扪及肿物,无便秘、排便困难、肛门坠胀感,无尿频、尿急、尿痛,无低热、咳嗽、咳痰、发热、腹泻、消瘦等,建议手术治疗,今转诊我院,门诊拟"子宫肌瘤"收住院。发病以来,精神状况良好,睡眠状况良好。饮食情况良好,大小便正常,体重 60 kg。

3. 既往史:既往健康状况一般。无高血压、心脏病等心脑血管疾病史,无肺炎、哮喘等呼吸系统疾病史,无肾炎等泌尿系统疾病史,无糖尿病、甲亢等内分泌系统疾病史,无手术、外伤、输血史,无重要传染病史,无食物及药物过敏史。

4. 个人史:出生于福建省莆田市,长期居留福建省莆田市。生活居住条件一般。预防接种史不详。职业其他(农民)。无工业毒物、粉尘、放射性物质接触史,无地方病接触史,无吸毒史,无吸烟、饮酒史,无冶游史。

5. 月经史:患者原月经周期规则,13 岁,5～6/28～30,无痛经,量中,有小血块。

6. 婚育史:22 岁结婚,有配偶健在,非近亲结婚,顺娩子女,健在。无难产及产后出血史。3—0—0—3。

7. 家庭史:父母健康状况一般,兄弟姐妹健康状况一般。无与患者类似疾病,无高血压病、糖尿病、血友病等家庭遗传倾向的疾病。

8. 体格检查:T 36.9 ℃,P 86 次/分,R 18 次/分,BP 110/70 mmHg,神志清楚,一般情况良好。

9. 妇科检查

外阴:已婚已产式,发育正常,无白斑、疣、潮红,阴毛分布正常。阴道:畅,光滑,未见异常分泌物,黏膜无潮红、出血点,后穹隆不饱满。宫颈:轻度糜烂,稍肥大,宫口闭,无举痛,未见组织物堵塞。宫体:前位,如孕 3 个月大,表面凹凸不平,界清,质硬,无压痛,活动度好。附件:双附件区未扪及包块,无压痛。

10. 辅助检查:彩超示子宫实性占位(肌瘤可能,114 mm×91 mm×106 mm);双侧附件区未见明显异常。

11. 入院诊断:(1) 子宫肌瘤;(2) 宫颈炎性疾病。

【模拟案例处理情景】

情景一:

1. 向学生提供的简短案例报告

刚入院:患者林梅珠,女,50 岁,以"检查发现子宫占位半月"为主诉于 2020 年 5 月 17 日 10:00 入院。患者神志清楚,一般情况良好。

2. 模拟案例运行

时间	监测设置 (行动辅导员)	患者/模拟人 (行动)	学生干预 (事件)	线索/提示
		20 分钟内完成		
10:00	T 36.9 ℃ P 86 次/分 R 18 次/分 BP 110/70 mmHg SpO₂ 100% 神志清楚,一般情况良好	患者:"我一直身体都挺好的,半月前在秀屿区医院体检发现子宫有肿块。医生建议我手术治疗。"	1. 洗手 2. 自我介绍 3. 核对患者身份 4. 入院评估:测生命征(T 36.9 ℃,P 86 次/分,R 18 次/分,BP 110/70 mmHg),询问病史,体格检查 5. 通知医生 6. 安慰患者	1. 如果学生没有自我介绍,家属线索:"你是谁啊?" 2. 如果学生没有报告医生,家属线索:"医生在哪里,能不能快点让医生出来看我姐。" 3. 患者线索:"护士,我不会有事吧?"

续表

时间	监测设置 （行动辅导员）	患者/模拟人 （行动）	学生干预 （事件）	线索/提示
10:30			1. 与医生直接交流患者情况 2. 抽血测血常规、生化全套、凝血全套、输血前免疫、血型全套、AFP、CEA、Ca199、Ca125 等 3. 指导留取尿、粪标本 4. 指导患者做彩超、心电图及胸部正位片等检查的注意事项 5. 指导患者做阴道分泌物和TCT 等检查的注意事项	1. 医生线索： 　① 临时医嘱 　② 长期医嘱 2. 患者/家属线索："怎么抽这么多血啊？"

情景二：

1. 向学生提供的简短案例报告

术前一天：2020 年 5 月 20 日 10:00,患者拟于明早 09:00 在硬膜外麻醉下行腹式全子宫切除术。患者神志清楚,一般情况良好。

2. 模拟案例运行

时间	监测设置 （行动辅导员）	患者/模拟人 （行动）	学生干预 （事件）	线索/提示
			20 分钟内完成	
10:00	初始状态： T 36.6 ℃ P 84 次/分 R 17 次/分 BP 109/68 mmHg SpO$_2$ 99% 神志清楚,一般情况良好	1. 患者："手术对我将来影响大吗？会有哪些影响？" 2. 患者生命体征正常	1. 交接班 2. 核对患者,自我介绍 3. 生命体征测量 4. 术前指导（手术、饮食、活动、月经） 5. 安慰患者	1. 如学生没有介绍手术后对患者的影响,患者："手术后我还会来月经吗？" 2. 医生线索：临时医嘱
10:10			1. 皮肤准备：以顺毛、短刮的方式进行手术区剃毛备皮,其范围是上自剑突下,下至大腿上 1/3 处及外阴部,两侧至腋中线 2. 抽血做交叉配血	患者/家属线索："怎么又抽血啊！"
10:20			1. 消化道准备：10:00 半流质饮食,16:00 流质饮食,24:00 禁食；开塞露 60 mL 塞肛（晚20:00 使用） 2. 阴道准备：用 1:5000 的高锰酸钾液行阴道冲洗	1. 家属线索："护士,为什么要做这么多次阴道冲洗,有什么作用吗？" 2. 医生线索：临时医嘱

情景三：

1. 向学生提供的简短案例报告

术日晨：患者将于 2020 年 5 月 21 日 9：00 在硬膜外麻醉下行腹式全子宫切除术。患者神志清楚，一般情况良好。

2. 模拟案例运行

时间	监测设置 （行动辅导员）	患者/模拟人 （行动）	学生干预 （事件）	线索/提示
		20 分钟内完成		
8：00	T 36.8 ℃ P 87 次/分 R 18 次/分 BP 112/71 mmHg SpO₂ 100% 神志清楚，一般情况良好	患者："护士，我今天没有来月经。" "很紧张，不知道手术后会怎么样？"	1. 交接班 2. 核对患者，自我介绍 3. 生命体征测量 4. 是否来月经，评估患者的情绪状态，安慰患者 5. 患者准备：换病号服，取下义齿、发夹、首饰及贵重物品交家属或护士长保管	
8：30	T 36.8 ℃ P 90 次/分 R 20 次/分 BP 113/73 mmHg SpO₂ 100%	术前留置尿管		医生线索： 临时医嘱（见医嘱单）
8：50			1. 通知手术室接患者 2. 手术中带药 3. 麻醉床准备：麻醉床、术后监护用具及急救用物等	1. 如学生不知手术中带药，家属："请问有没有什么药需带到手术室的？" 2. 如学生要给患者输液，家属："我姐马上要手术了，为什么要输液，你看会不会搞错了？" 3. 医生线索： 临时医嘱

情景四：

1. 向学生提供的简短案例报告

术后：患者已于 2020 年 5 月 21 日 9：00 在硬膜外麻醉下行腹式全子宫切除术。刚从手术室回到病房，患者神志清楚，一般情况良好。

2. 模拟案例运行

时间	监测设置 （行动辅导员）	患者/模拟人 （行动）	学生干预 （事件）	线索/提示
		15 分钟内完成		
11：00	T 37.2 ℃ P 90 次/分 R 19 次/分 BP 110/71 mmHg SpO₂ 99% 神志清楚，一般情况良好	患者："护士，我什么时候能吃东西啊？"	1. 交接班，病情观察 2. 核对患者，自我介绍 3. 心电监护、生命体征测量 4. 给氧 5. 报告医生	医生线索： ① 临时医嘱 ② 长期医嘱

时间	监测设置 （行动辅导员）	患者/模拟人 （行动）	学生干预 （事件）	线索/提示
		发出声音： "伤口好痛。"	1. 腹部沙袋压迫：用1~2 kg沙袋压迫腹部伤口6 h 2. 术后指导：卧位、饮食、活动、镇痛泵的使用，引流管注意事项 3. Ⅰ级护理，密切观察病情 4. 持续导尿，观察尿量	1. 家属线索："护士，我姐什么时候能吃东西啊？" 2. 家属线索："护士，现在术后应该注意些什么？"
			1. 会阴擦洗 2. 指导活动双下肢、VTE被动运动 3. 静脉输液 4. 输液完毕封管 5. 护理记录	家属："护士，我姐今天都输完液了，请问需要拔针吗？不拔针的话，会不会堵住呢？"

【引导性反馈】——列举教师会在讨论部分呈现的要点

1. 阴道冲洗的禁忌证有哪些？

2. 术后静脉输液是否知道用留置针？

3. 如何指导活动双下肢？

4. 如何进行卧位、活动指导？

5. 如何观察尿液是否异常？若异常该如何处理？（术后尿液为鲜红色，考虑是否损伤输尿管和膀胱；尿量至少每小时不少于50 mL，如尿量过少，应检查导尿管是否堵塞、脱落、打折、被压。排除以上原因后，要考虑患者是否入量不足或有内出血休克的可能，通知医生及时处理。）

6. 该患者术后阴道若有鲜红色出血是否正常？（不正常，及时报告医生，考虑残端血管结扎不牢靠或结扎线滑脱）。若术后48小时后阴道少量暗红色出血，考虑残端缝合线吸收"化线"。

7.

8.

9.

10.

【任务报告/引导性反思概况】

1.

2.

3.

4.

5.

6.

7.

8.

9.

10.

子宫肌瘤案例情景分组

现病史：患者林梅珠，女，50岁，以"检查发现子宫占位半月"为主诉入院。入院前半月于秀屿区医院查超声示子宫壁低回声团块 114 mm×91 mm×106 mm，平素无腹胀、腹痛、白带增多、白带异味，无月经紊乱、痛经、接触性阴道出血、阴道排液，无自行下腹扪及肿物，无便秘、排便困难、肛门坠胀感，无尿频、尿急、尿痛，无低热、咳嗽、咳痰、发热、腹泻、消瘦等，建议手术治疗，今转诊我院，门诊拟"子宫肌瘤"收住院。发病以来，精神状况良好，睡眠状况良好。饮食情况良好，大小便正常，体重 60 kg。

既往史：既往健康状况一般。无高血压、心脏病等心脑血管疾病史，无肺炎、哮喘等肺疾病史，无肾炎等肾疾病史，无糖尿病、甲亢等内分泌系统疾病史，无手术、外伤、输血史，无重要传染病史，无食物及药物过敏史。

个人史：出生于福建省莆田市，长期居留福建省莆田市。生活居住条件一般。预防接种史不详。职业其他（农民）。无工业毒物、粉尘、放射性物质接触史，无地方病接触史，无吸毒史，无吸烟、饮酒史，无冶游史。

月经、婚育史：患者原月经周期规则，13岁，5～6/28～30，无痛经，量中，有小血块。22岁结婚，有配偶健在，非近亲结婚，顺娩子女，健在。无难产及产后出血史。3—0—0—3。

家庭史：父母健康状况一般，兄弟姐妹健康状况一般。无与患者类似疾病，无高血压病、糖尿病、血友病等家庭遗传倾向的疾病。

体格检查：T 36.9 ℃，P 86 次/分，R 18 次/分，BP 110/70 mmHg，神志清楚，一般情况良好。

妇科检查：

外阴：已婚已产式，发育正常，无白斑、疣、潮红，阴毛分布正常。阴道：畅，光滑，未见异常分泌物，黏膜无潮红、出血点，后穹隆不饱满。宫颈：轻度糜烂，稍肥大，宫口闭，无举痛，未见组织物堵塞。宫体：前位，如孕 3 个月大，表面凹凸不平，界清，质硬，无压痛，活动度好。附件：双附件区未扪及包块，无压痛。

辅助检查：彩超示子宫实性占位（肌瘤可能，114 mm×91 mm×106 mm）；双侧附件区未见明显异常。

入院诊断：(1) 子宫肌瘤；(2) 宫颈炎性疾病。

情景一

刚入院：患者林梅珠，女，50岁，以"检查发现子宫占位半月"为主诉于 2020 年 5 月 17 日 10：00 入院。患者神志清楚，一般情况良好。

情景二

术前一天：2020 年 5 月 20 日 8：30，患者拟于明早 9：00 在硬膜外麻醉下行腹式全子宫切除术。患者神志清楚，一般情况良好。

情景三

术日晨：患者将于 2020 年 5 月 21 日 9：00 在硬膜外麻醉下行腹式全子宫切除术。患者神志清楚，一般情况良好。

情景四

术后：患者已于 2020 年 5 月 21 日 9：00 在硬膜外麻醉下行腹式全子宫切除术。刚从手术室回到病房。患者神志清楚，一般情况良好。

情景一:临时医嘱

××学院附属医院医嘱单

姓名　林梅珠　　科别　妇科　　床号　5035　　住院号　622737

日期			临时医嘱	医师签名	护士签名
月	日	时间			
5	17	10:30	血常规	×××	
5	17	10:30	凝血四项	×××	
5	17	10:30	生化全套	×××	
5	17	10:30	血型全套	×××	
5	17	10:30	输血前免疫全套	×××	
5	17	10:30	CA125、CA153、CA199、AFP、CEA	×××	
5	17	10:30	尿常规	×××	
5	17	10:30	粪常规	×××	
5	17	10:30	胸部正位片	×××	
5	17	10:30	心电图	×××	
5	17	10:30	阴道分泌物检查	×××	
5	17	10:30	TCT薄层液基细胞学检测	×××	
5	17	10:30	彩超(子宫、双附件)	×××	
5	17	10:30	彩超(肝、胆、胰、脾、双肾、双输尿管膀胱)	×××	
⋮					

情景一:长期医嘱

××学院附属医院医嘱单

姓名　林梅珠　　科别　妇科　　床号　5035　　住院号　622737

起用日期			签名		长期医嘱	停止日期			签名	
月	日	时间	医师	护士		月	日	时间	医师	护士
5	17	10:30	×××		按妇科护理常规				×××	
5	17	10:30	×××		Ⅱ级护理				×××	
5	17	10:30	×××		普食				×××	
5	17	10:30	×××		阴道PP液冲洗　bid				×××	
5	17	10:30	×××		按妇科护理常规				×××	
⋮										

情景二:临时医嘱

××学院附属医院医嘱单

姓名　林梅珠　　科别　妇科　　床号　5035　　住院号　622737

日期			临时医嘱	医师签名	护士签名
月	日	时间			
5	20	10:00	备明日行腹式全子宫切除术	×××	
5	20	10:00	备皮	×××	
5	20	10:00	备血	×××	
5	20	10:00	头孢唑林钠(1.0 g)皮试(　)	×××	
5	20	10:00	今下午、今晚、明术前阴道冲洗各 1 次	×××	
5	20	10:00	开塞露 60 mL 塞肛(晚 20:00 使用)	×××	
5	20	10:00	血型鉴定	×××	
5	20	10:00	今 10:00 半流质,16:00 流质,24:00 禁食禁饮	×××	
⋮					

情景三:临时医嘱

××学院附属医院医嘱单

姓名　林梅珠　　科别　妇科　　床号　5035　　住院号　622737

日期			临时医嘱	医师签名	护士签名
月	日	时间			
5	21	8:00	术前留置尿管	×××	
5	21	8:00	NS 100 mL ╱ ivgtt	×××	
5	21	8:00	头孢唑林钠 2.0 g ╱ 术前 1/2 h	×××	
5	21	8:00	0.5%甲硝唑 100 mL　ivgtt　术前 1/2 h	×××	
5	21	8:00	术前阴道冲洗 1 次	×××	
⋮					

情景四:临时医嘱

××学院附属医院医嘱单

姓名　林梅珠　　科别　妇科　　床号　5035　　住院号　622737

日期			临时医嘱	医师签名	护士签名
月	日	时间			
5	21	11:00	心电监护 6 h	×××	
5	21	11:00	吸氧 6 h	×××	
5	21	11:00	NS 100 mL ╱ ivgtt	×××	
5	21	11:00	头孢唑林钠 2.0 g ╱ 术后	×××	
5	21	11:00	0.5%甲硝唑 100 mL　ivgtt　术后	×××	
5	21	11:00	腹部沙袋压迫 6 h	×××	
⋮					

情景四：长期医嘱

××学院附属医院医嘱单

姓名 __林梅珠__ 科别 __妇科__ 床号 __5035__ 住院号 __622737__

起用日期			签名		长期医嘱	停止日期			签名	
月	日	时间	医师	护士		月	日	时间	医师	护士
5	21	11:00	×××		术后医嘱					
5	21	11:00	×××		按腹式全子宫切除术后护理常规					
5	21	11:00	×××		Ⅰ级护理					
5	21	11:00	×××		禁食6小时后改流质					
5	21	11:00	×××		持续导尿					
5	21	11:00	×××		会阴护理 bid					
5	21	11:00	×××		活动双下肢 300次/d					
5	21	11:00	×××		10%GS 500 mL ivgtt					
5	21	11:00	×××		维生素 B_6 0.1 g qd					
5	21	11:00	×××		钠钾镁钙葡萄糖注射液 500 mL ivgtt					
5	21	11:00	×××		NS 100 mL ivgtt					
5	21	11:00	×××		雷贝拉唑 30 mg qd					
5	21	11:00	×××		5%GNS 500 mL					
5	21	11:00	×××		维生素C 2.0 g ivgtt					
5	21	11:00	×××		KCl 1.5 g qd					
5	21	11:00	×××		NS 100 mL 封管					
5	21	11:00	×××		肝素钠 625 IU qd					
5	21	11:00	×××		测BP、P、R q1h×6次后停					
5	21	11:00	×××		口腔护理 bid					
5	21	11:00	×××		留伴一人					
5	21	11:00	×××		术后镇痛					
⋮										

××学院附属医院护理记录单

姓名 林梅珠　床号 5035　住院号 622737　科别 妇科

年月日	时间	意识	T/℃	P/(次/分)	R/(次/分)	BP/mmHg	SpO₂/%	心律	心电监护	吸氧/(L/min)		入量			出量			皮肤	体位	病情观察及措施	签名
										方式	流量	名称	量/mL	途径	名称	量/mL	颜色性状				

案例七　子宫颈癌

【案例名称】子宫颈癌	【设计者】潘丽香　李蓁　魏碧蓉
【适用对象】全日制助产/护理本科三年级	【分组】4 组/班
【模拟现场准备时间】5 min/组	【案例运行时间】20～25 min/组
【引导性反思时间】10～15 min/组	【完成后清场时间】5 min/组

【模拟教学目标】

1.能够熟练掌握妇科患者的入院评估。

2.能够熟练掌握妇科腹部手术术前常规护理。

3.能够熟练掌握妇科腹部手术术后常规护理。

4.能做好妇科手术术后健康指导。

5.能够与患者及其家属有效沟通,并提供心理支持。

【模拟教学前学生的准备】

1.复习《妇产科护理学》中第十六章腹部手术患者的护理的相关内容,包括妇科术前和术后护理常规,子宫颈癌的临床表现、治疗原则及要点、护理措施。

2.复习相关药物的药理作用、用法及不良反应,复习妇科护理操作阴道冲洗和会阴擦洗。

3.小组成员明确各个角色与任务(助产士角色 A/责任护士 1 名、助产士角色 B、助产士角色 C/辅助护士 3 名)。观察员 4～5 名。

【关键点】

1.病情评估。

2.妇科手术患者的术前术后护理。

3.妇科常见操作:阴道冲洗和会阴擦洗。

4.病情的动态观察。

5.与医护人员、患者及其家属的有效沟通。

【模拟情景设置】

1.学生角色:1 名责任护士、3 名辅助护士、4～5 名观察员。

2.协助者(模拟实验室教辅人员、学生或标准化患者):患者家属、医生。

3.情景场所:妇科病房。

4.模拟人的准备:Siman3G。

5.所需用物:手腕带,床头卡,血、尿、粪标本试管,中心供氧装置,鼻导管,心电监护仪,静脉留置针,输液常规用物,NS,10％GS,0.5％甲硝唑,维生素 C,维生素 B_6,肝素钠,留置导尿包,皮试用物,阴道冲洗袋,高锰酸钾,灌肠用物,治疗碗,消毒棉球,镊子,弯盘,医嘱单,护理记录单等。

【模拟案例背景描述】(仅供实验室教辅人员看,不可读给学生!)

1.患者基本信息及主诉:患者刘金梅,女,53 岁,以"阴道接触性出血半年"为主诉入院。

2.现病史:入院前半年发现同房后阴道出血,未到医院诊治,近期同房后阴道出血较前增多,白带中夹有血丝,遂求诊我院。平素无腹胀、腹痛,无恶心、呕吐,无白带增多、白带异味,无尿频、肛门坠胀感等,无进行性消瘦、纳差,门诊宫颈活检示:宫颈鳞状上皮细胞癌。门诊拟"宫颈癌"收住我科。发病以来,精神状态良好,睡眠状况良好,饮食情况良好,大小便正常,体重无明显变化。

3.既往史:既往健康状况一般。无高血压、心脏病等心脑血管疾病史,无肺炎、哮喘等呼吸系统疾病史,无肾炎等泌尿系统疾病史,无糖尿病、甲亢等内分泌系统疾病史,无手术、外伤、输血史,无重要传染病史,无食物及药物过敏史。

4.个人史:出生本地,无长期居留外地史。生活居住条件一般。预防接种史不详。务农。无工业毒物、粉尘、放射性物质接触史,无地方病接触史,无吸毒史,无吸烟、饮酒史,无冶游史。

5.月经史:患者平素月经周期规则,14岁,5~6天/28~30天,无痛经,量中,有小血块。

6.婚育史:19岁结婚,丈夫体健,3—0—1—2,无产后出血史,无避孕。

7.家庭史:父母健康状况一般,兄弟姐妹健康状况一般。无与患者类似疾病,无高血压病、糖尿病、血友病等家庭遗传倾向的疾病。

8.体格检查:T 36.4 ℃,P 92次/分,R 20次/分,BP 135/85 mmHg,神志清楚,一般情况良好。

9.妇科检查:外阴:已婚已产式,发育正常,无白斑、疣、潮红,阴毛分布正常。阴道:畅,光滑,有少量血性分泌物,黏膜无潮红、出血点。宫颈:宫颈后唇可见菜花样肿物,直径约3 cm,触及时出血明显,宫旁无增厚。宫体:前位,正常大小,表面光滑,活动度好。附件:双侧附件区未扪及包块,无压痛。

10.入院诊断:子宫颈癌。

【模拟案例处理情景】

情景一:

1.向学生提供的简短案例报告

刚入院:患者刘金梅,女,53岁,以"阴道接触性出血半年"为主诉于2020年5月4日10:00入院。患者神志清楚,一般情况良好。

2.模拟案例运行

时间	监测设置 (行动辅导员)	患者/模拟人 (行动)	学生干预 (事件)	线索/提示
20分钟内完成				
10:30	T 36.4 ℃ P 92次/分 R 20次/分 BP 135/85 mmHg SpO₂ 100% 神志清楚,一般情况良好	患者:"我以前月经都很正常,半年前性生活后阴道出血,但人都好好的,也没在意。最近性生活后阴道出血比较多,白带有时有血丝。来医院检查,说是子宫颈长肿瘤,需要做手术。"	1.洗手 2.自我介绍 3.核对患者身份 4.入院评估:测生命征(T 36.4 ℃,P 92次/分,R 20次/分,BP 135/85 mmHg),询问病史,体格检查 5.通知医生 6.安慰患者	1.如果学生没有自我介绍,家属线索:"你是不是管我们的护士?" 2.如果学生没有报告医生,家属线索:"医生在哪里,能不能叫一下医生。" 3.患者线索:"护士,我到底是不是癌症?"

续表

时间	监测设置 （行动辅导员）	患者/模拟人 （行动）	学生干预 （事件）	线索/提示
10:30			1. 与医生直接交流患者情况 2. 抽血测血常规、生化全套、凝血全套、输血前免疫、血型全套 3. 女性生殖肿瘤全套 HE4、Ca125、Ca153、Ca199、AFP、CEA、SCC 4. 指导留取尿、粪标本	医生线索： ① 临时医嘱 ② 长期医嘱 2. 患者/家属线索："怎么抽这么多血，要查什么？"
10:30		患者："盆腔 MRI 是什么检查，有什么作用？"	1. 与患者及其家属进行治疗性沟通交流 2. 留伴 1 人 3. 辅助检查指导：心电图、胸部 CT、盆腔 MRI、彩超、阴道分泌物检查	患者/家属线索："我什么时候做盆腔 MRI 检查？检查前我应该注意些什么？"

情景二：

1. 向学生提供的简短案例报告：

术前一天：2020 年 5 月 7 日 10:00，患者拟于明早 10:00 行腹式广泛全子宫加双附件切除加盆腔淋巴结清扫加卵巢动静脉高位结扎术。患者神志清楚，一般情况良好。

2. 模拟案例运行：

时间	监测设置 （行动辅导员）	患者/模拟人 （行动）	学生干预 （事件）	线索/提示
			20 分钟内完成	
10:00	初始状态： T 36.8 ℃ P 84 次/分 R 18 次/分 BP 110/70 mmHg SpO₂ 99% 神志清楚，一般情况良好	1. 患者："我这个病到底要不要紧，手术后要不要化疗？我好害怕！" 2. 患者生命体征正常	1. 交接班 2. 核对患者，自我介绍 3. 生命体征测量 4. 术前指导（手术、饮食、活动，指导术后相关用物准备） 5. 安慰患者	1. 如学生没有介绍手术后对患者的影响，患者："手术后我就没有子宫了，就不会来月经吗？" 2. 医生线索： 临时医嘱
10:00			1. 皮肤准备：以顺毛、短刮的方式进行手术区剃毛备皮，其范围是上自剑突下，下至大腿 1/3 处及外阴部，两侧至腋中线 2. 抽血做交叉配血	患者/家属线索："手术要很久吗？要不要输血？"
10:00		患者："这个药要怎么吃？什么时候开始吃？"	1. 消化道准备：今 10:00 半流质，16:00 流质，24:00 禁食饮；手术前一日口服洗肠药（指导用法） 2. 阴道准备：用 1:5000 的高锰酸钾液行阴道冲洗 3. 头孢唑林钠皮试 4. 做好相关术前护理记录	1. 家属线索："护士，为什么要做这么多次阴道冲洗，有什么作用？" 2. 医生线索： 临时医嘱：今晚要指导患者口服洗肠药，提醒交接班

情景三：

1. 向学生提供的简短案例报告

术日晨：患者将于 2020 年 5 月 8 日 10:00 行腹式广泛全子宫加双附件切除加盆腔淋巴

结清扫加卵巢动静脉高位结扎术。患者神志清楚，一般情况良好。

2.模拟案例运行

时间	监测设置 （行动辅导员）	患者/模拟人 （行动）	学生干预 （事件）	线索/提示
			20分钟内完成			
8:30	T 36.9 ℃ P 87 次/分 R 20 次/分 BP 112/80 mmHg SpO₂ 100% 神志清楚,一般情况良好	患者:"护士,我今天没有来月经。" "很紧张,不知道手术后会怎么样。"	1.交接班 2.核对患者,自我介绍 3.生命体征测量 4.是否来月经,评估患者的情绪状态,安慰患者 5.患者准备:换病号服,取下义齿、发夹、首饰及贵重物品交家属或护士长保管	
9:00	T 36.9 ℃ P 87 次/分 R 20 次/分 BP 112/80 mmHg SpO₂ 100%		1.阴道冲洗 2.清洁洗肠 3.留置导尿	医生线索: 临时医嘱
9:30			1.通知手术室接患者 2.手术带药 3.麻醉床准备:麻醉床、术后监护用具及急救用物等	1.如学生不知手术带药,家属:"请问有没有什么药需带到手术室的?" 2.如学生要给患者输液,家属:"我姐马上要手术了,为什么要输液,你看会不会搞错了?" 3.医生线索: 临时医嘱

情景四:

1.向学生提供的简短案例报告

术后:患者已于2020年5月8日10:00行腹式广泛全子宫加双附件切除加盆腔淋巴结清扫加卵巢动静脉高位结扎术。刚从手术室回到病房。患者神志清楚,一般情况良好。

2.模拟案例运行:

时间	监测设置 （行动辅导员）	患者/模拟人 （行动）	学生干预 （事件）	线索/提示
			20分钟内完成			
15:00	T 37.2 ℃ P 90 次/分 R 19 次/分 BP 110/76 mmHg SpO₂ 99% 神志清楚,一般情况良好	患者:"护士,我口很渴,我想喝水。"	1.交接班,病情观察 2.核对患者,自我介绍 3.心电监护、生命体征测量 4.给氧 5.报告医生	医生线索: ①临时医嘱 ②长期医嘱

续表

时间	监测设置 (行动辅导员)	患者/模拟人 (行动)	学生干预 (事件)	线索/提示
15:00		患者:"伤口好痛。"	1. 腹部沙袋压迫:用1~2 kg沙袋压迫腹部伤口6~8小时 2. 术后指导:卧位、饮食、活动指导及镇痛泵的使用 3. Ⅰ级护理,密切观察病情 4. 持续导尿,观察尿液颜色,记录尿量 5. 观察阴道出血量 6. 观察腹腔引流量、引流液颜色	1. 家属线索:"护士,我姑说她口渴,能不能喝水?" 2. 家属线索:"护士,现在术后应该注意些什么?"
15:00			1. 会阴擦洗 2. 指导活动四肢,教会家属VTE被动运动 3. 静脉输液 4. 输液完毕封管 5. 护理记录	家属:"护士,我姑今天都输完液了,请问需要拔针吗? 不拔针的话,会不会堵住呢?"

【引导性反馈】——列举教师会在讨论部分呈现的要点

1. 若该患者有阴道出血,应如何进行术前的阴道准备?

2. 静脉输液是否知道用留置针?

3. 如何指导活动双下肢?

4. 如何进行卧位、活动指导?

5. 如何观察尿液是否异常,若异常该如何处理?

6. 腹腔引流管如何护理?

7.

8.

9.

10.

【任务报告/引导性反思概况】

1.

2.

3.

4.

5.

6.

7.

8.

9.

10.

子宫颈癌案例情景分组：

现病史：患者刘金梅，女，53岁，以"阴道接触性出血半年"为主诉入院。

入院前半年发现同房后阴道出血，未到医院诊治，近期同房后阴道出血较前增多，白带中夹有血丝，遂求诊我院。平素无腹胀、腹痛，无恶心、呕吐，无白带增多、白带异味，无尿频、肛门坠胀感等，无进行性消瘦、纳差，门诊宫颈活检示：宫颈鳞状上皮细胞癌。门诊拟"宫颈癌"收住我科。发病以来，精神状态良好，睡眠状况良好，饮食情况良好，大小便正常，体重无明显变化。

既往史：既往健康状况一般。无高血压、心脏病等心脑血管疾病史，无肺炎、哮喘等呼吸系统疾病史，无肾炎等泌尿系统疾病史，无糖尿病、甲亢等内分泌系统疾病史，无手术、外伤、输血史，无重要传染病史，无食物及药物过敏史。

个人史：出生本地，无长期居留外地史。生活居住条件一般。预防接种史不详。务农。无工业毒物、粉尘、放射性物质接触史，无地方病接触史，无吸毒史，无吸烟、饮酒史，无冶游史。

月经、婚育史：患者平素月经周期规则，14岁，5～6天/28～30天，无痛经，量中，有小血块。19岁结婚，丈夫体健，G_3P_2，无产后出血史，无避孕。

家庭史：父母健康状况一般，兄弟姐妹健康状况一般。无与患者类似疾病，无高血压病、糖尿病、血友病等家庭遗传倾向的疾病。

体格检查：T 36.4 ℃，P 92次/分，R 20次/分，BP 135/85 mmHg，神志清楚，一般情况良好。

妇科检查：

外阴：已婚已产式，发育正常，无白斑、疣、潮红，阴毛分布正常。阴道：畅，光滑，有少量血性分泌物，黏膜无潮红、出血点。宫颈：宫颈后唇可见菜花样肿物，直径约3 cm，触及时出血明显，宫旁无增厚。宫体：前位，正常大小，表面光滑，活动度好。附件：双侧附件区未扪及包块，无压痛。

入院诊断：子宫颈癌。

情景一

刚入院：患者刘金梅，女，53岁，以"阴道接触性出血半年"为主诉于2020年5月4日10:00入院。患者神志清楚，一般情况良好。

情景二

术前一天：2020年5月7日8:30，患者拟于明早10:00行腹式广泛全子宫加双附件切除加盆腔淋巴结清扫加卵巢动静脉高位结扎术。患者神志清楚，一般情况良好。

情景三

术日晨：患者将于2020年5月8日10:00行腹式广泛全子宫加双附件切除加盆腔淋巴结清扫加卵巢动静脉高位结扎术。患者神志清楚，一般情况良好。

情景四

术后：患者已于2020年5月8日10:00行腹式广泛全子宫加双附件切除加盆腔淋巴结清扫加卵巢动静脉高位结扎术。刚从手术室回到病房。患者神志清楚，一般情况良好。

情景一：临时医嘱

××学院附属医院医嘱单

姓名　刘金梅　　科别　妇科　　床号　5038　　住院号　00396585001

日期			临时医嘱	医师签名	护士签名
月	日	时间			
5	4	10:30	血常规	×××	
5	4	10:30	凝血全套	×××	
5	4	10:30	生化全套	×××	
5	4	10:30	血型全套	×××	
5	4	10:30	输血前免疫全套	×××	
5	4	10:30	HE4、Ca125、Ca153、Ca199、AFP、CEA、SCC	×××	
5	4	10:30	尿常规	×××	
5	4	10:30	粪常规	×××	
5	4	10:30	胸部CT	×××	
5	4	10:30	心电图	×××	
5	4	10:30	阴道分泌物检查	×××	
5	4	10:30	彩超（子宫、双附件）	×××	
5	4	10:30	彩超（肝、胆、胰、脾、双肾、双输尿管、膀胱）	×××	
5	4	10:30	盆腔MRI	×××	
⋮					

情景一：长期医嘱

××学院附属医院医嘱单

姓名　刘金梅　　科别　妇科　　床号　5038　　住院号　00396585001

起用日期			签名		长期医嘱	停止日期			签名	
月	日	时间	医师	护士		月	日	时间	医师	护士
5	4	10:30	×××		按妇科护理常规					
5	4	10:30	×××		Ⅱ级护理					
5	4	10:30	×××		普食					
5	4	10:30	×××		留伴一人					
5	4	10:30	×××		阴道PP液冲洗　bid					
⋮										

情景二:临时医嘱

××学院附属医院医嘱单

姓名 刘金梅   科别 妇科   床号 5038   住院号 00396585001

日期			临时医嘱	医师签名	护士签名
月	日	时间			
5	7	10:00	备明日行腹式广泛全子宫加双附件切除加盆腔淋巴结清扫加卵巢动静脉高位结扎术	×××	
5	7	10:00	备皮	×××	
5	7	10:00	备血	×××	
5	7	10:00	血型鉴定	×××	
5	7	10:00	今10:00半流质,16:00流质,24:00禁食饮	×××	
5	7	10:00	今下午、今晚阴道冲洗各1次	×××	
5	7	10:00	复方聚乙二醇电解质散 3盒 口服	×××	
5	7	10:00	头孢唑林钠(1.0 g)皮试( )	×××	
⋮					

情景三:临时医嘱

××学院附属医院医嘱单

姓名 刘金梅   科别 妇科   床号 5038   住院号 00396585001

日期			临时医嘱	医师签名	护士签名
月	日	时间			
5	8	8:30	术前留置尿管	×××	
5	8	8:30	术前阴道冲洗1次	×××	
5	8	8:30	术前清洁洗肠	×××	
5	8	8:30	NS 100 mL / ivgtt bid 术前1/2 h	×××	
5	8	8:30	头孢唑林钠2.0 g / 术中用(带手术室)	×××	
5	8	8:30	甲硝唑 100 mL ivgtt 术前1/2 h(带手术室)	×××	
⋮					

情景四:临时医嘱

××学院附属医院医嘱单

姓名 刘金梅   科别 妇科   床号 5038   住院号 00396585001

日期			临时医嘱	医师签名	护士签名
月	日	时间			
5	8	15:00	心电监护6 h	×××	
5	8	15:00	吸氧6 h	×××	
5	8	15:00	NS 100 mL / ivgtt	×××	
5	8	15:00	头孢唑林钠2.0 g / 术后	×××	
5	8	15:00	0.5%甲硝唑 100 mL ivgtt 术后	×××	
5	8	15:00	腹部沙袋压迫6小时	×××	
⋮					

情景四:长期医嘱

××学院附属医院医嘱单

姓名　<u>刘金梅</u>　科别　<u>妇科</u>　床号　<u>5038</u>　住院号　<u>00396585001</u>

起用日期			签名		长期医嘱	停止日期			签名	
月	日	时间	医师	护士		月	日	时间	医师	护士
5	7	15:00	×××		术后医嘱					
5	7	15:00	×××		按腹式全子宫加双附件切除加盆腔淋巴结清扫加卵巢动静脉高位结扎术后					
5	7	15:00	×××		护理常规					
5	7	15:00	×××		I 级护理					
5	7	15:00	×××		禁食					
5	7	15:00	×××		持续导尿					
5	7	15:00	×××		术后镇痛					
5	7	15:00	×××		会阴护理　bid					
5	7	15:00	×××		测 BP、P、R q1h×6 次后平稳自停					
5	7	15:00	×××		活动双下肢 300 次/d					
5	7	15:00	×××		10%GS　500 mL　／ivgtt					
5	7	15:00	×××		维生素 B_6　0.1 g　／qd					
5	7	15:00	×××		复方氯化钠注射液 500 mL　ivgtt qd					
5	7	15:00	×××		5%GNS 500 mL　／					
5	7	15:00	×××		维生素 C　2.0g　／ivgtt					
5	7	15:00	×××		KCL 1.5 g　qd					
5	7	15:00	×××		NS 100 mL　／封管					
5	7	15:00	×××		肝素钠 625 IU　／qd					
5	7	15:00	×××		动静脉置管护理					
5	7	15:00	×××		留伴一人					
5	7	15:00	×××		口腔护理 bid					
5	7	15:00	×××		低分子量肝素钠 0.4 mL 皮下注射　qd(首日 00:00 后执行)					
5	7	15:00	×××		腹腔留置引流管					
5	7	15:00	×××		记引流量					
⋮										

××学院附属医院护理记录单

姓名　刘金梅　　床号　5038　　住院号　0039658500l　　科别　妇科

年月日	时间	意识	T/℃	P/(次/分)	R/(次/分)	BP/mmHg	SpO$_2$/%	心律	心电监护	吸氧/(L/min) 方式	吸氧/(L/min) 流量	入量 名称	入量 量/mL	入量 途径	出量 名称	出量 量/mL	出量 颜色性状	皮肤	体位	病情观察及措施	签名

案例八　卵巢肿瘤

【案例名称】卵巢肿瘤	【设计者】潘丽香　李蓁　魏碧蓉
【适用对象】全日制助产/护理本科三年	【分组】4 组/班
【模拟现场准备时间】5 min/组	【案例运行时间】20～25 min/组
【引导性反思时间】10～15 min/组	【完成后清场时间】5 min/组

【模拟教学目标】

1.能够熟练掌握妇科患者的入院评估。

2.能够熟练掌握妇科腹部手术术前常规护理。

3.能够熟练掌握妇科腹部手术术后常规护理。

4.能做好妇科手术术后健康指导。

5.能够与患者及其家属有效沟通,并提供心理支持。

【模拟教学前学生的准备】

1.复习《妇产科护理学》中第十六章腹部手术患者的护理的相关内容,包括妇科术前和术后护理常规,卵巢肿瘤的临床表现、治疗原则及要点、护理措施。

2.复习相关药物的药理作用、用法及不良反应,复习妇科护理操作阴道冲洗和会阴擦洗。

3.小组成员明确各个角色与任务(助产士角色 A/责任护士 1 名、助产士角色 B、助产士角色 C/辅助护士 3 名)。观察员 4～5 名。

【关键点】

1.病情评估。

2.妇科手术术前术后护理。

3.妇科常见操作阴道冲洗和会阴擦洗。

4.病情的动态观察。

5.与医护人员、患者及其家属的有效沟通。

【模拟情景设置】

1.学生角色:1 名责任护士、3 名辅助护士、4～5 名观察员。

2.协助者(模拟实验室教辅人员、学生或标准化患者):患者家属、医生。

3.情景场所:妇科病房。

4.模拟人的准备:Siman3G。

5.所需用物:手腕带,床头卡,血、尿、粪、输血前免疫全套、凝血全套、血型全套、生化全套、Ca125、Ca199、Ca153、甲胎蛋白、癌胚抗原标本试管,中心供氧装置,鼻导管,心电监护仪,静脉留置针,输液常规用物,NS,10％GS,维生素 C,KCl,维生素 B_6,肝素钠,留置导尿包,阴道冲洗袋,高锰酸钾,治疗碗,消毒棉球,镊子,弯盘,医嘱单,护理记录单等。

【模拟案例背景描述】(仅供实验室教辅人员看,不可读给学生!)

1.患者基本信息及主诉:患者郭水花,女,23 岁,以"检查发现盆腔肿物 2 月"为主诉入院。

2.现病史:入院前 2 月余外院体检查超声示子宫后方囊性肿物(88 mm×77 mm),平素无月经改变、阴道异常流液,无腹胀、腹痛,无恶心、呕吐,无白带增多、白带异味,无尿频、肛门坠胀感等,无进行性消瘦、纳差,无下腹自行扪及肿物,未进一步诊治。入院前6天我院复查彩超示:盆腔囊性包块(巧囊待排,90 mm×89 mm×83 mm),建议手术治疗,未遵医嘱。今为求手术治疗再次求诊我院,门诊拟"盆腔肿物"收住我科。发病以来,精神状态良好,睡眠状况良好,饮食情况良好,大小便正常,体重无明显变化。

3. 既往史:既往健康状况一般。无高血压、心脏病等心脑血管疾病史,无肺炎、哮喘等呼吸系统疾病史,无肾炎等泌尿系统疾病史,无糖尿病、甲亢等内分泌系统疾病史,无手术、外伤、输血史,无重要传染病史,无食物及药物过敏史。

4. 个人史:出生本地区,无长期居留外地史。生活居住条件一般。预防接种史不详。农民工。无工业毒物、粉尘、放射性物质接触史,无地方病接触史,无吸毒史,无吸烟、饮酒史,无冶游史。

5. 月经史:患者月经周期规则,13 岁,5～6 天/28～30 天,无痛经,量中,有小血块。

6. 婚育史:22 岁结婚,未生育。

7. 家庭史:父母健康状况一般,兄弟姐妹健康状况一般。无与患者类似疾病,无高血压病、糖尿病、血友病等家庭遗传倾向的疾病。

8. 体格检查:T 36.4 ℃,P 92 次/分,R 20 次/分,BP 135/85 mmHg,神志清楚,一般情况良好。

9. 妇科检查

外阴:已婚未产式,发育正常,无白斑、疣、潮红,阴毛分布正常。阴道:畅,光滑,未见异常分泌物,黏膜无潮红、出血点,后穹隆不饱满。宫颈:轻度糜烂,稍肥大,宫口闭,无举痛,未见组织物堵塞。宫体:前位,正常大小,表面光滑,活动度好。附件:左附件区扪及一囊性包块,无压痛;右附件区未扪及包块,无压痛。

10. 入院诊断:盆腔占位。

【模拟案例处理情景】

情景一:

1. 向学生提供的简短案例报告

刚入院:患者郭水花,女,23 岁,以"检查发现盆腔肿物 2 月"为主诉于 2020 年 10 月 4 日 10:00 入院。患者神志清楚,一般情况良好。

2. 模拟案例运行

时间	监测设置 (行动辅导员)	患者/模拟人 (行动)	学生干预 (事件)	线索/提示
20分钟内完成			
10:00	T 36.4 ℃ P 92 次/分 R 20 次/分 BP 135/85 mmHg SpO$_2$ 100% 神志清楚,一般情况良好	患者:"我一直身体都很正常,怎么会肚子长肿瘤?如果这次没有做体检都不会发现。区医院叫我来医院做手术。"	1. 洗手 2. 自我介绍 3. 核对患者身份 4. 入院评估:测生命征(T 36.4 ℃,P 92 次/分,R 20 次/,BP 135/85 mmHg)、询问病史、体格检查 5. 通知医生 6. 安慰患者	1. 如果学生没有自我介绍,家属线索:"你是否是负责我女儿的护士?" 2. 如果学生没有报告医生,家属线索:"医生在哪里,要不要叫医生来看一下。" 3. 患者家属线索:"我女儿病要不要紧?"

续表

时间	监测设置 (行动辅导员)	患者/模拟人 (行动)	学生干预 (事件)	线索/提示
10:30			1. 与医生直接交流患者情况 2. 抽血测血常规、生化全套、凝血全套、输血前免疫、血型全套、HE4、Ca125、Ca153、Ca199、AFP、CEA 3. 指导患者做彩超、心电图及胸部 CT 检查的注意事项 4. 指导留取尿、粪标本 5. 指导患者做阴道分泌物和 TCT 检查	1. 医生线索: ① 临时医嘱 ② 长期医嘱 2. 患者/家属线索:"怎么抽这么多血啊?" 3. 患者:"TCT 是检查什么?"

情景二:

1. 向学生提供的简短案例报告

术前一天:2020 年 10 月 6 日 8:30,患者拟于明早 10:00 行腹腔镜下左卵巢瘤剥除术。患者神志清楚,一般情况良好。

2. 模拟案例运行

时间	监测设置 (行动辅导员)	患者/模拟人 (行动)	学生干预 (事件)	线索/提示
20 分钟内完成				
10:00	初始状态: T 36.6 ℃ P 84 次/分 R 17 次/分 BP 109/68 mmHg SpO₂ 99% 神志清楚,一般情况良好	1. 患者:"手术对我将来影响大吗?会有哪些影响?" 2. 患者生命体征正常	1. 交接班 2. 核对患者,自我介绍 3. 生命体征测量 4. 术前指导(手术、饮食、活动、月经指导及术后的用物准备) 5. 安慰患者	1. 如学生没有介绍手术后对患者的影响,患者:"手术后我还能生育吗?" 2. 医生线索:临时医嘱
10:00			1. 皮肤准备:以顺毛、短刮的方式进行手术区剃毛备皮,其范围是上自剑突下,下至大腿上 1/3 处及外阴部,两侧至腋中线,特别注意脐孔的清洁 2. 抽血做交叉配血	患者/家属线索:"怎么又抽血啊?"
10:00			1. 消化道准备:上午 10:00 起半流质饮食,下午 4:00 流质饮食,晚上 12:00 后禁食饮 2. 阴道准备:用 1:5000 的高锰酸钾液行阴道冲洗 3. 交代开塞露用法与时间 4. 做好相关术前护理记录	1. 患者:"护士,为什么要用开塞露,有什么作用吗?" 2. 医生线索:临时医嘱

情景三:

1. 向学生提供的简短案例报告:

术日晨:患者将于 2020 年 10 月 7 日 9:00 行腹腔镜下左卵巢瘤剥除术。患者神志清楚,一般情况良好。

2. 模拟案例运行

时间	监测设置 (行动辅导员)	患者/模拟人 (行动)	学生干预 (事件)	线索/提示
20 分钟内完成				
8:30	T 36.8 ℃ P 87 次/分 R 18 次/分 BP 112/71 mmHg SpO$_2$ 100% 神志清楚,一般情况良好	患者:"护士,微创要不要打麻药,会不会疼痛?" "很紧张,不知道手术后会怎么样。"	1. 交接班 2. 核对患者,自我介绍 3. 生命体征测量 4. 询问是否来月经,评估患者的情绪状态,安慰患者 5. 患者准备:换病号服,取下发夹、首饰及贵重物品交家属或护士长保管 6. 戴好手术帽及口罩	患者:"护士,什么叫腹腔镜手术? 与以前开腹手术有什么不同?"
8:40	T 36.8 ℃ P 87 次/分 R 18/分 BP 112/71 mmHg SpO$_2$ 100%		1. 术前留置尿管 2. 阴道冲洗:阴道常规冲洗	医生线索: 临时医嘱(见医嘱单)
8:50			1. 建立静脉通路,给予术前补液 2. 通知手术室接患者 3. 麻醉床准备:麻醉床、术后监护用具及急救用物等	1. 如学生没给病人输液,家属:"我女儿什么时候手术,她现在说肚子饿,该怎么办?" 2. 如学生要给患者输液,家属:"我女儿马上要手术了,为什么要输液,你看会不会搞错了?"

情景四:

1. 向学生提供的简短案例报告:

术后:患者已于 2020 年 10 月 7 日 9:00 在气管内全麻下行腹腔镜下左卵巢瘤剥除术。刚从手术室回到病房。患者神志清楚,一般情况良好。

2. 模拟案例运行

时间	监测设置 (行动辅导员)	患者/模拟人 (行动)	学生干预 (事件)	线索/提示
20 分钟内完成				
11:00	T 37.2 ℃ P 90 次/分 R 19 次/分 BP 110/71 mmHg SpO$_2$ 99% 神志清楚,一般情况良好	患者:"护士,我什么时候能吃东西啊?"	1. 交接班,病情观察 2. 核对患者,自我介绍 3. 心电监护、生命体征测量 4. 给氧 5. 报告医生	医生线索: ① 临时医嘱 ② 长期医嘱

时间	监测设置 （行动辅导员）	患者/模拟人 （行动）	学生干预 （事件）	线索/提示
		患者："伤口好痛。"	1. 术后指导：卧位、饮食、活动指导及镇痛泵的使用 2. Ⅰ级护理，密切观察病情 3. 持续导尿，观察尿量 4. 观察阴道出血情况	1. 家属线索："护士，我女儿什么时候能吃东西啊？" 2. 家属线索："护士，现在术后应该注意些什么？"
			1. 指导活动四肢，教会家属VTE被动运动 2. 会阴擦洗 3. 口腔护理 4. 输液完毕封管 5. 护理记录	家属："护士，我姐今天都输完液了，请问需要拔针吗？不拔针的话，会不会堵住呢？"

【引导性反馈】——列举教师会在讨论部分呈现的要点

1. 阴道冲洗的禁忌证有哪些？

2. 术前静脉输液是否知道用大号留置针？

3. 如何指导活动双下肢？

4. 如何进行卧位、活动指导？

5. 如何观察尿液是否异常，若异常该如何处理？（术后尿液为鲜红色，考虑是否损伤输尿管和膀胱；尿量至少每小时不少于 50 mL，如尿量过少，应检查导尿管是否堵塞、脱落、打折、被压。排除以上原因后，要考虑患者是否入量不足或有内出血休克的可能，通知医生及时处理。）

6. 该患者术后有阴道出血，量如月经量，是否正常。（手术过程中，刺激卵巢，使得卵巢内分泌功能失调，导致子宫内膜脱落。）

7. 腹腔镜手术为什么要特别注意脐孔的清洁？（脐部是腹壁最薄处，无皮下脂肪组织及肌肉组织，术后较少形成皮肤瘢痕，且因血管分布少，术后穿刺孔出血的机会也少，因而是妇科腹腔镜手术最理想的穿刺进镜处，所以手术前一定要清洗肚脐眼，清除肚脐眼里面的异物和残留的污垢，保证手术的顺利进行，预防术后的伤口感染）

8.

9.

10.

【任务报告/引导性反思概况】

1.

2.

3.

4.

5.

6.

7.

8.

9.

10.

卵巢肿瘤案例情景分组

现病史:患者郭水花,女,23岁,以"检查发现盆腔肿物2月"为主诉入院。入院前2月余外院体检查超声示子宫后方囊性肿物(88 mm×77 mm),平素无月经改变、阴道异常流液,无腹胀、腹痛,无恶心、呕吐,无白带增多、白带异味,无尿频、肛门坠胀感等,无进行性消瘦、纳差,无下腹自行扪及肿物,未进一步诊治。入院前6天我院复查彩超示:盆腔囊性包块(巧囊待排,90 mm×89 mm×83 mm),建议手术治疗,未遵嘱。今为求手术治疗再次求诊我院,门诊拟"盆腔肿物"收住我科。发病以来,精神状态良好,睡眠状况良好,饮食情况良好,大小便正常,体重无明显变化。

既往史:既往健康状况一般。无高血压、心脏病等心脑血管疾病史,无肺炎、哮喘等肺疾病史,无肾炎等肾疾病史,无糖尿病、甲亢等内分泌系统疾病史,无手术、外伤、输血史,无重要传染病史,无食物及药物过敏史。

个人史:出生本地区,无长期居留外地史,生活居住条件一般,预防接种史不详。农民工。无工业毒物、粉尘、放射性物质接触史,无地方病接触史,无吸毒史,无吸烟、饮酒史,无冶游史。

月经、婚育史:患者原月经周期规则,13岁,5～6天/28～30天,无痛经,量中,有小血块。22岁结婚,未生育。

家庭史:父母健康状况一般,兄弟姐妹健康状况一般。无与患者类似疾病,无高血压病、糖尿病、血友病等家庭遗传倾向的疾病。

体格检查:T 36.4 ℃,P 92次/分,R 20次/分,BP 135/85 mmHg,神志清楚,一般情况良好。

妇科检查:

外阴:已婚未产式,发育正常,无白斑、疣、潮红,阴毛分布正常。阴道:畅,光滑,未见异常分泌物,黏膜无潮红、出血点,后穹隆不饱满。宫颈:轻度糜烂,稍肥大,宫口闭,无举痛,未见组织物堵塞。宫体:前位,正常大小,表面光滑,活动度好。附件:左附件区扪及一囊性包块,无压痛,右附件区未扪及包块,无压痛。

入院诊断:盆腔占位。

情景一

刚入院:患者郭淑晶,女,23岁,以"检查发现盆腔肿物2月"为主诉于2020年10月4日10:00入院。

情景二

术前一天:2020年10月6日8:30,患者拟于明早10:00行腹腔镜下左卵巢瘤剥除术。患者神志清楚,一般情况良好。

情景三

术日晨:患者将于2020年10月7日9:00行腹腔镜下左卵巢瘤剥除术。患者神志清楚,一般情况良好。患者神志清楚,一般情况良好。

情景四

术后:患者已于2020年10月7日9:00行腹腔镜下左卵巢瘤剥除术。刚从手术室回到病房。患者神志清楚,一般情况良好。

情景一：临时医嘱

××学院附属医院医嘱单

姓名 <u>郭水花</u>　科别 <u>妇科</u>　床号 <u>5012</u>　住院号 <u>00398537001</u>

日期			临时医嘱	医师签名	护士签名
月	日	时间			
10	4	10:30	血常规	×××	
10	4	10:30	凝血全套	×××	
10	4	10:30	生化全套	×××	
10	4	10:30	血型全套	×××	
10	4	10:30	输血前免疫全套	×××	
10	4	10:30	HE4、Ca125、Ca153、Ca199、AFP、CEA	×××	
10	4	10:30	尿常规	×××	
10	4	10:30	粪常规	×××	
10	4	10:30	胸部CT	×××	
10	4	10:30	心电图	×××	
10	4	10:30	阴道分泌物检查	×××	
10	4	10:30	TCT薄层液基细胞学检测	×××	
10	4	10:30	彩超(肝、胆、胰、脾、双肾、双输尿管膀胱)	×××	
⋮					

情景一：长期医嘱

××学院附属医院医嘱单

姓名 <u>郭水花</u>　科别 <u>妇科</u>　床号 <u>5012</u>　住院号 <u>00398537001</u>

起用日期			签名		长期医嘱	停止日期			签名	
月	日	时间	医师	护士		月	日	时间	医师	护士
10	4	10:30	×××		按妇科护理常规					
10	4	10:30	×××		Ⅱ级护理					
10	4	10:30	×××		普食					
10	4	10:30	×××		留伴一人					
10	4	10:30	×××		阴道PP液冲洗　bid					
⋮										

情景二：临时医嘱

××学院附属医院医嘱单

姓名 <u>郭水花</u> 科别 <u>妇科</u> 床号 <u>5012</u> 住院号 <u>00398537001</u>

日期			临时医嘱	医师签名	护士签名
月	日	时间			
10	6	10:00	备明日行腹腔镜下左卵巢瘤剥除术	×××	
10	6	10:00	备皮	×××	
10	6	10:00	备血	×××	
10	6	10:00	今下午、今晚阴道冲洗各 1 次	×××	
10	6	10:00	开塞露 60 mL 塞肛(晚 20:00 使用)	×××	
10	6	10:00	血型鉴定	×××	
10	6	10:00	今 10:00 半流质,16:00 流质,24:00 禁食饮	×××	
10	6	10:00	术前麻醉会诊	×××	
⋮					

情景三：临时医嘱

××学院附属医院医嘱单

姓名 <u>郭水花</u> 科别 <u>妇科</u> 床号 <u>5012</u> 住院号 <u>00398537001</u>

日期			临时医嘱	医师签名	护士签名
月	日	时间			
10	7	8:30	术前留置尿管	×××	
10	7	8:30	术前阴道冲洗 1 次	×××	
10	7	8:30	5% 葡萄糖氯化钠注射液 500 mL ivgtt 术前	×××	
⋮					

情景四：临时医嘱

××学院附属医院医嘱单

姓名 <u>郭水花</u> 科别 <u>妇科</u> 床号 <u>5012</u> 住院号 <u>00398537001</u>

日期			临时医嘱	医师签名	护士签名
月	日	时间			
10	7	11:00	心电监护 6 h	×××	
10	7	11:00	吸氧 6 h	×××	
10	7	11:00	钠钾镁钙葡萄糖注射液 500 mL ivgtt 术后	×××	
10	7	11:00	标本组织物送检	×××	
⋮					

情景四:长期医嘱

××学院附属医院医嘱单

姓名　郭水花　科别　妇科　床号　5012　住院号　00398537001

起用日期			签名		长期医嘱	停止日期			签名	
月	日	时间	医师	护士		月	日	时间	医师	护士
10	7	11:00	×××		术后医嘱					
10	7	11:00	×××		按腹腔镜下左侧卵巢瘤剥除术后护理常规					
10	7	11:00	×××		Ⅰ级护理					
10	7	11:00	×××		禁食饮6小时后改流质					
10	7	11:00	×××		持续导尿					
10	7	11:00	×××		会阴护理　bid					
10	7	11:00	×××		活动双下肢300次/d					
10	7	11:00	×××		5%GNS 500 mL／ivgtt					
10	7	11:00	×××		KCl　1.5 g　／qd					
10	7	11:00	×××		复方氯化钠　500 mL　ivgtt　qd					
10	7	11:00	×××		10%GS　500 mL／					
10	7	11:00	×××		维生素C　2.0 g／ivgtt					
10	7	11:00	×××		维生素B$_6$　0.1 g／qd					
10	7	11:00	×××		NS 100 mL　／封管					
10	7	11:00	×××		肝素钠 625 IU／qd					
10	7	11:00	×××		动静脉置管护理					
10	7	11:00	×××		口腔护理　bid					
10	7	11:00	×××		测BP、P、R　q1h×6次后平稳自停					
10	7	11:00	×××		留伴一人					
10	7	11:00	×××		术后镇痛					
⋮										

××学院附属医院护理记录单

姓名　郭水花　　床号　5012　　住院号　0039853700l　　科别　妇科

年月日	时间	意识	T/℃	P/(次/分)	R/(次/分)	BP/mmHg	SpO_2/%	心律	心电监护	吸氧/(L/min) 方式 流量	入量 名称	入量 量/mL	入量 途径	出量 名称	出量 量/mL	出量 颜色性状	皮肤	体位	病情观察及措施	签名

参考文献

［1］魏碧蓉. 助产学实训与学习指导［M］. 北京：人民卫生出版社，2014.

［2］魏碧蓉. 高级助产学［M］. 2 版. 北京：人民卫生出版社，2009.

［3］李映桃，罗太珍. 产科急救快速反应团队演练及技术操作示范［M］. 广州：广东科技出版社，2018.

［4］魏碧蓉. 助产学［M］. 2 版. 北京：人民卫生出版社，2019.

［5］刘兴会，贺晶，漆洪波. 助产［M］. 北京：人民卫生出版社，2018.

［6］刘兴会，漆洪波. 难产［M］. 北京：人民卫生出版社，2015.

［7］丁炎，李笑天. 实用助产学［M］. 北京：人民卫生出版社，2018.

［8］谢幸，孔北华，段涛. 妇产科学［M］. 9 版. 北京：人民卫生出版社，2018.

［9］刘兴会，徐先明，段涛，等. 实用产科手术学［M］. 北京：人民卫生出版社，2014.

［10］蔡文智. 助产技能实训［M］. 北京：人民卫生出版社，2015.

［11］金庆跃. 助产综合实训［M］. 北京：人民卫生出版社，2014.

［12］顾春怡，张铮. 实用助产操作实践规范［M］. 北京：人民卫生出版社，2019.